Ethik in der Pränatalen Medizin

STUDIEN ZUR ETHIK IN OSTMITTELEUROPA

Herausgegeben von Jan C. Joerden

BAND 17

PETER LANG
EDITION

Florian Steger / Jan C. Joerden / Andrzej M. Kaniowski
(Hrsg.)

Ethik in der Pränatalen Medizin

PETER LANG
EDITION

Bibliografische Information der Deutschen Nationalbibliothek
Die Deutsche Nationalbibliothek verzeichnet diese Publikation in der Deutschen Nationalbibliografie; detaillierte bibliografische Daten sind im Internet über http://dnb.d-nb.de abrufbar.

Gefördert aus den Mitteln der Deutsch-Polnischen Wissenschaftsstiftung.
Projekt wspierany przez Polsko-Niemiecką Fundację na rzecz Nauki.

DEUTSCH POLNISCHE WISSENSCHAFTS STIFTUNG | POLSKO NIEMIECKA FUNDACJA NA RZECZ NAUKI

ISSN 1437-9783
ISBN 978-3-631-66914-3 (Print)
E-ISBN 978-3-653-06408-7 (E-Book)
DOI 10.3726/978-3-653-06408-7

Peter Lang Edition ist ein Imprint der Peter Lang GmbH.

Peter Lang – Frankfurt am Main · Bern · Bruxelles ·
New York · Oxford · Warszawa · Wien

Diese Publikation wurde begutachtet.

www.peterlang.com

Inhalt

Einleitung

Florian Steger, Jan C. Joerden und Andrzej M. Kaniowski

Technische Innovationen in der Medizin gehen häufig mit damit verbundenen Hoffnungen und hohen Erwartungen einher. Zugleich sind sie oft Auslöser großer Ängste und werden zweifelsohne von ethischen Konflikten bestimmt.[1] Dies gilt auch für Innovationen im Bereich der pränatalen Medizin.[2] Speziell bei der Inanspruchnahme pränataler Diagnostik spielen „[neben] dem Wunsch nach einem gesunden Kind [auch] gesellschaftliche Erwartungen und steigende Ansprüche der werdenden Eltern eine Rolle".[3] In besonderer Weise stellen sich hier Fragen nach technisch möglichem, individuell gewünschtem und gesellschaftlich zulässigem Handeln.[4] Durch die aktuellen Entwicklungen hat sich der Handlungsspielraum der beteiligten Akteure[*] auffällig erweitert. Das Ausrichten des eigenen Handelns an bestimmten ethischen Standards lässt sich nur verwirklichen, wenn die Dringlichkeit eines professionellen Diskurses um Moral bewusst wahrgenommen wird.[5] Es werden schließlich Entscheidungen getroffen, die eine besonders sensible Phase der Entstehung des Menschen betreffen. Eingriffe in dieser Phase können mit weitreichenden und nur schwer absehbaren Folgen verbunden sein.[6] Mehr und mehr Krankheiten können bereits vor der Geburt entdeckt werden, was unweigerlich dazu führt, dass gewonnene Informationen nicht selten schwierige Konflikte für die Schwangere, den Partner und die behandelnden Ärzte nach sich

---

1 Florian Steger: Das Erbe des Hippokrates. Medizinethische Konflikte und ihre Wurzeln. Göttingen 2008.

2 Ulrike Heider, Florian Steger: Die Inanspruchnahme vorgeburtlicher Diagnostik – Entwicklungen, Motive und Emotionen. In: Florian Steger, Simone Ehm, Michael Tchirikov (Hg.): Pränatale Diagnostik und Therapie in Ethik, Medizin und Recht. Berlin, Heidelberg 2014, S. 113–132.

3 Heider, Steger: Inanspruchnahme vorgeburtlicher Diagnostik (Anm. 2), S. 114.

4 Giovanni Maio: Medizin ohne Maß? Vom Diktat des Machbaren zu einer Ethik der Besonnenheit. Stuttgart 2014.

* Wo im Folgenden zur besseren Übersichtlichkeit die maskuline Formulierung verwendet wird, sind selbstverständlich Frauen wie Männer gleichermaßen gemeint.

5 Florian Steger (Hg.): Medizin und Technik. Risiken und Folgen technologischen Fortschritts. Münster 2013.

6 Giovanni Maio, Tobias Eichinger, Claudia Bozzaro (Hg.): Kinderwunsch und Reproduktionsmedizin. Ethische Herausforderungen der technisierten Fortpflanzung. München 2013.

ziehen. Dies trifft besonders dann zu, wenn infolge einer pränatal diagnostizierten schweren fetalen Fehlbildung ein Schwangerschaftsabbruch diskutiert wird.[7] Zudem können ungeborene Kinder nicht selbstbestimmt einer Behandlung zustimmen beziehungsweise diese ablehnen. Gemäß dem Konzept des Kindeswohls muss daher eine differenzierte Berücksichtigung der Interessen des Kindes die ethische Bewertung eines Eingriffs begründen.[8] Ungeborene Kinder gehören zu den besonders vulnerablen Gruppierungen und sollten als solche einen besonderen Schutz genießen. Den werdenden Eltern sowie dem ungeborenen Kind als Patient steht eine technisch weit fortgeschrittene Diagnostik und Therapie zur Seite. Ethische Fragen in diesem Feld sind in gleichem Maß von individuellen und gesellschaftlichen Wünschen sowie Vorstellungen, aber auch von Ängsten geprägt. Die Möglichkeit weitreichender Eingriffe in die Entstehung und den Entwicklungsprozess ungeborenen Lebens lassen grundlegende ethische Fragen entstehen. Welche gesellschaftlichen Folgen implizieren immer früher anwendbare und genauere – mit geringerem Risiko verbundene – Diagnosemethoden (beispielsweise die nichtinvasive genetische Pränataldiagnostik, NIPD)?[9] Wie wirkt sich eine nachlassende Kostenintensität auf die Untersuchungstendenz auch in Nichtrisikogruppen aus?[10] Welche Fragen der personalen Identität stellen sich angesichts der Fertilisation im Labor?[11] Welche Rechte sollen ungeborenem Leben zugesprochen werden?

Technische Innovationen beeinflussen die diagnostische und therapeutische Praxis in der vorgeburtlichen Medizin in hohem Maß. Dies wurde beispielsweise anlässlich der Einführung des – nicht unumstrittenen – PraenaTest® im Sommer

---

7 Steger: Erbe des Hippokrates (Anm. 1), S. 58. Ausführlicher dazu siehe: Heider, Steger: Inanspruchnahme vorgeburtlicher Diagnostik (Anm. 2), S. 120–130 oder Ulrike Heider, Florian Steger: Individuelle Entscheidungsfindung nach pränatal diagnostizierter schwerer fetaler Fehlbildung. In: Ethik in der Medizin 4 (2014), S. 269–285.

8 Claudia Wiesemann: Der moralische Status des Kindes in der Medizin. In: Johann S. Ach, Beate Lüttenberg, Michael Quante (Hg.): wissen.leben.ethik. Themen und Positionen der Bioethik. Münster 2014, S. 155–166.

9 Heider, Steger: Inanspruchnahme vorgeburtlicher Diagnostik (Anm. 2), S. 114. Zur Einsatzbreite und methodischen Herausforderung der NIPD siehe: Martin Langanke, Stefan Kirschke: Ethische Probleme der Pränataldiagnostik – Zur Ethik der Inanspruchnahme aus eudaimonistischer Perspektive. In: Steger, Ehm, Tchirikov (Hg.): Pränatale Diagnostik (Anm. 2), S. 67–92, hier: S. 80 ff.

10 Heider, Steger: Inanspruchnahme vorgeburtlicher Diagnostik (Anm. 2), S. 114.

11 Martina Schmidhuber: Veränderungen im Selbstverständnis personaler Identität durch die Reproduktionsmedizin. In: Maio, Eichinger, Bozzaro (Hg.): Kinderwunsch und Reproduktionsmedizin (Anm. 6), S. 137–149.

2012 deutlich. Dieser nichtinvasive genetische Bluttest dient der Feststellung fetaler Trisomie 21 durch das Blut der Mutter.[12] Die Einführung dieser ersten Variante nichtinvasiver genetischer Pränataldiagnostik löste in Deutschland eine gesellschaftliche Diskussion über invasive und nichtinvasive genetische Pränataldiagnostik und deren Folgen aus: Die Positionen reichten von „Alles, alles, alles testen"[13] bis hin „im Zweifel töten"[14] und verdeutlichten, dass mit dem PraenaTest® zumindest ein „umstrittener Bluttest auf dem Markt"[15] war, der möglicherweise einen „Paradigmenwechsel in der Pränataldiagnostik"[16] zur Folge haben könnte. Weitgehende Einigkeit herrschte in zwei Punkten: Die nichtinvasiven genetischen Bluttests führen zu neuen ethischen sowie rechtlichen Fragen. Zudem erweitert diese Technik die Anwendbarkeit und Anwendungsbereiche genetischer Pränataldiagnostik.[17] Ging man 2012 noch davon aus, dass für „die selteneren, im klinischen Bild eines betroffenen Kindes ungleich schwerwiegenderen Trisomien 13 und 18"[18] keine Tests existieren, so werden inzwischen Bluttests angeboten, welche zur Bestimmung der fetalen Trisomien 21, 18 und 13 sowie zur Bestimmung

---

12 Elke Decker: PraenaTest® jetzt in Deutschland, Österreich, Liechtenstein und in der Schweiz verfügbar. Pressemitteilung der LifeCodexx AG vom 20.8.2012. http://lifecodexx.com/praenatest_ jetzt_erhaeltlich.html (Stand 20.3.2014). Zur Unterscheidung von nichtinvasiver und invasiver PND siehe: Adam Gasiorek-Wiens: Ultraschalldiagnostik, Pränataldiagnostik in der Praxis. In: Steger, Ehm, Tchirikov (Hg.): Pränatale Diagnostik (Anm. 2), S. 7–34, hier: S. 10.

13 Die Redaktion: „Alles, alles, alles testen". Der niedergelassene Berliner Pränatalmediziner John Hartung, 45, über den neuen Trisomie-21-Test für Schwangere. In: Der Spiegel 35 (2012), S. 115.

14 Rafaela von Bredow, Veronika Hackenbroch: Genetik. „Im Zweifel töten". In Zukunft können Ärzte das gesamte Erbgut des Fötus nach genetischen Defekten durchforsten. Wird die Schwangerschaft auf Probe zum Regelfall? In: Der Spiegel 24 (2012), S. 126–127.

15 Eva A. Richter-Kuhlmann: Down-Syndrom. Umstrittener Bluttest auf dem Markt. In: Deutsches Ärzteblatt 109 (2012), A-1732–C-1384.

16 Wolfram Henn, Dagmar Schmitz: Pränataldiagnostik. Paradigmenwechsel. Der Test auf Trisomie 21 aus dem Blut der Schwangeren „Praenatest" soll ab Sommer in Deutschland verfügbar sein. Ein Paradigmenwechsel, meinen die Autoren. In: Deutsches Ärzteblatt 109 (2012), A-1306–C-1111.

17 Elke Decker: LifeCodexx führt nahezu 6.000 PraenaTest®-Analysen im ersten Jahr durch. Pressemitteilung der LifeCodexx AG vom 22.8.2013. http://lifecodexx.com/6000praenatestimerstenjahr.html (Stand 20.3.2014).

18 Henn, Schmitz: Pränataldiagnostik. Paradigmenwechsel (Anm. 16), C-1111.

des Klinefelter-Syndroms, Turner-Syndroms, Triple X-Syndroms und des XYY-Syndroms vorgesehen sind.[19]

Sowohl die erweiterten Anwendungsbereiche genetischer Diagnostik und der damit verbundene rasante Zuwachs an genetischen Informationen als auch der international zu beobachtende niedrigschwellige Zugang zu genetischen Informationen wurde vom Deutschen Ethikrat in seiner Stellungnahme „Die Zukunft der genetischen Diagnostik – von der Forschung in die klinische Anwendung“[20] vom 30.4.2013 aufgegriffen, da diese Punkte für den Ethikrat zentrale Herausforderungen darstellen.[21] Die schnelle und kostengünstige Verfügbarkeit von nichtinvasiven Gentests würde dazu führen, dass jene Tests immer mehr als Bestandteil der pränatalen Standarddiagnostik verstanden würden.[22] Eine frühe und sichere Diagnostik verbunden mit einer qualifizierten Beratung ist eine solide Grundlage für Entscheidungen während der frühen Schwangerschaft. Dennoch muss beachtet werden, dass normative Fragen in allen Bereichen der Gesellschaft angesichts technischer Innovationen und weitgehender individueller Handlungsfreiheiten[23] immer wieder aufs neue Antworten erfordern. Beispielhaft sei die Frage nach dem Umgang mit dem Befund einer genetischen Störung gestellt.[24] Sollte die nichtinvasive Gendiagnostik Bestandteil der pränatalen Standarddiagnostik werden?[25] Inwiefern wird dadurch das Selbstbestimmungsrecht der Mutter berührt? Welche Informationen sind nötig, um eine eigenverantwortliche Entscheidung im Sinn des Informed Consent treffen zu können, und haben Patienten das Recht, sich gegen eine solche Befundung zu entscheiden?[26] Welchen Status besitzt der Fötus

---

19 http://lifecodexx.com/ (Stand 3.8.2015). Auch weitere Biomarker, die frühzeitig ein Risiko erkennen, sind hinzugekommen – siehe dazu: Gasiorek-Wiens: Pränataldiagnostik in der Praxis (Anm. 12), S. 12.

20 Deutscher Ethikrat: Die Zukunft der genetischen Diagnostik – von der Forschung in die klinische Anwendung. Stellungnahme. Berlin 2013.

21 Ethikrat: Die Zukunft der genetischen Diagnostik (Anm. 20), S. 112, S. 143.

22 Ethikrat: Die Zukunft der genetischen Diagnostik (Anm. 20), S. 170.

23 Florian Steger (Hg.): Bedroht Entscheidungsfreiheit Gesundheit und Nachhaltigkeit? Zwischen notwendigen Grenzen und Bevormundung. Münster 2014.

24 Heider, Steger: Individuelle Entscheidungsfindung (Anm. 7).

25 Henn, Schmitz: Pränataldiagnostik. Paradigmenwechsel (Anm. 18).

26 Ruth Baumann-Hölzle: Entscheidungszwang und der Zwang zum perfekten Kind. In: Christian Kind, Suzanna Braga, Annina Studer (Hg.): Auswählen oder annehmen? Pränatal- und Präimplantationsdiagnostik. Testverfahren an werdendem Leben. Zürich 2012, S. 105–116.

im Entscheidungsprozess und wie kann das Kindeswohl im Rahmen von pränataler Diagnostik und Therapie berücksichtigt werden?[27]

Eine weitere technische Innovation mit hoher Tragweite bezüglich normativer Fragen der vorgeburtlichen Medizin sind die Möglichkeiten der Reproduktionsmedizin. Als Beispiel sei die rasant anwachsende Nachfrage nach Eizellkonservierungen (bekannt als ‚social freezing') erwähnt, die zunehmend an Relevanz gewinnt. Die ursprünglich im Kontext der therapeutischen Behandlung von an Krebs erkrankten Frauen entwickelte Technik ist erst seit kurzem auch ohne eine solche medizinische Indikation verfügbar. Damit wird es Frauen prinzipiell möglich, Eizellen konservieren zu lassen und zu einem späteren Zeitpunkt im Rahmen einer reproduktionsmedizinischen Behandlung zu nutzen. Dieser Schritt zieht die „zeitliche und räumliche Entkoppelung des Fortpflanzungsvorgangs nach sich".[28] Die Möglichkeit, ohne eine vorliegende Erkrankung oder Unfruchtbarkeit Eizellen zu konservieren und später zu nutzen, wirft demzufolge Fragen nach der Begrenzung der reproduktiven Selbstbestimmung (beispielsweise aufgrund des Alters der Mutter) und der Medikalisierung der Reproduktion auf. Zugleich steht der Bereich der Reproduktionsmedizin in einem engen Zusammenhang mit Fragen sich verändernder Rollen- und Familienbilder.

Dieser Aspekt spielt auch bei der Erzeugung von Retterkindern eine zentrale Rolle, da dieser Schritt einen erheblichen Einfluss auf eine Familienstruktur und die personale Identität der einzelnen Familienmitglieder haben kann. Es ist schließlich nicht abschätzbar, „wie sich diese Rettungskonstellation im biographischen Selbstverständnis der beteiligten Individuen ausprägt".[29] Die Kombination aus Präimplantationsdiagnostik (PID) und Gentechnik ermöglicht heute die Erzeugung eines Kindes, welches ein schwer erkranktes Geschwisterkind mit dem eigenen Nabelschnurblut oder Knochenmark heilen kann.[30] In Abhängigkeit vom genetischen Status wird im Rahmen einer „Untersuchung an einem in vitro

---

27 Frank Dietrich, Frank Czerner: Menschenwürde und vorgeburtliches Leben. In: Jan C. Joerden, Eric Hilgendorf, Felix Thiele (Hg.): Menschenwürde und Medizin. Ein interdisziplinäres Handbuch. Berlin 2013, S. 491–524.

28 Maio: Medizin ohne Maß (Anm. 4), S. 35.

29 Johannes F. Lehmann, Hubert Thüring: Einleitung. In: Johannes F. Lehmann, Hubert Thüring (Hg.): Rettung und Erlösung. Politisches und religiöses Heil in der Moderne. Paderborn 2015, S. 7–26, hier: S. 22.

30 Alena M. Buyx: Tissue typing and savior siblings. Überlegungen zu einer besonderen Anwendung der Präimplantationsdiagnostik. In: Carl Friedrich Gethmann, Stefan Huster (Hg.): Recht und Ethik in der Präimplantationsdiagnostik. München 2010, S. 211–229.

erzeugten und (noch) außerhalb des Mutterleibs befindlichen Embryo“ ein geeigneter Embryo gewählt und in die Gebärmutter eingepflanzt.[31] Dieses Verfahren der Erzeugung der sogenannten Retterkinder wird in der Öffentlichkeit heftig diskutiert, birgt die PID an sich ja bereits „hochaufgeladene ethische Konflikte, die um »positive« wie »negative Eugenik« kreisen“.[32] Im Fall der Retterkinder stellen sich unter anderem Fragen der Instrumentalisierung[33] von Kindern oder von Menschen als Ersatzteil-Lieferanten sowie Fragen der Kindeswohlgefährdung[34] und eines nicht aufzuwiegenden moralischen Schuldverhältnisses.[35] „Wen soll und darf man um welchen Preis retten? Welche Lebewesen, Güter und Rechte darf man zur Rettung opfern?“[36] In Deutschland ist die PID lediglich in zwei Ausnahmefällen möglich.[37] Es ist nicht erlaubt, „damit Geschlechtsbestimmungen aus nicht-medizinischen Gründen oder genetische Risiken für Erkrankungen, die erst nach dem 18. Lebensjahr auftreten, vorherzusagen (zum Beispiel familiäres Risiko für Mamma- und Ovarialkarzinom)“.[38] Somit bleibt auch die Erzeugung eines Retterkindes in Deutschland gesetzlich verboten.

Dass es sich bei der Erzeugung von Retterkindern um ein für die Gesellschaft relevantes Thema handelt, spiegelt sich in facettenreicher Form auch in der Belletristik wider. Ethische Fragen pränataler Medizin werden dabei auf vielfältige Weise aufgegriffen, was nicht unbegründet ist. Geht es doch um elementare Werte wie die der Menschenwürde oder des Selbstbestimmungsrechts, denen nicht zuletzt auch in der literarischen Auseinandersetzung ein Platz eingeräumt wird.

---

31 Jan C. Joerden, Carola Uhlig: Vorgeburtliches Leben – rechtliche Überlegungen zur genetischen Pränataldiagnostik. In: Steger, Ehm, Tchirikov (Hg.): Pränatale Diagnostik (Anm. 2), S. 93–110, hier: S. 94.

32 Steger: Erbe des Hippokrates (Anm. 1), S. 58.

33 Tim Henning: Retter-Kinder, Instrumentalisierung und Kants Zweckformel. In: Ethik in der Medizin 26 (2014), S. 195–209.

34 Nina Bublitz: Geschwister als Ersatzteil-Lieferanten. In: Stern vom 20.5.2008. (online-Ausgabe, Stand 9.5.2015).

35 Lehmann, Thüring: Einleitung (Anm. 29), S. 22.

36 Lehmann, Thüring: Einleitung (Anm. 29), S. 7. Zur ethischen Problematik der Erzeugung von Retterkindern vgl. auch Jan C. Joerden: Die geplante Transplantation: Ein ethisch akzeptabler Fall des Klonens? In: Jan C. Joerden, Josef N. Neumann (Hg.): Medizinethik 1. Frankfurt a.M. u.a. 2000, S. 101–111.

37 Joerden, Uhlig: Vorgeburtliches Leben (Anm. 31), S. 95; Heider, Steger: Inanspruchnahme vorgeburtlicher Diagnostik (Anm. 2), S. 115. Siehe dazu auch § 3a ESchG.

38 Heider, Steger: Inanspruchnahme vorgeburtlicher Diagnostik (Anm. 2), S. 115.

So lassen sich nicht nur zukünftige Entwicklungen antizipieren,[39] durch das Verbinden von Deskription und Deutung sowie das Entwerfen von „überzeitliche[n] Ideen, Metaphern und Symbole[n]" werden auch „Zusammenhänge medizinischer Phänomene mit anderen Wirklichkeitsbereichen und anderen Wissenschaften deutlich".[40] Diese Beispiele zeigen, dass ethische Fragen der vorgeburtlichen Medizin immer auch Fragen nach gemeinsamen Wertvorstellungen sind und in einem spannungsreichen Feld zwischen individueller Freiheit und gesellschaftlichen Normen stehen.

Beispielhaft für die gesellschaftliche Bedeutung ethischer Fragen der vorgeburtlichen Medizin sei noch die Rolle von kirchlichen und säkularen Interessengruppen in der Diskussion um Pränataldiagnostik und Schwangerschaftsabbrüche[41] in Polen angeführt. Im September 2012 wurde im polnischen Parlament ein Gesetzesvorschlag diskutiert, der eine generelle Legalisierung der Schwangerschaftsunterbrechung bis zur 12. Woche, den freien Zugang zu Empfängnisverhütungsmitteln und eine Sicherung des Rechts auf invasive und nichtinvasive genetische Pränataldiagnostik zum Ziel hatte.[42] Andererseits wurde kurz darauf an gleicher Stelle ein Vorstoß zur Abschaffung des Rechts auf Abtreibung im Fall fetaler Fehlbildung unternommen.[43] Letztere Initiative präsentierte in besonderem Maße die Argumente der katholischen Kirche.[44] Obwohl beide Initiativen abgelehnt wurden, stehen sie exemplarisch für die kontrovers geführte Debatte um Fragen der vorgeburtlichen Medizin und speziell der pränatalen Diagnostik in Polen.[45]

Vom 21. bis 23. Juli 2014 traf sich auf Einladung des Interdisziplinären Arbeitskreises für Ethik in der Medizin in Polen und Deutschland (https://blogs.urz.

---

39 Dietrich von Engelhardt: Medizin in der Literatur der Neuzeit I. Darstellung und Deutung. Stuttgart 1991, S. 14.

40 Von Engelhardt: Medizin in der Literatur (Anm. 39), S. 19.

41 Zum Kontext der vorgeburtlichen Diagnostik mit dem Schwangerschaftsabbruch siehe Joerden, Uhlig: Vorgeburtliches Leben (Anm. 31), S. 96–98 und §§ 218 ff.

42 Center for Reproductive Rights: Letter to Ewa Kopacz Marshall of the Sejm of the Republic of Poland. http://reproductiverights.org/sites/crr.civicactions.net/files/newsletter/CRR_letter_ to_ Sejm_ENGLISH.pdf (Stand 20.3.2014).

43 Gabriele Lesser: Regierung Tusk vor dem Abort. In: Tageszeitung vom 12.10.2012. http://www.taz.de/Vertrauensfrage-wegen-Abtreibung/!103465/ (Stand 20.3.2014).

44 Grzegorz Mazur: Informed Consent, Proxy Consent, and Catholic Bioethics. Heidelberg, London, New York 2012.

45 Polen: Parlament lehnt Verschärfung des Abtreibungsrechts ab. In: Deutsches Ärzteblatt 2012. http://www.aerzteblatt.de/nachrichten/52161/Polen-Parlament-lehnt-Verschaerfung-des-Abtreibungsrechts-ab (Stand 20.3.2014).

uni-halle.de/medizinethik) ein interdisziplinärer Wissenschaftlerkreis in Łódź. Diese nunmehr dritte Tagung des Arbeitskreises fand zum Thema „Vorgeburtliche Medizin – Ethik und Recht“ statt.[46]

Der Arbeitskreis, der 2012 gemeinsam von Florian Steger (Martin-Luther-Universität Halle-Wittenberg), Jan C. Joerden (Europa-Universität Viadrina) und Andrzej M. Kaniowski (Uniwersytet Łódzki) gegründet wurde, befasst sich mit aktuellen medizinethischen Fragen. Bei der ersten Tagung des Interdisziplinären Arbeitskreises im Jahr 2012 in Halle (Saale) standen Fritz Jahr (1895–1953) und dessen Schriften im Mittelpunkt der Auseinandersetzung.[47] Der protestantische Pfarrer Fritz Jahr, der bereits 1926 den Begriff der Bioethik umfassend bestimmte, hob in seinen Schriften auf Fragen des Umgangs des Menschen mit seiner Umwelt ab. Jahrs Bioethischer Imperativ lautet: „Achte jedes Lebewesen grundsätzlich als einen Selbstzweck, und behandle es nach Möglichkeit als solchen!“[48]

Während der zweiten Tagung des Interdisziplinären Arbeitskreises vom 24. bis zum 25. Juli 2013 in Frankfurt (Oder) zur „Ethik in der Psychiatrie und Psychotherapie“[49] nahm der polnische Psychiater Antoni Kępiński (1918–1972) einen zentralen Stellenwert ein. Psychische Störungen sind nach Kępiński Ausdruck einer fundamentalen Störung der Werteordnungen des Menschen, in deren Folge Patienten die Fähigkeit verlieren, Informationen zu verarbeiten und in adäquate Handlungen umzusetzen. In diesem Kontext widmete Kępiński dem

---

46 Maximilian Schochow, Manuel Willer: Tagungsbericht. Vorgeburtliche Medizin. Tagung des Interdisziplinären Arbeitskreises für Ethik in der Medizin in Polen und Deutschland vom 21. bis 23. Juli 2014. In: B. Sharon Byrd, Joachim Hruschka, Jan C. Joerden (Hg.): Jahrbuch für Recht und Ethik/Annual Review of Law and Ethics. Berlin 2014, S. 575–577.

47 Maximilian Schochow, Jonas Grygier: Tagungsbericht. 1927 – Die Geburt der Bioethik in Halle (Saale) durch den protestantischen Pfarrer Fritz Jahr (1895–1953). In: B. Sharon Byrd, Joachim Hruschka, Jan C. Joerden (Hg.): Jahrbuch für Recht und Ethik/Annual Review of Law and Ethics. Berlin 2013, S. 325–329; Florian Steger, Jan C. Joerden, Maximilian Schochow (Hg.): 1926 – Die Geburt der Bioethik in Halle (Saale) durch den protestantischen Theologen Fritz Jahr (1895–1953). Frankfurt a.M. 2014.

48 Fritz Jahr: Wissenschaft vom Leben und Sittenlehre (Alte Erkenntnis in neuem Gewande). In: Mittelschule 40/45 (1926), S. 604–605, hier: S. 604; sowie in: Florian Steger: Fritz Jahr – Begründer der Bioethik (1926). 22 Originalarbeiten des protestantischen Theologen aus Halle (Saale). Halle (Saale) 2014, S. 25–28.

49 Maximilian Schochow, Saskia Gehrmann: Tagungsbericht: Ethik in der Psychiatrie und Psychotherapie. In: H-Soz-u-Kult, 19.9.2013, online. Florian Steger, Jan. C. Joerden, Andrzej M. Kaniowski (Hg.): Ethik in der Psychiatrie und Psychotherapie. Frankfurt a.M. 2015.

Patient-Arzt/Therapeut-Verhältnis in der Psychiatrie und Psychotherapie große Aufmerksamkeit.[50] Eine internationale Rezeption von Kępińskis Arbeiten konnte sich bisher kaum entwickeln, zumal bisher nur wenige seiner Aufsätze ins Englische übersetzt wurden.[51]

Im vorliegenden Band sind Beiträge der Tagung zur Pränatalen Medizin in Łódź zusammengestellt, die um einige weitere Beiträge zum Thema ergänzt wurden. Zu Beginn steht der Beitrag von Tobias Eichinger (Zürich). Eichingers Beitrag über *Neue Wege der medizinischen Kinderwunscherfüllung: ethische Implikationen und anthropologische Dimensionen* verweist auf die mit der Reproduktionsmedizin einhergehende Entkoppelung von Fortpflanzung und Sexualität. Daraus ergebe sich eine Entgrenzungsbewegung der menschlichen Fortpflanzung, die sowohl den Ort der Fortpflanzung (Labor) als auch die personellen (Behandlungsteam) und lebenszeitlichen (Reproduktion im Alter) Hintergründe betrifft. Die damit einhergehenden ethischen Fragen und Implikationen stellen Herausforderungen für die normative Diskussion gesellschaftlicher, medizintheoretischer, anthropologischer und philosophischer Aspekte der Reproduktionsmedizin dar. Dies umfasst nicht nur Fragen der personalen Identität und der elterlichen Verantwortung, sondern reicht bis hin zu Fragen von Natürlichkeit und Kontingenz.

Ein ähnlicher Zugang liegt auch Clemens Heyders (Bielefeld) Beitrag zugrunde. Er diskutiert die *Verantwortungsvolle Elternschaft als Grenze reproduktiver Autonomie*. Ausgehend vom grundlegenden Recht auf Selbstbestimmung fragt Heyder, welche Argumente eine Einschränkung der Selbstbestimmung rechtfertigen. Er fokussiert dabei auf die Reproduktionsautonomie. Heyder definiert die Beziehung zwischen Eltern und Kind als fürsorgliche Verantwortungsbeziehung, an deren Ende das Kind die Kompetenz erworben hat, diese Art von Beziehung selbst einzugehen und zu erfüllen. Er diskutiert verschiedene Verantwortlichkeiten der Eltern-Kind-Beziehung und zeigt an der gegenseitigen Bedingung und Begrenzung von Selbstbestimmung und Vertrauen eine mögliche Grundlage für eine ethische Bewertung individueller Reproduktionsentscheidungen. Diese sei mit dem Selbstbestimmungsgrundsatz liberaler Gesellschaften vereinbar.

Im weiteren Verlauf des Bandes werden den ersten beiden Beiträgen einige Beiträge zu konkreten Anwendungssituationen pränataler Medizin zur Seite gestellt. Den Anfang macht insofern Josef N. Neumann (Waldkirch), der in seinem Beitrag

---

50 Aleksandra Bulaczek: Patient-Doctor Relations in Antoni Kępiński's Axiological Psychiatry. In: Ethics & Bioethics 3 (2013), S. 39–45.

51 Maximilian Schochow, Manuel Willer, Florian Steger: Vom Auschwitz-Syndrom zum Modell der Psyche – Biographie und Werk des polnischen Psychiaters Antoni Kępiński (1918–1972). In: Psychiatrische Praxis 2015 (doi: 10.1055/s-0035-15552704).

Der gesellschaftliche Blick auf Missbildung und Behinderung beim Menschen seit Einführung der Pränataldiagnostik der Frage nachgeht, inwieweit sich unter dem Einfluss pränatal- und reproduktionsmedizinischer Handlungsmöglichkeiten das Verhältnis zum behinderten Menschen seit Einführung der Pränataldiagnostik in Deutschland Mitte der 1970er Jahre verändert hat. Dies wird vor dem Hintergrund einer grundsätzlichen Erörterung der Beziehung zwischen behinderten und nichtbehinderten Menschen in einer Gesellschaft, in der die Exklusion sogenannter Problemgruppen die bevorzugte Vorgehensweise sozialer Praxis darstelle, näher betrachtet. Neumann nähert sich dem komplexen Problem, wie angesichts der immer differenzierteren diagnostischen Verfahren moderner prädiktiver und reproduktiver Medizin mit dem bereits pränatal möglichen Wissen um Gestalt und gesundheitlichen Zustand des Embryo umgegangen werde und was in diesem Zusammenhang sittliche Verantwortung bedeuten solle.

Andrzej M. Kaniowski (Łódź) thematisiert in seinem Beitrag *Naturrecht oder Machtanspruch? Pränatalmedizin als Kampffeld* den umstrittenen Status des Schwangerschaftsabbruchs in Polen. Zwar sei seit der Verabschiedung eines entsprechenden Gesetzes in Polen im Januar 1993 unter bestimmten Umständen ein Schwangerschaftsabbruch legal. Dennoch sei bis heute der Druck der katholischen Kirche auf die Ärzteschaft so groß, dass vielen Patientinnen ihr Recht auf Abtreibung verwehrt werde, etwa indem der Eingriff so lange verzögert werde, bis die Frist verstrichen sei. Kaniowski exemplifiziert am Fall des Gynäkologen Bogdan Chazan aus Warschau die Verweigerung einer legalen Abtreibung unter Berufung auf die Gewissensklausel im Sommer 2014. Seine Entlassung als Klinikleiter soll zu einer öffentlichen Debatte um diese Klausel und um die Säkularisierung Polens geführt haben.

Eine konkrete Anwendung vorgeburtlicher Medizin stellt die Erzeugung gewebekompatibler Geschwisterkinder durch In-vitro-Fertilisation und Präimplantationsdiagnostik dar. In seinem Beitrag *Retterkinder. Eine medizinethische Güterabwägung* argumentiert Giovanni Rubeis (Halle/Saale), dass der Diskurs zur Erzeugung sogenannter Retterkinder durch philosophische Zusatzhypothesen und unklare Konzepte wie Menschenwürde verkompliziert werde. Dabei könne eine medizinethische Güterabwägung im konkreten Einzelfall wesentlich mehr Klarheit schaffen. Rubeis bezieht sich hierbei auf in der Praxis präsente Güter wie Selbstbestimmung und Kindeswohl. Hiervon ausgehend zeige sich, dass die Erzeugung von Retterkindern durchaus ethisch vertretbar ist, insofern nur Eingriffe vorgenommen werden, die das Kindeswohl des Retterkindes nicht verletzen. Dies könne beispielsweise für die Gewinnung von Stammzellen aus dem Nabelschnurblut des Retterkindes gelten. Schwerwiegendere Eingriffe, wie beispielsweise die Spende einer Niere, seien jedoch nicht zu rechtfertigen. Rubeis beachtet in seinem Beitrag sowohl die Perspektive der Eltern, deren Selbstbestimmung ein hohes Gut darstellt, als auch die Perspektive des vorhandenen kranken und des zu zeugenden gesunden Kindes. Darüber hinaus bezieht er zudem die häufig vernachlässigte Perspektive des Arztes und das damit zusammenhängende Prinzip der Fürsorge mit ein.

Christian Haag (Frankfurt a.M.) befasst sich in seinem Beitrag *Homosexual Women and Men on the Way to Parenthood – Intentions and Implications* mit dem Kinderwunsch homosexueller Männer und Frauen in Deutschland. Auf der Basis der Befragung „Gleichgeschlechtliche Lebensweisen in Deutschland“ des Staatsinstitutes für Familienforschung an der Universität Bamberg, die mit 1.495 Befragten eine einzigartige Datenbasis bietet, trägt der Beitrag in einem hohen Maß zur Erweiterung des Kenntnisstandes zum bisher wenig erforschten Kinderwunsch in gleichgeschlechtlichen Lebensweisen bei. Die vorgestellten Daten zeigen unverkennbar, dass ein bedeutender Anteil der Befragten einen Kinderwunsch hat und konkrete Vorstellungen zur Realisierung der Kinderwünsche existieren. Dies betrifft nicht nur die Art der Realisierung des Kinderwunsches, sondern auch eine große Varianz der familialen Konstellation in homosexuellen Partnerschaften. Zugleich wird jedoch deutlich, dass die Realisierung des Kinderwunsches häufig mit besonderen Herausforderungen verbunden ist.

Auf die Thematik der Varianz von Familienbildern und individuellen Kinderwünschen zielt auch der Beitrag von Manuel Willer (Halle/Saale) und Giovanni Rubeis (Halle/Saale). In ihrem Beitrag *‚Social Freezing‘. Medizinethische Implikationen und begriffliche Typisierung* fragen die Autoren nach den ethischen Implikationen der Diskussion um die Kryokonservierung von Eizellen. Im Zentrum stehen dabei die Abwägung von reproduktiver Selbstbestimmung und Fürsorgepflicht. Das Eizellfreezing wird als präventive Maßnahme verstanden, welche die Realisierung individueller Familienplanungen ermöglicht und in verschiedenen Situationen Anwendung finden kann. Voraussetzung hierfür sei eine Aufklärungs- und Beratungspraxis, welche die Möglichkeiten und Grenzen der Technologie umfasst und damit eine informierte Entscheidung ermöglicht. Dem im Wege stehe neben einer unzureichenden Beratung auch die weite Verbreitung des Begriffes „social freezing“, der aufgrund seiner pejorativen Implikationen Angst vor Stigmatisierungen erzeugen könnte. Diese Stigmatisierung stelle eine Begrenzung der reproduktiven Autonomie von Frauen dar.

Den Abschluss des Bandes bilden zwei Beiträge zur Diskussion normativer Fragen vorgeburtlicher Medizin in literarischen Formen. Joanna Miksa (Łódź) untersucht *The Abortion Debate in the Ethics School Textbooks in Poland.* Sie analysiert die in polnischen Schulbüchern des Faches Ethik enthaltene Darstellung der Abtreibungsdebatte. Diese eingangs bereits erwähnte Diskussion zur rechtlichen Regulierung des Schwangerschaftsabbruches stelle die erste öffentliche Debatte zu bioethischen Fragen in Polen dar und spiele in der gesellschaftlichen Entwicklung nach 1989 eine besondere Rolle. Anhand der Inhalte des in Polen seit 1992 angebotenen Ethikunterrichtes und der dazugehörigen Lehrbücher rekonstruiert die Autorin die Beeinflussung der Gesellschaft durch bioethische Debatten.

Der Band wird mit dem Beitrag *Ethik der Präimplantationsdiagnostik und die Rolle des Retterkindes am Beispiel von Jodi Picoults fiktionalem Roman „Beim Leben meiner Schwester“* von Christiane Vogel (Halle/Saale) geschlossen. Die Autorin analysiert die literarische Repräsentation der ethischen Diskussion zu Retterkindern und der PID anhand eines ausgewählten Romans mittels eines close reading. Fakten aus der Wissenschaft und deren Fiktionalisierungen im Roman werden aufeinander bezogen und ausgewertet. Hintergrund bildet hierbei die internationale Diskussion zur Präimplantationsdiagnostik, der Gewebetypisierung und der Erzeugung von Retterkindern. Dass hier erstaunliche Übereinstimmungen vorlägen, zeige nicht nur, dass die Untersuchung der Wechselwirkungen von Medizin und Literatur sehr fruchtbar ist. Sie zeige auch, dass es sich hierbei um ein Forschungsfeld mit hohem Potential und Erkenntnisgewinn handelt.

Mit dem vorliegenden Band sollen die aktuellen Entwicklungen ethischer Fragen in Bezug auf die vorgeburtliche Medizin mit ihren Behandlungs- und Diagnosemöglichkeiten aus einer interdisziplinären Perspektive umrissen und weitere Impulse für die Auseinandersetzung mit diesen Fragen, die im Spannungsfeld zwischen der Selbstbestimmung des individuellen Patienten, dem technisch Möglichen und gesellschaftlichen Normen stehen, gegeben werden.

Zu danken ist der Deutsch-Polnischen Wissenschaftsstiftung (DPWS), welche die Arbeit des Arbeitskreises, die Durchführung der Tagung und die Veröffentlichung dieses Bandes ermöglicht hat. Wir danken allen Autoren dieses Bandes für die Bereitstellung ihrer Beiträge sowie Maximilian Schochow, Christiane Vogel und Manuel Willer für die professionelle Unterstützung bei der Erstellung des Bandes.

Neue Wege der medizinischen Kinderwunscherfüllung: ethische Implikationen und anthropologische Dimensionen*

Tobias Eichinger

Zusammenfassung

Die menschliche Fortpflanzung ist heute von einer doppelten Entkopplung geprägt. Nicht nur Sexualität ohne Fortpflanzung gehört wie selbstverständlich zum alltäglichen Leben, auch Fortpflanzung ohne Sexualität ist dank der Fortschritte in der Reproduktionsmedizin mittlerweile möglich und teilweise üblich geworden. So haben sich die Methoden der Diagnostik und Therapie ungewollter Kinderlosigkeit so weit entwickelt, dass der Wunsch nach eigenen Kindern für infertile Personen nicht mehr unerfüllt bleiben muss. Dabei kann heute fast der gesamte Prozess der menschlichen Reproduktion geplant, kontrolliert und der individuellen Lebenssituation der Frau, des Mannes bzw. des Paares mit Kinderwunsch angepasst werden. Dies weist auf eine Entgrenzungsbewegung der menschlichen Fortpflanzung hin, welche sich in räumlicher (Reproduktion im Labor), personeller (Reproduktion im Team) sowie in lebenszeitlicher (Reproduktion im Alter) Hinsicht abzeichnet. Doch bringen diese neuen Wege der medizinischen Kinderwunscherfüllung auch ethische Implikationen mit sich, die gesellschaftliche (Kindeswohl, personale Identität und elterliche Verantwortung) und medizintheoretische (Medikalisierung und Komplizenschaft) sowie anthropologische (Dimensionen der Kinderwunscherfüllung) und philosophische (Natürlichkeit und Kontingenz) Aspekte berühren, welche die Fortpflanzung des Menschen im Allgemeinen sowie die Möglichkeiten entsprechender technischer Unterstützung betreffen.

Abstract

The human reproduction today is characterized by a double decoupling. Sexuality without reproduction is as a matter of course part of everyday life. On the other hand, the progress of reproductive medicine made reproduction without sexuality possible and common. The methods of diagnosis and therapy of unwanted childlessness are advanced enough to fulfill the wish for children even for infertile persons. Nearly the whole process of human

* Bei dem vorliegenden Text handelt es sich um eine überarbeitete Fassung des Textes Tobias Eichinger: Entgrenzte Fortpflanzung – Zu ethischen Herausforderungen der kinderwunscherfüllenden Medizin. In: Giovanni Maio, Tobias Eichinger, Claudia Bozzaro (Hg.): Kinderwunsch und Reproduktionsmedizin. Ethische Herausforderungen der technisierten Fortpflanzung. Freiburg 2013, S. 65–95.

reproduction can be planned, controlled and fitted to the individual situation in life of the woman, the man or the couple with a wish for a child. This refers to a spatial (reproduction in laboratories), personnel (reproduction in a team) and lifetime (reproduction in high ages) dissolution of boundaries of human reproduction. But these new ways of medical wish-fulfillment are connected with ethical implications of social aspects (child´s welfare, personal identiy, parental responsibility), aspects of Theory of medicine (medicalization, complicity) and anthropological (dimension of wish-fulfillment) as well as philosophical (naturalness, contingency) aspects. These questions concern the human reproduction in general as well as the possibility of technical and medical support of reproduction.

Vor allem medizinischer Hilfestellung ist es zu verdanken, dass das Spektrum menschlicher Fortpflanzung mittlerweile von einer doppelten Entkopplung geprägt ist. Zum einen ist es bereits seit einigen Jahrzehnten gang und gäbe, unbeabsichtigte Folgen sexueller Aktivität durch Verwendung pharmakologischer Kontrazeptiva zuverlässig zu vermeiden und ungewollte Schwangerschaften zu verhüten; zum anderen kann im Falle ausbleibender Fortpflanzungserfolge der gewollten Entstehung eigenen Nachwuchses durch reproduktionsmedizinische Eingriffe auf die Sprünge geholfen werden. Dass heute sowohl Sexualität ohne Fortpflanzung als auch Fortpflanzung ohne Sexualität möglich und bereits – in unterschiedlichem Ausmaß freilich – üblich sind, liegt in erster Linie an dem enormen Fortschritt in der Reproduktionsmedizin, der zu einer bisher ungekannten medizintechnischen Verfügbarkeit des Zeugungsgeschehens geführt hat.

So haben sich die Methoden der Diagnostik und Therapie ungewollter Kinderlosigkeit so weit entwickelt, ausgedehnt und verfeinert, dass der Wunsch nach eigenen Kindern für infertile Personen nicht mehr nur Gegenstand von vagen Absichten, sehnsüchtigen Träumen, unerfüllten Wünschen und enttäuschten Hoffnungen sein muss. Und nicht nur das Ob der Fortpflanzung rückt mehr und mehr in den beherrschbaren Gestaltungsbereich des Menschen. Auch das Wie und damit fast der gesamte Prozess der menschlichen Reproduktion kann heute geplant, kontrolliert und der individuellen Lebenssituation der Frau, des Mannes bzw. des Paares mit Kinderwunsch angepasst werden. Elternschaft erscheint zunehmend als planmäßig realisierbares Projekt, das in seinen Grundkoordinaten kontrollierbar wird und schließlich den Forderungscharakter eines Auftrags oder gar einer Bestellung annehmen kann, die wunschgemäß an entsprechende Experten und Institutionen gerichtet wird, die bei der Erfüllung des Kinderwunsches effektive Unterstützung versprechen.

Dabei bringen die neuen Wege der medizinischen Kinderwunscherfüllung ethische Implikationen mit sich, die gesellschaftliche und medizintheoretische sowie anthropologische und philosophische Aspekte berühren, welche die

Fortpflanzung des Menschen im Allgemeinen sowie die Möglichkeiten der technischen Unterstützung dabei betreffen.

1. Neue Wege der medizinischen Kinderwunscherfüllung

Im Rahmen assistierter Reproduktion hat das Bekommen eigener Kinder mittlerweile eine hochtechnisierte und durchrationalisierte Gestalt angenommen. Durch das Beschreiten neuer Wege der medizinischen Kinderwunscherfüllung wird die vormals fraglose Intuitivität und natürliche Unverfügbarkeit des Sich-Fortpflanzens Schritt für Schritt zurückgedrängt.[1] So haben die längst allgemein akzeptierte und weithin übliche Anwendung von Kontrazeptiva zur Vermeidung ungewollter Schwangerschaften und der ebenfalls zunehmende Einsatz von In-vitro-Fertilisation (IVF) zur Behebung ungewollter Kinderlosigkeit ohnehin bereits zur Abkopplung der Fortpflanzung von der Sexualität geführt. Durch den Einsatz von IVF und Leihmüttern ist dabei eine bemerkenswerte räumliche Verschiebung erfolgt, welche die Befruchtung und Schwangerschaft ganz aus dem mütterlichen Körper auslagert; in dem Zuge hat sich der Kreis der an Fortpflanzung beteiligten Personen zu regelrechten Reproduktionsteams erweitert; und durch Techniken wie *egg freezing* schließlich sind auch zeitliche Beschränkungen der Reproduktion überwindbar und Fortpflanzung im Alter machbar geworden.

1.1 Reproduktion im Labor

Die menschliche Fortpflanzung als höchst intime, diskrete und lange unverstandene Angelegenheit, die sich komplett im Körperinnern abspielte, wurde im Zuge des schrittweisen Durchschauens, des Auf- und Entdeckens unter fundamental veränderte Vorzeichen gestellt. Wissenschaftliche Neugier und Erkenntnisdrang brachten auch im Bereich der Fortpflanzung die geheimsten Vorgänge der menschlichen Natur ans Licht. Statt im Verborgenen des Körperinneren der Mutter laufen elementare Schritte der Befruchtung und des Zeugungsgeschehens im hellen Licht aseptischer Labore und klinischer Arbeitsplätze ab; statt als unlösbarer Teil und Ergebnis der natürlichen Verschmelzung zweier Körper in ihrer jeweiligen Ganzheit vollzieht sich die künstliche Zeugung als wissenschaftlich-technische Operation mit und an von ihren Herkunftskörpern getrennten, aus diesen explantierten Einzelteilen und -substanzen ganz außerhalb der Elternkörper,

1 Carl Schirren (Hg.): Unerfüllter Kinderwunsch. Leitfaden Reproduktionsmedizin für die Praxis. Köln 2003; Sabine Sütterlin, Iris Hoßmann: Ungewollt kinderlos. Was kann die moderne Medizin gegen den Kindermangel in Deutschland tun? Berlin 2007.

v.a. des Mutterleibes; dabei lässt sich der gesamte Prozess der Fortpflanzung in Einzelschritte segmentieren, die dann nicht mehr notwendigerweise an ein- und denselben Ort gebunden sind, sondern an unterschiedlichen, auch weit voneinander entfernten Laboren vorbereitet werden und ablaufen können.

1.2 Reproduktion im Team

Aus der Entkörperlichung und Modularisierung des Zeugungsgeschehens ergibt sich unvermeidlich auch eine weitreichende Änderung und Erweiterung der Ordnung der an einer Fortpflanzung beteiligten Personen. Statt exklusiver Gegenstand einer vertrauten Zweierbeziehung zu sein, ist die Mitwirkung Außenstehender am Zeugungsgeschehen zweier Eltern in spe nun prinzipiell möglich und manchmal eben auch nötig. Indem der Reproduktionsvorgang wesentlich von Fachleuten begleitet und durchgeführt wird, die in einem professionellen Dienstleistungs- bzw. Auftragsverhältnis ihrer geforderten Tätigkeit nachgehen, ist die bislang private Dyade eines gegengeschlechtlichen Paares geöffnet, und mehr und mehr Personen sind am Entstehungsprozess menschlichen Lebens beteiligt. So spricht man mittlerweile von „Fortpflanzung zu dritt“[2], Reproduktion ist Teamwork geworden, ein arbeitsteiliger Prozess, ein Herstellungsprozess, für dessen Gelingen entsprechende Spezialisten unabdingbar sind: zunächst die künftigen (sozialen) Eltern als Initiatoren und Auftraggeber (sogenannte ‚Bestelleltern‘); außerdem spendable ‚Stoff-‘ oder ‚Materiallieferanten‘, die zum Gelingen des Unternehmens potente Keimzellen in Form von Ei- oder Samenzellen beisteuern sowie ‚Körperdienstleisterinnen‘, die als Aushilfsmütter den Wunscheltern ihren trag- und gebärfähigen Körper zur Verfügung stellen, diesen für die Dauer der Schwangerschaft ‚ausleihen‘; daraus ergibt sich in der Regel auch die Mitwirkung von Agenten zur Vermittlung und Abwicklung derartig arbeitsteiliger Vertragsverhältnisse; zudem von Sammel- und Lagerstätten geeigneter und aufbereiteter Gameten; und nicht zu vergessen die fachlich versierten ‚Projektleiter‘ solcher Kinderwunscherfüllungsprozeduren, die spezialisierten Reproduktionsmediziner zur professionellen Gesamtkoordination und Überwachung eines so komplexen wie sensiblen medizinisch-technischen Projektes.

Da es in einem derartigen Rahmen segmentierter und extrakorporaler Reproduktion nicht mehr länger erforderlich ist, dass Eltern bzw. die Menschen, die ihr genetisches Material miteinander kombinieren wollen, sich überhaupt noch tatsächlich begegnen, geschweige denn sich körperlich nahe kommen, öffnen

2 Marlene Steininger: Reproduktionsmedizin und Abstammungsrecht. Fortpflanzung und Elternschaft als Rechtsgeschäft? Wien 2014.

sich der individuellen Ausgestaltung der eigenen Fortpflanzung ganz neue Möglichkeiten. Personen, die auf verschiedenen Kontinenten leben, die sich nie in ihrem Leben gesehen haben, können (genetische) Eltern eines Kindes werden.[3] Für fertile Menschen, die aufgrund ihrer Lebenssituation und damit aus sozialen Gründen bislang keine eigenen Kinder bekommen konnten, bedeutet dies, nicht mehr länger auf die Erfüllung dieses Wunsches verzichten zu müssen.

So stellen Homosexualität und Partnerlosigkeit keine unüberwindlichen Hindernisse auf dem Weg zu einem eigenen Kind mehr dar. Gleichgeschlechtliche Paare, denen aufgrund ihrer sexuellen Orientierung und Lebensweise leiblicher Nachwuchs auf natürlichem Wege versagt ist – und die deswegen als ‚sozial infertil' bezeichnet werden können –, können durch die Kombination verschiedener reproduktionsmedizinischer Verfahren wie Samen- bzw. Eizellspende und artifizieller Insemination eigene Kinder bekommen. Immer mehr lesbische Paare entscheiden sich heute bewusst für die Familiengründung und Kindererziehung, indem eine der Frauen durch künstliche Insemination mit Spendersamen schwanger und Mutter wird.[4] Auch homosexuelle Männer können mittels Eizellspende und IVF ein Kind zeugen und mit Hilfe einer Leihmutter ‚bekommen'. Assistierte Reproduktion unterstützt in diesen Fällen fertile Personen, indem das Fehlen eines notwendigen gegengeschlechtlichen Partners kompensiert wird.

Ebenso ermöglicht es künstliche Befruchtung alleinstehenden Personen (meist Frauen), die bewusst und geplant ohne Partner ein eigenes Kind bekommen möchten, sich ihren Kinderwunsch zu erfüllen – ein extremes Beispiel dafür ist die Möglichkeit für eine fertile Frau, mit dem gefrorenen Sperma eines verstorbenen Mannes post mortem ein ‚gemeinsames' Kind zu zeugen. Dies verdeutlicht eindrücklich, dass das Vorhandensein und die Vereinigung zweier lebender gegengeschlechtlicher Menschen keine conditio sine qua non für erfolgreiche Fortpflanzung mehr ist.

---

3 Vgl. dazu Elisabeth Beck-Gernsheim: Kinderwunsch ohne Grenzen? Globalisierte Fortpflanzungsmedizin und neue Formen der Elternschaft. In: Giovanni Maio, Tobias Eichinger, Claudia Bozzaro (Hg.): Kinderwunsch und Reproduktionsmedizin. Ethische Herausforderungen der technisierten Fortpflanzung. Freiburg 2013, S. 337–354.

4 Petra Thorn: Gleichgeschlechtliche Familien mit Kindern nach Samenspende – ein Überblick über die Studienlage und aktuelle Diskussionen. In: Maio, Eichinger, Bozzaro (Hg.): Kinderwunsch und Reproduktionsmedizin (Anm. 3), S. 381–399; vgl. dazu auch Anne Brewaeys, S. Dufour, Heribert Kentenich: Sind Bedenken hinsichtlich der Kinderwunschbehandlungen lesbischer und alleinstehender Frauen berechtigt? In: Journal für Reproduktionsmedizin und Endokrinlogie 1 (2005), S. 35–40.

1.3 Reproduktion im Alter

Nicht nur in der räumlich-körperlichen und sozial-personalen Dimension findet eine erhebliche Transformation und Ausweitung der reproduktiven Möglichkeiten im Zuge einer zunehmenden Modularisierung und Manipulierbarkeit des Fortpflanzungsgeschehens statt. Seit einigen Jahren wird auch der Versuch unternommen, die Fortpflanzung vom biologischen Alter (der Mutter) abzukoppeln und somit den reproduktiven Spielraum auch in der zeitlichen Dimension erheblich zu vergrößern. Durch neuartige Verfahren der Kryokonservierung und Vitrifikation können heute jungen Frauen Eizellen entnommen, in unbefruchtetem Zustand eingefroren, über einen langen Zeitraum aufbewahrt und zu einem späteren Zeitpunkt befruchtet und ausgetragen werden (sogenanntes „egg freezing"). Damit wird die weibliche Fortpflanzung auch im Alter zu einer realistischen Option: Indem sie sich in jungen Jahren eine Fertilitätsreserve („Eizellreserve") anlegen, ist es Frauen möglich, in fortgeschrittenem Alter – sogar auch nach der Menopause – auf ihre jung gebliebenen Eizellen zurückzugreifen und schwanger zu werden.[5] Diese Innovation ist nun vor allem mit Blick auf gesellschaftlich wirksame Faktoren brisant, die die typischen Motivationen älterer Frauen (und Paare) zu einem späten Kinderwunsch prägen. Wie die demographische Entwicklung der vergangenen Jahrzehnte hinlänglich belegt, steigen das durchschnittliche Alter der Erstgebärenden wie auch die durchschnittliche Lebenserwartung beständig an. Gleichzeitig sind immer längere Ausbildungszeiten mit einem immer späteren Berufseinstieg, eine wachsende Priorisierung der beruflichen Karriere von Frauen sowie die uneingeschränkt selbstbestimmte Partnerwahl für die heutige Planung und Gestaltung von Biographien charakteristisch und auch selbstverständlich geworden.[6] Dies führt zusammengenommen dazu, dass die Anzahl lediger bzw. ungebundener Personen und gewollt kinderloser Paare kontinuierlich ansteigt, woraus wiederum folgt, dass immer mehr Frauen mit Eintritt der Menopause kinderlos sind.[7] Mit der Aussicht auf eine

---

5 Uta Bittner: Ethische Aspekte der Fertilitätsreservenschaffung bei gesunden Frauen. In: Geburtshilfe und Frauenheilkunde 71 (2011), S. 601–605.

6 Vgl. dazu Claudia Bozzaro: Ein Kind ja, aber erst irgendwann… Überlegungen zum Einsatz von Egg- und Ovarian-Tissue Freezing. In: Maio, Eichinger, Bozzaro (Hg.): Kinderwunsch und Reproduktionsmedizin (Anm. 3), S. 233–249.

7 Heribert Kentenich, Friedrike Siedentopf, Ada Borkenhagen, J. Heeger-Schmidtmaier, Jens Wessel: Bedürfnisse von Frauen mit Kinderwunsch. Verantwortung der Frauenärzte in der Reproduktionsmedizin. In: Gynäkologe 37 (2004), S. 600–606; Yve Stöbel-Richter: Kinderwunsch und Elternschaft im Wandel. In: Gynäkologische Endokrinologie 6 (2008), S. 1–4.

immer längere postmenopausale Lebensdauer, die zudem in einem immer besseren Gesundheitszustand verbracht werden kann, kann die Vorstellung später Mutterschaft durchaus zu einer erstrebenswerten Option werden.[8]

2. Ethische Implikationen medizinischer Kinderwunscherfüllung

Diese drei Wege, auf denen sich Kinderwünsche mit Hilfe medizinischer Mittel und Maßnahmen erfüllen lassen, verdeutlichen, in welchem Ausmaß es mittlerweile möglich ist, bei der Fortpflanzung natürliche und schicksalhafte Beschränkungen zu umgehen. Die so vorangetriebene reproduktive Emanzipation von der Natur, die sich einerseits der biologisch-genetischen Forschung und dem reproduktionsmedizinischen Fortschritt verdankt, andererseits der veränderten gesellschaftlichen Bedürfnislage und Akzeptanz Rechnung trägt, bringt dabei Implikationen mit sich, die hergebrachte Kriterien und die Verlässlichkeit ethischer Einschätzung ganz neu herausfordern. Gerade postmenopausale, homosexuelle und (geplant) alleinstehende Elternschaften scheinen doch in besonderer Weise tiefgreifende Überzeugungen vom Selbstverständnis des Menschen, von tradierten Familienmodellen sowie von Konzepten des Natürlichen zu berühren. Dies gilt vor allem für neuartige Kinderwünsche, die kaum auf sozial vertraute Muster und gewohnte Familienkonstellationen bezogen sind, die nicht selten und bei vielen zunächst intuitive Abwehr und Unbehagen hervorrufen mögen, oder die doch zumindest nachhaltig für Irritation und Skepsis sorgen.

2.1 Natürlichkeit und Kontingenz

Unweigerlich stehen hierbei ethische Fragen auf der Agenda, die sich direkt auf Vorstellungen von der menschlichen Natur und auf Konzepte reproduktiver Natürlichkeit beziehen. Wenige Fähigkeiten des Menschen sind so eng an biologische Gegebenheiten des Körpers gebunden wie die Fortpflanzungsfähigkeit. Dem entspricht der starke Bezug auf Kriterien des Natürlichen bzw. der Natürlichkeit, der für die Beurteilung von Reproduktionsfragen im Allgemeinen und von Kinderwünschen im Besonderen eine wichtige Rolle spielt.[9] Im Falle neuartiger

---

8 Peter Husslein, Maximilian Franz: Reproduktionsmedizin als Lifestyle-Konzept. In: Frauenarzt 49 (2008), S. 1129–1133; Tobias Eichinger, Uta Bittner: Macht Anti-Aging postmenopausale Schwangerschaften erstrebenswert(er)? In: Ethik in der Medizin 22 (2010), S. 19–32.

9 Reiner Anselm, Manfred Balkenohl: Ethik in der Reproduktionsmedizin. In: Schirren (Hg.): Unerfüllter Kinderwunsch (Anm. 1), S. 445–467.

und unüblicher Elternkonstellationen, die zunehmend Kinderwünsche artikulieren, lässt sich dies besonders deutlich erkennen. So beziehen sich Vorbehalte gegen postmenopausale, homosexuelle und alleinstehende Elternschaften häufig auf vertraute Muster der natürlichen Fortpflanzung und auf Vorstellungen eines inhärenten Wertes des Natürlichen. Doch ist in diesem Zusammenhang sehr genau, differenziert und kritisch zu prüfen, inwieweit sogenannte Natürlichkeitsargumente überhaupt tragfähig sind.[10] Gerade indem die Notwendigkeit der natürlichen Vereinigung von Mann und Frau zum Zwecke der Fortpflanzung obsolet geworden ist, müssen sich derartige Argumente, die auf Natürlichkeit bzw. die Natur des Menschen rekurrieren, neu bewähren. Dies gilt vor allem, sofern Vorwürfe des ‚Unnatürlichen' oder gar ‚Widernatürlichen' mehr sein sollen als bloße Anzeichen und Ausdruck einer tiefgreifenden Verunsicherung und eines weit verbreiteten Unbehagens, zu dem die Entkopplung von Sexualität und Fortpflanzung geführt hat. Welcher normativ relevante Stellenwert kann den natürlich-biologischen Bedingungen des menschlichen Körpers und seiner Fortpflanzungsfähigkeit eingeräumt werden?[11] Kann aus der körperlichen Verfasstheit von Mann und Frau Gehaltvolles für eine ethische Bewertung reproduktionsmedizinischer Maßnahmen abgeleitet werden, ohne in die argumentationslogische Falle eines naturalistischen Fehlschlusses zu gehen? Was lässt sich aus dem Spannungsverhältnis von ‚natürlicher Zweckdienlichkeit' der biologischen Ausstattung des Menschen für die Sicherung seiner Nachkommenschaft einerseits und seiner wesensmäßigen Fähigkeit, den eigenen Reproduktionsprozess technisch zu beeinflussen und dessen natürliche Beschränkungen hinter sich zu lassen andererseits, für eine philosophisch-anthropologische Bestimmung gewinnen? Wie lassen sich unter den heutigen Bedingungen reproduktionsmedizinisch assistierter Fortpflanzung, die die „Option einer Technisierung des Menschenmachens"[12]

10 Kurt Bayertz: Die menschliche Natur und ihr moralischer Status. In: Kurt Bayertz (Hg.): Die menschliche Natur. Welchen und wieviel Wert hat sie? Paderborn 2005, S. 9–31; Dieter Birnbacher: Natürlichkeit. Berlin 2006; sowie zur konkreten Anwendung im Fall der Eizellspende Clemens Heyder: Die normative Relevanz des Natürlichkeitsarguments. Zur Rechtfertigung des Verbots der heterologen Eizellspende. In: Maio, Eichinger, Bozzaro (Hg.): Kinderwunsch und Reproduktionsmedizin (Anm. 3), S. 214–232.

11 Christiane Woopen: Fortpflanzung zwischen Natürlichkeit und Künstlichkeit. In: Reproduktionsmedizin 18 (2002), S. 233–240.

12 Petra Gehring: Inwertsetzung der Gattung: Zur Kommerzialisierung der Fortpflanzungsmedizin. In: Jochen Taupitz (Hg.): Kommerzialisierung des menschlichen Körpers. Berlin 2007, S. 53–68, hier: S. 67.

realisierbar gemacht haben, Charakter und Stellenwert des Zeugens und Bekommens von Kindern verstehen?

Dabei wird sich die grundsätzliche Frage nach dem handlungstheoretischen Status der menschlichen Fortpflanzung zwischen selbstzwecklichem Handlungsvollzug, instrumentell-rationalem Herstellen und annehmender Begleitung naturhafter Prozesse kaum vermeiden lassen.[13] Zu berücksichtigen gilt es hierfür, dass die Reproduktionsmedizin mit ihren stark technisierten Abläufen und sachbezogenen Voraussetzungen bereits im Rahmen der Behandlung ‚konventioneller' ungewollter Kinderlosigkeit in ein deutlich naturfernes Dispositiv von Technik, von stark zweckrationalem Handeln und einer gewissen Herstellungslogik gerückt ist, das beständig reflektiert und bewusst gemacht werden muss.[14] Im Rahmen künstlich assistierter Befruchtungstechnologien liegen Chancen und Risiken des instrumentellen Paradigmas besonders eng beieinander. Unerwünschte und leidvolle Effekte des Zufälligen und Vorgegebenen, Folgen ohnmächtig hinzunehmender Schicksalsschläge können zwar minimiert werden, was andererseits aber eben dazu führen kann, dass die Zeugung eines Kindes mehr und mehr Gegenstand eines planmäßigen und kontrollierten Herstellungsprozesses wird.[15] So kann nicht gänzlich bestritten werden, dass die moderne Reproduktionsmedizin „das fragile zivile Gefüge rund um die Fortpflanzung der Individuen in einen biomedizinisch angeleiteten (nicht zum Beispiel glücks-, sondern) qualitätsorientierten Produktionsvorgang"[16] verwandelt.

Dies fordert wiederum die Auseinandersetzung mit anthropologisch fundamentalen Fragen heraus: In welchem Verhältnis steht der Mensch als *homo faber* zu Kontingenz und Zufälligkeit? Entspricht es nicht zutiefst der menschlichen Natur, natürliche Fesseln abzustreifen, die Bedingungen des eigenen Lebens so weit als möglich in den Griff zu bekommen und zum Gegenstand der freien und

---

13 Siehe Christiane Woopen: Die 'Natur des Menschen' als Orientierungsnorm für die Reproduktionsmedizin. In: Giovanni Maio, Jens Clausen, Oliver Müller (Hg.): Mensch ohne Maß? Reichweite und Grenzen anthropologischer Argumente in der biomedizinischen Ethik. Freiburg 2008, S. 288–302.

14 Barbara Maier: Reproduktionsmedizin – Quo vadis? Ethische Aspekte. In: Journal für Fertilität und Reproduktion 11 (2001), S. 42–43.

15 Hanna-Barbara Gerl-Falkovitz: Zwischen Liebe und Labor. Nachdenken über das 'Machen' eines Kindes. In: Stephan E. Müller, Ingolf Schmid-Tannwald, Otto P. Hornstein (Hg.): Unerfüllter Kinderwunsch. Münster 2008, S. 41–59; Giovanni Maio: Auf dem Weg zum Kind als erkauftes Dienstleistungsprodukt? Eine ethische Kritik der modernen Reproduktionsmedizin. In: Zeitschrift für Evangelische Ethik 52 (2010), S. 194–205.

16 Gehring: Inwertsetzung der Gattung (Anm. 12), S. 67.

selbstbestimmten Entscheidung zu machen? Wie weit evoziert der Mensch sein Glück und gelingendes Leben gerade dadurch, dass er direkt und unabhängig vom Zufall oder übermächtigen Kräften bestimmt, wo, wann, wie und mit wem er Kinder in die Welt zu setzen gedenkt? Welche Bedeutung hat Unverfügbares und Vorgegebenes angesichts der Möglichkeiten eines immer weiter technisierten und damit steuerbaren Fortpflanzungsprozesses? Verfehlt gerade im Zusammenhang von Fortpflanzung und Familie nicht das technisch-instrumentelle Paradigma von Kontrolle, Plan- und Herstellbarkeit das Wesentliche und Wunderbare, das das Leben mit Kindern von Anfang an auszeichnet?

2.2 Kindeswohl und personale Identität

Besonders unverfügbar scheint das Wohl des Kindes zu sein, das sich naturgemäß immer erst in der Zukunft manifestiert und demnach im Zuge reproduktionsmedizinischer Maßnahmen lediglich antizipiert werden kann. Wenn menschliche Fortpflanzung primär eine Frage der Technik ist sowie im Team vollzogen wird, stellt sich die Frage, ob und welche Konsequenzen dies für die Identität des so entstandenen Kindes haben wird. So ergeben sich ganz neue gesellschaftlich-kulturelle, aber auch philosophisch-anthropologische Herausforderungen aus der personalen Aufspaltung von Elternschaft, zu der der Einsatz von Samen- und Eizellspende sowie die Inanspruchnahme einer Leihmutter zwangsläufig führen – wenn die genetische, biologische und soziale Mutter sowie der biologische und soziale Vater nicht mehr dieselbe Person sind oder sein müssen, was eine „Abspaltung der Entstehungsbedingungen des Menschen aus den relationalen Strukturen“[17] zur Folge hat. In welchem Verhältnis steht die Identität eines Kindes (und späteren Erwachsenen) zur Eindeutigkeit seiner leiblichen Herkunft? Welche Rolle spielen die genetische Abstammung einerseits und die pränatale Mutter-Kind-Verbindung in der Schwangerschaft andererseits für die Herausbildung der Identität und die Beschaffenheit der postnatalen Mutter-Kind-Beziehung? Inwieweit birgt eine dissoziierte Elternschaft, die durch eine Eizellspende entsteht, Probleme für die Herausbildung der personalen Identität des unter diesen Umständen gezeugten Kindes?[18] Ist eine derartige Herkunfts-Konstellation

17 Giovanni Maio: Mittelpunkt Mensch: Ethik in der Medizin. Ein Lehrbuch. Stuttgart 2012, S. 249; vgl. zur Herausforderung, Problemen der elterlichen Verantwortung und fragmentierten Abstammung bei durch Samenspende gezeugten Kindern zu begegnen Tobias Fischer: Ethische Aspekte der Donogenen Insemination. Kassel 2012.

18 Siehe Giselind Berg: Die Eizellspende – eine Chance für wen? In: Gisela Bockenheimer-Lucius, Petra Thorn, Christiane Wendenhorst (Hg.): Umwege zum eigenen Kind. Ethi-

vergleichbar mit anderen unkonventionellen Familienverhältnissen, die ohne die Beteiligung reproduktionsmedizinischer Maßnahmen zustande kommen, wie etwa der Situation eines adoptierten Kindes?[19]

Ob nun per Leihmutter, IVF, Samenspende, ICSI oder künstlicher Insemination gezeugt, stellen sich mit Blick auf reproduktionsmedizinische Hilfestellungen bei der Entstehung von Leben mindestens auf zwei Ebenen Fragen ganz allgemeiner Art. Zum einen darf nicht außer Acht gelassen werden, dass die Erfüllung von individuellen Kinderwünschen immer und unausweichlich über-individuelle Folgen hat, da durch erfolgreiche reproduktionsmedizinische Maßnahmen stets Familienkonstellationen entstehen bzw. modifiziert werden, an denen nicht nur mehr Personen als die jeweiligen Eltern und das gezeugte Kind beteiligt sind, sondern die auch als soziale Lebensform in weiter ausgreifende gesellschaftliche Bezüge eingebettet sind und in diesen interagieren. Eine ethische Einschätzung der Erfüllung unkonventioneller Kinderwünsche kann sich daher nicht auf die Interessen, Rechte und Pflichten der direkt beteiligten Personen beschränken, sondern erfordert „eine langfristige Kulturfolgenabschätzung jenseits spontan getroffener individueller Lifestyle-Präferenzen"[20]. Damit hängt die Legitimität und Vertretbarkeit etwa von der Inanspruchnahme von Samen- und Eizellspende zur Ermöglichung lesbischer Elternschaft nicht zuletzt davon ab, „ob eine Gesellschaft das Geborenwerden von Kindern mit zwei Müttern als soziale Praxis etablieren möchte oder nicht"[21]. Zum anderen fragt sich angesichts reproduktionsmedizin-technisch vermittelter Zeugungsbedingungen ganz allgemein in grundsätzlicher anthropologischer Hinsicht, ob das eigene Selbstverständnis tatsächlich und nachhaltig davon tangiert wird, nicht direkt aus einem exklusiven körperlichen Beziehungsgeschehen zwischen zwei Menschen, sondern aus einem arbeitsteilig organisierten und hoch technisierten Prozess

---

sche und rechtliche Herausforderungen an die Reproduktionsmedizin 30 Jahre nach Louise Brown. Göttingen 2008, S. 239–253.

19 So hatte 2010 der Europäische Gerichtshof für Menschrechte – in einem später revidierten – Urteil das österreichische Verbot der Eizellspende mit der Begründung zurückgewiesen, dass auch Adoptionen zu ungewöhnlichen Familien- bzw. Eltern-Kind-Verhältnissen führen würden.

20 Gerhard Amendt: Kultur, Kindeswohl und homosexuelle Fortpflanzung. In: Leviathan – Berliner Zeitschrift für Sozialwissenschaft 30 (2002), S. 161–174, hier: S. 166; analog betont Giovanni Maio mit Blick auf die Ebene ethischer Urteilsfindung die überindividuelle Tragweite derartiger Verfahren: „Es ist daher nicht allein eine Frage der Privatmoral, sondern es geht um eine Sozialmoral, bei der eben weitere Gesichtspunkte eine Rolle spielen als nur der private Wunsch." Maio: Mittelpunkt Mensch (Anm. 17), S. 253.

21 Maio: Mittelpunkt Mensch (Anm. 17), S. 253.

im Labor hervorgegangen zu sein – wobei zu bedenken ist, dass die Umstände seiner (Er-)Zeugung für den geborenen Menschen freilich immer nur in Form abstrakten Wissens präsent sind.[22]

2.3 Kindeswohl und elterliche Verantwortung

Wenn Wunscheltern sich ihren Kinderwunsch mit medizinischer Hilfe erfüllen, liegt die Versuchung nahe und folgt gewissermaßen einer simplen Logik des Gestaltenkönnens, alle nur (technisch) möglichen Bedingungen so weit es geht auch wunschgemäß zu beeinflussen. Dies wirft allerdings Fragen auf, die die grundsätzliche elterliche Einstellung ihrem Wunschkind gegenüber sowie den späteren Umgang mit diesem betreffen. Wird die Offenheit des Lebensentwurfes eines Kindes dadurch eingeschränkt, dass seine Geburt immer stärker zum Gegenstand von Planung und Entscheidungen wird, welche den individuellen Wünschen und Lebensplänen der Eltern entsprechen?[23] Inwieweit kann es als gebotene Ausübung elterlicher Verantwortung interpretiert werden, alle zur Verfügung stehenden medizinisch-technischen Möglichkeiten der frühzeitigen und pränatalen Risikoerkennung und Vorsorge (in Form von PID, PND etc.) zu nutzen? Oder ist es vielmehr Aufgabe fürsorglicher Eltern, solcherlei Anstrengungen vorgeburtlicher Absicherung und ‚Schadensminimierung' nur bis zu einer gewissen Grenze, nur in einem ‚gesunden' Maß in Anspruch zu nehmen und bei allem Bewusstsein möglicher unabsehbarer Eventualitäten und Gefahren sich die Fähigkeit zu bewahren, mit einer Haltung liebend-vertrauender Gelassenheit dem Lauf der Dinge entgegenzusehen?

Lässt sich generell zwischen ‚normalen' oder ‚gesunden' Elternwünschen und Fällen ‚überwertiger' Fixierung auf den Kinderwunsch genau differenzieren?[24] Einerseits deutet sich an, dass eine prinzipielle Ausrichtung

22 Doch mag gerade das bloß abstrakte Wissen um die eigenen Entstehungsbedingungen von entscheidender Bedeutung sein, wenn davon ausgegangen werden kann, „dass der Mensch darauf angewiesen ist, in der Vorstellung zu leben, aus einem Beziehungsgeschehen hervorgegangen zu sein", Maio: Mittelpunkt Mensch (Anm. 17), S. 249.

23 Siehe Elisabeth Beck-Gernsheim: Alles aus Liebe zum Kind. In: Ulrich Beck, Elisabeth Beck-Gernsheim (Hg.): Das ganz normale Chaos der Liebe. Frankfurt a.M. 2005, S. 135–183.

24 Siehe Barbara Maier, Dietmar Spitzer, Michael Zajc, Alfons Staudach: Der Wunsch nach einem Kind und seine Erfüllung in der Reproduktionsmedizin. In: Journal für Fertilität und Reproduktion 11 (2001), S. 27–31; Tewes Wischmann: Unerfüllter Kinderwunsch – Stereotype und Fakten. In: Journal für Reproduktionsmedizin und Endokrinologie 3 (2006), S. 220–225.

reproduktionsmedizinischer Maßnahmen an den jeweiligen Wünschen der Eltern (wie etwa bei der Behandlung altersbedingter Infertilität) dazu führen kann, dass sich fehlgeleitete oder schlicht instrumentalisierende Motivationen als Projektionsfläche der Wünsche der Eltern in den Vordergrund drängen – wie Selbstverwirklichung, Kompensation von Beziehungsproblemen, gesellschaftliche Statusambitionen oder sonstige primär elternbezogene Intentionen. Andererseits ist allerdings zu bedenken, ob nicht gerade die notwendigerweise aktiven und bewusst eingeleiteten, dabei oft langwierigen und kostspieligen Schritte von Kinderwunschpatient(inn)en, die eine wiederholte Reflexion, bewusste Entschiedenheit und gewissenhafte Vorbereitung auf die Elternschaft geradezu erzwingen, als Ausdruck und Bestätigung einer besonderen Liebe und Verantwortung gegenüber dem gewünschten Kind verstanden werden können[25] – und damit gar als optimale Voraussetzung für ideale Elternschaft überhaupt. Diesem Verständnis nach würden dann die Verfahren und Techniken der Reproduktionsmedizin in besonderer Weise einem in Fortpflanzungs- und Familienfragen zentralen Schlüsselwert der Zeit entsprechen, indem sie explizit und zielgenau dazu eingesetzt werden können, „den Auftrag der Moderne zu erfüllen: die ‚Optimierung' der Startchancen fürs Kind"[26].

2.4 Medikalisierung und Komplizenschaft

Bei allen normativ brisanten, sozialen und anthropologischen Fragestellungen, die im Zuge einer Entgrenzung der Fortpflanzung neu auftauchen, ist zu berücksichtigen, dass sich die ethischen Herausforderungen in ihrer Breite einzig und allein deswegen stellen und gewissenhafte Reflexion und Umsicht verlangen, weil die medizinischen Möglichkeiten fortschreiten und zu Entscheidungssituationen führen, die vorher ganz außerhalb des Bereichs des Möglichen lagen. Mit anderen Worten: neuartige ethische Implikationen von neuen medizinischen Wegen der Fortpflanzung tauchen nur deshalb auf, weil Reproduktionsmedizin in ganz neuen Kontexten zu ganz neuen Zwecken eingesetzt werden kann und eingesetzt wird.

---

25 So etwa Lisa Herrmann-Green: Lesben mit Kinderwunsch: Eine ethische Herausforderung für die Reproduktionsmedizin? In: Bockenheimer-Lucius, Thorn, Wendenhorst (Hg.): Umwege zum eigenen Kind (Anm. 18), S. 217–237.

26 Elisabeth Beck-Gernsheim: Eltern. In: Christoph Wulf (Hg.): Vom Menschen. Handbuch Historische Anthropologie. Weinheim 1997, S. 315–323, hier: S. 319; damit geht dann auch unweigerlich ein Bedeutungswandel des Verantwortungsbegriffs einher, siehe ebenda, S. 320.

Dies bedeutet nun, dass sich für eine ethische – und vor allem medizinethische – Beurteilung ein grundsätzliches begründungstheoretisches Problem ergibt.

Sofern Medizin nicht als kommerziell organisiertes Handwerk oder reine Dienstleistung auf Bestellung verstanden wird, sondern als verantwortliche und normierte Praxis, deren Anwendung gewissen Kriterien genügen muss, ist es in ethischer Hinsicht von zentraler Bedeutung, welche Legitimationsbedingungen medizinisches Handeln erfüllen soll.[27] Dass der Einsatz und die Anwendung neuer Technologien – auch im medizinischen Bereich – nicht schon allein durch deren Mach- und Verfügbarkeit gerechtfertigt sein kann, versteht sich – auch außerhalb der Medizin – von selbst. Innerhalb des medizinisch-therapeutischen Paradigmas unterliegt nun das ärztliche Handeln als Anwendung und Umsetzung fachlichen Wissens und Könnens besonderen Anforderungen. Der Einsatz medizinischer Maßnahmen erfordert, dass einschlägige Kriterien der Behandlungsbedürftigkeit erfüllt sind.[28] Ist nun das Vorliegen eines Kinderwunsches ein in diesem Sinne ausreichendes Kriterium? Schon bei der ‚klassischen' Zielgruppe der Reproduktionsmedizin, bei heterosexuellen Paaren im reproduktionsfähigen Alter, die aufgrund gynäkologischer oder andrologischer Ursachen ungewollt kinderlos bleiben, ist unklar, inwieweit sich der Kinderwunsch auf einen Zustand bezieht, der eindeutig als pathologisch anzusehen und demgemäß behandlungsbedürftig ist.[29] So ist mit Petra Gehring nicht zu verkennen, dass die Reproduktionsmedizin „sich zwar als ganz normale Medizin [gibt,] das Feld der Heilbehandlung jedoch längst weit hinter sich gelassen"[30] hat. Somit muss der größte Teil reproduktionsmedizinischer Anwendungen als Ausdruck einer umfassenden Medikalisierung

---

27 Tobias Eichinger: Jenseits der Therapie. Philosophie und Ethik wunscherfüllender Medizin. Bielefeld 2013.

28 Siehe hierzu Richard Toellner, Urban Wiesing (Hg.): Wissen – Handeln – Ethik. Strukturen ärztlichen Handelns und ihre ethische Relevanz. Stuttgart 1995; Wolfgang Wieland: Diagnose: Überlegungen zur Medizintheorie. Warendorf 2004; Ralph Charbonnier, Klaus Dörner, Steffen Simon (Hg.): Medizinische Indikation und Patientenwille. Behandlungsentscheidungen in der Intensivmedizin und am Lebensende. Stuttgart 2008.

29 Vgl. dazu Reiner Anselm: Kinderlosigkeit als Krankheit? Ethische Aspekte reproduktionsmedizinischer Fragestellungen. In: Reproduktionsmedizin 19 (2003), S. 15–21; Tanja Krones, Elke Neuwohner, Susan El Ansari, Thomas Wissner, Gerd Richter: Kinderwunsch und Wunschkinder. Möglichkeiten und Grenzen der In-vitro-Fertilisations-Behandlung. In: Ethik in der Medizin 18 (2006), S. 51–62.

30 Gehring: Inwertsetzung der Gattung (Anm. 12), S. 57.

der menschlichen Fortpflanzung gelten, denn: „Fortpflanzungsmedizin macht nicht gesund, sondern sie produziert Nachwuchs“[31].

Besonders deutlich zeigt sich dieser Medikalisierungs-Charakter im Fall der Kinderwünsche von neuen und unkonventionellen Elternkonstellationen, deren Erfüllung immer mehr zum alltäglichen Geschäft der Reproduktionsmedizin wird. Während auf der einen Seite die Anzahl ‚konventioneller‘ Kinderwunschpatient(inn)en kontinuierlich zunimmt,[32] werden auf der anderen Seite Kinderwunschbehandlungen immer öfter auch von Menschen in Anspruch genommen, die sich trotz altersbedingter oder ‚sozialer‘ Infertilität eigene Kinder wünschen. Die Kinderwünsche dieser Menschen werfen dann die Frage auf, ob es Gründe geben kann, die den Einsatz reproduktionsmedizinischer Maßnahmen bei ungewollter Kinderlosigkeit bzw. verhinderter Ausübung der Fortpflanzungsfähigkeit auch ohne Krankheitsbezug legitimieren und ob bzw. welche ethisch-anthropologischen Aspekte in diesem Zusammenhang berücksichtigt werden sollten.[33] Lassen sich solche Maßnahmen, die nicht als Heilbehandlung gelten können, ethisch rechtfertigen, wenn ein besonders intensiver Kinderwunsch vorliegt? Ein Kinderwunsch etwa, dessen Intensität dagegen spricht, den entsprechenden Einsatz künstlich assistierter Befruchtung als ‚reine Wunscherfüllung‘ zu klassifizieren und damit abzuweisen? Dies verdeutlicht, dass die ethischen Herausforderungen, die neue Formen der kinderwunscherfüllenden Medizin mit sich bringen, immer auch Fragen nach dem generativen Stellenwert und der anthropologischen Bedeutung des Wunsches nach eigenen Kindern aufwerfen.

3. Anthropologische Dimensionen der Kinderwunscherfüllung

Der Versuch, den anthropologischen Status des Kinderwunsches zu bestimmen, führt zu widersprüchlichen Ergebnissen. So gibt es zahlreiche und überzeugende Hinweise darauf, dass es sich dabei um ein gewichtiges und überindividuelles Motiv menschlicher Existenz handelt. Ungewollt kinderlose Frauen, die kurz vor dem Ende ihrer Fruchtbarkeit stehen und sich ein eigenes Kind wünschen, verspüren häufig einen immer größeren Druck, ihr Ziel einer Schwangerschaft noch

31 Gehring: Inwertsetzung der Gattung (Anm. 12), S. 62.

32 Siehe Tewes Wischmann: Ungewollte Kinderlosigkeit und Reproduktionsmedizin – Einige grundlegende Daten. In: Dorothee Kleinschmidt, Petra Thorn, Tewes Wischmann (Hg.): Kinderwunsch und professionelle Beratung. Stuttgart 2008, S. 31–36.

33 Ludwig Siep: Die Technisierung der Reproduktion. In: Konkrete Ethik. Grundlagen der Natur- und Kulturethik. Frankfurt a.M. 2004, S. 310–338.

zu erreichen.[34] Oft wird dieses Verlangen als tiefes Bedürfnis erlebt, das zentrale Bedeutung für den eigenen Lebensplan und nicht selten für das Selbstverständnis als Frau hat. Insofern scheint der Kinderwunsch kein bloßer Wunsch zu sein, wie es andere Formen des individuellen Verlangens und subjektiven Wollens sind – wie etwa kurzlebige Wünsche nach Konsumgütern, nach Formen der Selbstverwirklichung oder ähnlichem, die durchaus sehr oberflächlich, instabil oder kurzlebig sein können. Allerdings entscheiden sich Frauen und Paare auch (und auch immer häufiger) bewusst und freiwillig für ein Leben ohne Kinder. Nicht wenige tun dies ohne Bedauern und ohne von anderen Umständen dazu gezwungen zu sein. Viele dieser Menschen betonen etwa, ein tief sitzendes Verlangen nach eigenem Nachwuchs weder zu kennen noch zu vermissen. Dies deutet wiederum darauf hin, dass der Kinderwunsch kein universales Grundbedürfnis sein kann, dessen Befriedigung jeder Mensch zwingend oder auch ‚natürlicherweise' anstreben sollte.

3.1 Der Kinderwunsch zwischen Urbedürfnis und bloßem Wunsch

Die spezifische Ambivalenz des Kinderwunsches zwischen elementarer Bedeutung und willkürlichem Gut[35] ist nun auch verantwortlich dafür, dass die entsprechenden ethischen Implikationen unklar sind. Dabei hängt aber die Legitimität oder gar Notwendigkeit von reproduktionsmedizinischen Maßnahmen zur Ermöglichung eigener Kinder wesentlich von der anthropologischen Einstufung des die Behandlung erbittenden oder einfordernden Verlangens ab. Wenn dem Wunsch nach eigenen Kindern ein fundamentaler, für jedes menschliche Leben unverzichtbarer Wert zugesprochen werden könnte, ließe sich gut begründen, dass die Realisierung dieser Option jedem Menschen mit allen zur Verfügung stehenden Mitteln – und dazu gehören freilich auch und zuallererst die entsprechenden Möglichkeiten der Medizin – ermöglicht werden sollte, auch wenn es sich nicht um einen Zustand handeln muss, dem Krankheitswert zugeschrieben wird. Handelt es sich beim Kinderwunsch dagegen um einen ‚bloßen', d.h. oberflächlichen und auch verzichtbaren Wunsch, der ausschließlich von den individuellen und

34 Siehe Sören von Otte: Die ältere Kinderwunschpatientin. Grundlagen, diagnostische und therapeutische Aspekte des reproduktiven Alterns. In: Der Gynäkologe 40 (2007), S. 766–772; Yve Stöbel-Richter, Susanne Goldschmidt, Ada Borkenhagen, Ute Kraus, Kerstin Weidner: Entwicklungen in der Reproduktionsmedizin – mit welchen Konsequenzen müssen wir uns auseinandersetzen? In: Zeitschrift für Familienforschung 20 (2008), S. 34–61.

35 Hille Haker: Ethik der genetischen Frühdiagnostik. Paderborn 2002, S. 184 ff.

kulturellen Lebensverhältnissen sowie subjektiven und kontingenten Einstellungen des Einzelnen abhängig ist, wäre eine derartig starke Position kaum haltbar und Ansprüche, bei der Kinderwunscherfüllung Unterstützung zu erhalten oder gar einzufordern, hätten viel geringeres normatives Gewicht.[36]

Statements von Reproduktionsmedizinern sowie Berichte betroffener Kinderwunschpaare deuten auf einen fundamentalen Stellenwert des Kinderwunsches. Hier wird von Zuständen berichtet, die so tief in der menschlichen Natur verwurzelt zu sein scheinen, dass sie letztlich auch unabhängig von Geschlecht, Alter und sexueller Orientierung jedem (erwachsenen) Menschen zugestanden werden müssten – von einem gleichsam „archaischen Bedürfnis"[37] wird da berichtet, von einem Zustand, der „als ein Urbedürfnis erlebt"[38] werde, sprechen Betroffene und Behandler. Ist der Kinderwunsch demnach also doch weniger ein Wunsch, als vielmehr ein Urbedürfnis? Welche Bedeutung kommt dem Verlangen, ein eigenes, leibliches Kind zu zeugen und zu bekommen, innerhalb eines menschlichen Lebens zu?

Die hohe Intensität und identitätsstiftende Funktion, die der Wunsch nach eigenen Kindern im Falle verhinderter Erfüllung annehmen kann, legt nahe, dass es sich dabei um einen Wunsch handelt, der über individuelle Begehrlichkeiten und kontingente Präferenzen hinausgeht. Dies jedoch nicht, weil es sich um ein Bedürfnis in einem fundamentalen und existenziellen, also lebensnotwendigen und verallgemeinerbaren Sinne handelte; dagegen sprechen die Fälle all jener Menschen, die bewusst auf Kinder verzichten und keineswegs gezwungen sind, aufgrund ihrer selbstbestimmten Kinderlosigkeit ein weniger ausgefülltes, gutes oder gelingendes Leben zu führen. Vielmehr handelt es sich beim Kinderwunsch um einen Wunsch, der auf ein fundamentales Bedürfnis bezogen zu sein scheint und der somit als Bedürfnisbefriedigungswunsch aufgefasst werden kann.

Auf die neuen Möglichkeiten der Reproduktionsmedizin bezogen, gilt es nun, die hinter dem Kinderwunsch liegende Bedürfnissituation zu identifizieren und in ihrer konkretisierenden Vermittlungsstruktur nachzuvollziehen. Das fragliche (Grund-)Bedürfnis ist freilich zunächst – allgemein gesprochen – eines nach Fortpflanzung, nach Elternschaft und Familie, oder – etwas technischer formuliert – nach einem Leben in dauerhaften und engen sozialen Nahbeziehungen, die

---

36 Siehe Oliver Rauprich: Sollen Kinderwunschbehandlungen von den Krankenkassen finanziert werden? Ethische und rechtliche Aspekte. In: Bockenheimer-Lucius, Thorn, Wendenhorst (Hg.): Umwege zum eigenen Kind (Anm. 18), S. 31–47.

37 Kentenich et al.: Bedürfnisse von Frauen mit Kinderwunsch (Anm. 7), S. 600.

38 Manfred Stauber: Kinderlosigkeit/Kinderwunsch. In: Wilhelm Korff, Ludwin Beck, Paul Mikat (Hg.): Lexikon der Bioethik. Gütersloh 2000, S. 380–383, hier: S. 381.

durch starke Verantwortlich- und Abhängigkeiten geprägt sind.[39] Die indirekte und nicht notwendige Verbindung von diesem grundlegenden Bedürfnis mit einem konkret formulierten und an die Medizin adressierten Kinderwunsch bzw. seine Ausformung und Manifestation als ein solcher ist nun in normativer Hinsicht entscheidend und für die Frage der Beurteilung reproduktionsmedizinischer Maßnahmen zur Kompensation ungewollter Kinderlosigkeit ausschlaggebend. So ist es wichtig zu sehen, dass aus dem Grundbedürfnis nach Elternschaft und Familie zwar nicht zwingend der Wunsch nach (genetisch) eigenen Kindern resultieren muss, aber im Falle seines Auftretens durchaus zentrale oder essenzielle Bedeutung für das Leben der betreffenden Person haben kann; und dies, ohne gleich dem Verdacht ausgesetzt zu sein, die Form einer krankhaft übersteigerten Fixierung angenommen zu haben oder eine Stellvertreterfunktion für ganz andere persönliche Probleme zu erfüllen.

3.2 Abenteuer Fortpflanzung

Was spricht für die Annahme, das grundlegende Fortpflanzungsbedürfnis, auf das Kinderwünsche bezogen sind, ziele zweifellos und unveränderlich darauf ab, genetisch eigene Kinder zu zeugen? Eine so eindeutige Festlegung scheint kaum plausibel. Viel mehr spricht doch für die Auffassung, dass das Kernmotiv des Reproduktionsbedürfnisses – als Bedürfnis nach Fortpflanzung und Elternschaft – darin besteht, als Eltern bzw. Elternteil mit Kindern in einer engen und auf Dauer angelegten Verantwortungs- und Sorgebeziehung zu leben. Damit muss die Frage angeschlossen werden, ob zur Erfüllung der Kinderwünsche von Personen, die (aus welchen Gründen auch immer) ungewollt kinderlos sind, Adoption und Pflegeelternschaft nicht als akzeptable Alternativen zu einer genetisch-biologischen Elternschaft gelten können – Alternativen, die freilich nicht in den Zuständigkeitsbereich der Reproduktionsmedizin fallen.

Doch offenbar ist der Wunsch nach eigenen, d.h. genetisch eigenen Kinder stärker und tiefer verwurzelt, als es eine funktionale Beschreibung des Eltern-Kind-Verhältnisses einzufangen vermag.[40] So ist es gerade das Grundmotiv

---

39 Vgl. zu einer derartigen Definition von Elternschaft und Familie einschlägig Claudia Wiesemann: Von der Verantwortung, ein Kind zu bekommen. Eine Ethik der Elternschaft. München 2006.

40 Zur leiblich-sexuellen Dimension des (vor allem weiblichen) Kinderwunsches aus feministischer Perspektive siehe Barbara Sichtermann: Ein Stück neuerer Weiblichkeit: der Kinderwunsch. In: Barbara Sichtermann: Weiblichkeit. Zur Politik des Privaten. Berlin 1993, S. 21–34; zu weiteren Bedeutungsfacetten sowie dem historischen Wandel des Kinderwunschbegriffs siehe Ute Pilzecker: Der 'Kinderwunsch': die Geburt eines

der Ermöglichung genetischer Elternschaft, das sämtliche fortpflanzungsmedizinischen Anstrengungen als solche letztlich nötig macht bzw. die Reproduktionsmedizin im Ganzen antreibt. Eine Spur, die die Anziehungskraft der biologisch-genealogischen Verbindung aufhellen mag, findet sich in der umfassenden Wirkkraft und Unwägbarkeit, die die Erfüllung eines Kinderwunsches in der realen Lebenswirklichkeit entfaltet. So ist der Kinderwunsch bei weitem nicht auf das Entstehen und die Existenz des gewünschten Kindes als Kind beschränkt; die Kinderfrage ist immer auch eine Elternfrage, und für die Wünschenden geht es freilich um nicht weniger als um eine grundlegende Richtungsentscheidung für das eigene Leben, was den Kinderwunsch kategorial von den meisten anderen Wünschen abhebt. Mit Gernot Böhme ist dementsprechend zu betonen, „dass mit Kindern ein bestimmtes Leben gewünscht wird oder eine Lebensform“[41]. Somit gewinnt der Kinderwunsch unausweichlich die Dimension eines doppelten Lebenswunsches, als seine Erfüllung charakteristischerweise nicht nur die Entstehung eines neuen Lebens – des Kindes – bedeutet, sondern immer auch (in der Regel mindestens zwei) bestehende Lebenslinien – die der Eltern – auf ein komplett neues Fundament stellt, wie Hille Haker herausstellt: „Der Kinderwunsch bezieht sich damit nicht nur auf den Wunsch nach einem Kind als solchem, sondern zugleich darauf, das eigene Leben in einer bestimmten Weise zu leben.“[42]

Indem erfolgreiche Fortpflanzung den Menschen zwangsläufig mit unvorhersehbaren, irreversiblen und damit verpflichtenden Konsequenzen konfrontiert,[43] mag auch Dieter Thomäs plakativer Befund einleuchten, wonach das Elternwerden „in unserer sicherheitsbewussten Gesellschaft eines der wenigen großen Risiken [birgt], denen sich die Menschen massenhaft auszusetzen bereit sind. Mit der

---

Phänomens. In: Marianne Pieper (Hg.): Beziehungskisten und Kinderkram. Neue Formen der Elternschaft. Frankfurt a.M. 1994, S. 235–244.

41 Gernot Böhme: Anthropologie in pragmatischer Hinsicht. Darmstädter Vorlesungen. Frankfurt a.M. 1985, S. 62; vgl. auch Hille Haker: „Der Wunsch nach einem Kind ist zugleich immer auch der Wunsch, in einer bestimmten Weise, nämlich als Familie, zu leben […].“ In: Hille Haker: Hauptsache gesund? Ethische Fragen der Pränatal- und Präimplantationsdiagnostik. München 2011, S. 34.

42 Haker: Hauptsache gesund? (Anm. 41), S. 34.

43 Vgl. zur Dimension elterlicher Verantwortung, die mit dem Entstehen eines Kindes – ob von den Eltern als solche angenommen oder abgelehnt – immer und unabwendbar gegeben ist, auch Hakers Ausführungen, „dass mit dem Kinderwunsch eine Selbsteinschätzung in Bezug auf die Fähigkeit, einem Kind Eltern sein zu können, einhergeht (unabhängig davon, wie das andere einschätzen mögen), und es geht mit ihm eine implizite Anerkennung der Übernahme von Verantwortung einher.“ Haker: Hauptsache gesund? (Anm. 41), S. 148.

Geburt ihres Kindes nehmen sie eine mögliche Umwälzung ihres Lebens hin“[44]. Gegenstand des Kinderwunsches können also weniger ein berechen- und vorhersehbares Wie, die konkrete Gestalt des beabsichtigten Eltern-Lebens oder gar definierte Eigenschaften des geplanten Kindes sein, als vielmehr ‚lediglich‘ ein offenes Dass, die gespannte, auf alles gefasste Entscheidung für ein überraschendes Lebens- und Beziehungsmodell, auf das man sich als Elternwilliger – mitunter notgedrungen – möglichst unvoreingenommen einlassen muss. Die unvermeidlich mangelhafte ‚Planungssicherheit‘ der Kinderwunscherfüllung stellt auch Böhme im Rahmen seines anthropologisch-pragmatischen Lebens-Entwurfs en passant heraus: „[W]as man will, wenn man Kinder will, wer immer sie dann sein mögen, ist ‚Zusammenhang‘.“[45] ‚Wer immer sie denn sein mögen‘ – in dieser Bestimmung liegt das sich unverwechselbar individuell ereignende Überraschungsmoment, das die Eigenheit und Persönlichkeit eines neuen Menschen in das bestehende Paar- und entstehende Elterngefüge von Anfang an mit einbringt. Ganz in diesem Sinne zeigt sich Ludger Lütkehaus fasziniert von der Idee des je individuellen Menschen als Initial des Lebens – eine Formel, die Hannah Arendt in ihren Entwürfen zur Natalität, zu einer Philosophie der Geburt und Gebürtlichkeit des Menschen entwickelt, wonach „jedes Kind ein inkarniertes Überraschungsmoment ist“[46]. Ebenso klar sieht Thomä diesen verunsicherndverlockenden Effekt der menschlichen Fortpflanzung: „Letztlich kann man gar nicht wissen, was auf einen zukommt“[47]; und er findet eine treffende Metapher für das Projekt des Eltern-Werdens und -Seins: „Elternschaft hat vielleicht noch am ehesten – jedenfalls was die Unübersichtlichkeit betrifft – etwas von einer Theaterprobe, die nicht enden will; sie ist ein Abenteuer des Alltags.“[48]

3.3 Der Wunsch nach dem „Anderen seiner selbst“

Wie es scheint, kann nun gerade die Unvorhersehbarkeit und potenzielle Nötigung zur Annahme auch des Unerwünschten, die Kinder mit sich bringen, einen Hinweis geben auf den hohen Wert, den der Umstand der genetischen Verbundenheit genießt. Als eine Art Gegengewicht zur prinzipiell unsicheren

---

44 Dieter Thomä: Eltern. Kleine Philosophie einer riskanten Lebensform. München 2002, S. 14 f.

45 Böhme: Anthropologie in pragmatischer Hinsicht (Anm. 41), S. 62.

46 Ludger Lütkehaus: Die Biotechnik und die Philosophie der Geburt. In: Scheidewege. Jahresschrift für skeptisches Denken 33 (2003), S. 14–24, hier: S. 24.

47 Thomä: Eltern (Anm. 44), S. 46.

48 Thomä: Eltern (Anm. 44), S. 47.

und nur in Maßen beeinflussbaren Entwicklung und fundamentalen Eigenständigkeit des neuen Menschenwesens, dessen Kindheit und Jugend ein einziger Prozess der Individuation und schließlich Emanzipation von der Macht seiner jeweiligen Herkunft und Abstammung ist; um die Bedrohung, die in der Ungewissheit des Kinderschicksals mitsamt seinen unwägbaren Rück- und Wechselwirkungen auf die ganz eigene elterliche Lebensbahn liegt, gewissermaßen abzuschwächen und zu kompensieren, suchen Eltern lange vor der Geburt ihres Kindes in der fortzusetzenden genetisch-generativen Linie die unbestreitbare und definitive Verbundenheit zu ihrem Nachkommen. Damit eröffnet sich eine Ebene genealogisch-symbolischer Ordnung, die mit adoptierten oder in Patchwork-Konstellationen ‚angenommenen' Kinder nur schwer herzustellen bzw. ganz ausgeschlossen ist. Böhme fasst diesen interpersonal und vor allem intergenerationell wirkmächtigen Fortpflanzungs-Wunsch als tiefgehendes menschliches Bedürfnis mit beinahe metaphysischem Gehalt: „Gemessen an der Abstraktheit unserer sonstigen Lebensvollzüge und der Entfremdung von der Natur ist in der Tat Kinder-Haben eine Art mystische Erfahrung, nämlich das konkrete Leben des Zusammenhanges mit den Anderen seiner selbst."[49]

Der durchaus urtümlich erscheinenden Kraft des Verlangens, sich in einen historisch-familialen Zusammenhang stellen zu können, der jenseits aller kontingenten, reversiblen und kulturell bedingten Identitätszuschreibungen und -konstruktionen über den körperlich-erblichen Strang der Gene – des ‚Blutes' – verläuft, ist dann auch eine unangreifbar positive und emphatische Note abzugewinnen. So sind im Wunsch nach eigenen Kindern Konturen eines Plädoyers für den Lebenswert des Lebens an sich nicht zu leugnen. In diesem Sinne bringt Thomä wiederum die überindividuelle Dimension des Kinderwunsches bzw. seiner Erfüllung auf den nicht ganz pathosfreien Punkt: „Wenn sie [die Eltern, T.E.] einem Kind zum Dasein verhelfen, geht es nicht nur um die Bejahung von dessen speziellem Leben, dessen Persönlichkeit, die sich ja erst noch langsam entwickelt; es liegt darin ein Signal für das Leben schlechthin."[50]

So lassen sich die neuen Wege, die die Reproduktionsmedizin den Menschen zu ihrer Fortpflanzung bietet, zuallererst als Erweiterung und Ausdifferenzierung der Möglichkeiten verstehen, auch unter sich wandelnden sozial-gesellschaftlichen Rahmenbedingungen derartige Lebenssignale abzugeben. Mit einer solch positiven, weil lebensbejahenden Diagnose ist freilich noch nicht gesagt, dass deswegen auch alle Wege und Umwege der medizinisch unterstützten und ermöglichten

---

49 Böhme: Anthropologie in pragmatischer Hinsicht (Anm. 41), S. 62.
50 Thomä: Eltern (Anm. 44), S. 177.

Reproduktion frei von Risiken und unerwünschten Nebeneffekten wären, die über medizinisch-technische Schwierigkeiten der jeweiligen Verfahren hinausgehen. Ob die neuen Formen der Kinderwunscherfüllung – ob im Labor, im Team oder im Alter – aus individual- und sozialethischer Perspektive zu begrüßen, vertretbar oder aber kritisierenswert sind, lässt eine Analyse der anthropologischen Dimensionen des Kinderwunsches und seiner Erfüllung jedenfalls nicht zu.

Verantwortungsvolle Elternschaft als Grenze reproduktiver Autonomie

Clemens Heyder

Zusammenfassung

In einer von liberalen und demokratischen Grundsätzen geprägten Gesellschaft ist das Konzept der Autonomie weitgehend anerkannt und findet Ausdruck in einem grundsätzlichen Recht der Selbstbestimmung, das sich auch auf die reproduktive Freiheit auswirkt. Jede Einschränkung bedarf einer gesonderten Rechtfertigung, umso stärker, wenn sie eine intime Entscheidung wie die der Reproduktion betrifft. Bisherige Rechtfertigungsstrategien konnten aus philosophischer Sicht nicht überzeugen. Dennoch besteht ein intuitives Unbehagen gegen einzelne Techniken, das nicht ignoriert werden kann. Die hier vorgeschlagene Lösung setzt am Ursprung des moralischen Problems an: Die Basis zwischen Eltern und Kind ist eine fürsorgliche Verantwortungsbeziehung, mit dem Ziel, dass das Kind später selbst Verantwortung übernehmen kann. Durch die gegenseitige Bedingung und Begrenzung von Autonomie und Vertrauen können individuelle Reproduktionsentscheidungen unter Beibehaltung liberaler Grundsätze moralisch bewertet werden. Davon ausgehend werden abschließend exemplarisch einige Verantwortlichkeiten aufgeführt, die aus dieser Beziehung entstehen.

Abstract

Personal autonomy is well established, at least in a liberal and democratic society, and means the legal right of individual self-government, even for reproductive decisions. Therefore, every interference needs to be justified by good reasons. A common justification against (particular techniques of assisted) reproduction concerns the well-being of the future child but is by philosophical means not persuasive, since there is no harm to the child. The problem is now that there are moral beliefs against some kind of reproduction, which could not justify any interference without giving up the liberal principle of autonomy, but could also not be simply ignored. To close this gap, I will solve this moral problem at its origin, which is the caring relationship between the child and the parents. To take responsibility for a child means to provide him or her the opportunities to become an autonomous person who could later take responsibility. Autonomy and responsibility are thus two elements of one concept by which individual reproductive choices can be morally charged and possibly interfered by society. At last I show some responsibilities resulting from that relationship.

1. Reproduktive Autonomie und ihre reellen Grenzen

In liberalen und demokratischen Gesellschaften ist es allgemein akzeptiert, dass die Verfügung über den eigenen Körper eine ganz persönliche Angelegenheit ist. Ein Eingriff durch die Gemeinschaft kann nur in Ausnahmefällen gerechtfertigt werden und bedarf einer besonderen Begründung. Es wird jedem Menschen zugestanden, seine Integrität nach seinen Maßstäben zu bewahren und über seinen Körper zu entscheiden,[1] nicht zuletzt, weil jeder am besten wisse, was gut für ihn sei. Diese Verfügungsgewalt gilt für Körpermodifizierungen als auch für den Suizid und per Testament sogar über den Tod hinaus.

Gleiches gilt für die Fortpflanzung: Es ist hinlänglich akzeptiert, dass es jedes Menschen persönliche Angelegenheit ist, Kinder haben oder nicht haben zu wollen. Die Entscheidung über die eigene Fortpflanzung ist einer der intimsten Momente im Leben. Sie ist maßgeblicher Teil des individuellen Lebensplans und sinnstiftendes Merkmal der eigenen Identität.[2] So wie niemand dazu gezwungen werden kann, kann auch niemand daran gehindert werden, sich fortzupflanzen. Das betrifft darüber hinaus Entscheidungen, wann, mit wem, wo und auf welche Art man Kinder zeugen möchte[3] und gilt gleichermaßen für die sexuelle wie für die nicht-sexuelle Fortpflanzung.[4] Das Prinzip der reproduktiven Autonomie umfasst die höchstpersönliche Entscheidung für oder gegen die eigene Fortpflanzung sowie die Umsetzung dieser Entscheidung. Aus diesem Prinzip können unterschiedliche Anspruchs- und Abwehrrechte abgeleitet werden, die aus verschiedenen Handlungsintentionen resultieren.[5] Erstens gibt es den Wunsch kein Kind haben zu wollen, woraus unter anderem ein Recht zur Kontrolle der eigenen Fortpflanzung abgeleitet werden kann. Üblicherweise beinhaltet das neben dem

---

1 John Harris: Rights and Reproductive Choice. In: John Harris, Søren Holm (Hg.): The Future of Human Reproduction. Ethics, Choice, and Regulation. Oxford 1998, S. 5–37.

2 John Robertson: Children of Choice. Freedom and the New Reproductive Technologies. Princeton 1994, S. 24.

3 Allan E. Buchanan, Dan W. Brock, Norman Daniels, Daniel Wikler: From Chance to Choice. Genetics and Justice. Cambridge 2000, S. 209–213; Harpeet Kaur, Kamini A. Rao: Right to Reproduce. In: Joseph G. Schenker (Hg.): Ethical Dilemmas in Assisted Reproductive Technologies. Berlin, Boston 2011, S. 42–53.

4 John Robertson spricht in diesem Zusammenhang von „presumptive primacy of procreative liberty“. Robertson: Children of Choice (Anm. 2), S. 22.

5 Die Unterscheidung der Handlungsintentionen folgt nach Katharina Beier, Claudia Wiesemann: Reproduktive Autonomie in der liberalen Demokratie. Eine ethische Analyse. In: Claudia Wiesemann, Alfred Simon (Hg.): Patientenautonomie. Theoretische Grundlagen. Praktische Anwendungen. Münster 2013, S. 205–221, hier: S. 207.

Zugang zu Verhütungsmethoden, ein Verbot der Zwangsehe bzw. der erzwungenen Fortpflanzung. Dazu gehört außerdem, wenngleich diese sehr umstritten ist, die Möglichkeit der Abtreibung. Zweitens gibt es den Wunsch ein Kind haben zu wollen. Das Selbstbestimmungsrecht erhaltend, leitet sich daraus ein Abwehrrecht entgegen staatlicher Einschränkungen der Fortpflanzung ab. Das gilt für die Entscheidungen, wann, mit wem und wie man sich fortpflanzt. Drittens gibt es den Wunsch ein bestimmtes Kind haben zu wollen. Dies äußert sich in positiver und negativer Selektion des Embryos bzw. der Gameten. In vielen Fällen wird eine PID dazu genutzt, um die Verbreitung genetischer Krankheiten oder Defekte zu verhindern. In einigen Fällen kann dadurch aber auch die Selektion zugunsten bestimmter Merkmale (beispielsweise Geschlecht, Taubheit, Kleinwuchs) erfolgen. Im Folgenden will ich mich auf die reproduktive Autonomie hinsichtlich des Wunschs ein Kind zu bekommen und deren Einschränkung im Spiegel moralischer Verantwortung diskutieren.[6]

Auf den ersten Blick mag es plausibel erscheinen, dass die individuelle Fortpflanzung eine private Angelegenheit ist und sich grundsätzlich einer gesellschaftlichen Bewertung entzieht. Dennoch bestehen zahlreiche Regelungen, in denen es Menschen nicht erlaubt ist, ein Kind zu zeugen oder die Zeugung bestimmten Einschränkungen unterliegt. Der Einschränkung der Fortpflanzungsfreiheit liegen drei Hauptmotive zugrunde, deren Grenzen unter Umständen verschwimmen können.[7] Ein erstes Motiv zur Einschränkung reproduktiver Autonomie ist der Erhalt des kollektiven Wohlergehens. Die Familienpolitik setzt die juristischen und wirtschaftlichen Rahmenbedingungen fest, welche die individuelle Fortpflanzung direkt oder indirekt beeinflussen können. Die Steuerung kann sowohl über Anreize als auch über Sanktionen erfolgen. Ein prominentes Beispiel ist die Ein-Kind-Politik Chinas zur Regulierung des Bevölkerungswachstums, wobei maßgeblich Sanktionen für die Geburt eines zweiten Kindes verhängt wurden. Anreizorientierte Steuerungssysteme sind hingegen ein Betreuungsplatzanspruch, Kindergeld oder kostenfreie Schulbesuche. Zweitens gibt es Fälle, in denen die Fortpflanzungsfreiheit aufgrund mangelnder (sexueller) Selbstbestimmung

---

6 Möglicherweise können die entwickelten Argumente auch auf den Wunsch nach einem bestimmten Kind Anwendung finden. Inwiefern das tatsächlich der Fall ist, muss an anderer Stelle geprüft werden.

7 Obwohl auch in Deutschland tradierte (meist christlich geprägte) Wertvorstellungen im rechtlich-politischen Diskurs zu finden sind, lasse ich sittenwidriges Verhalten als Motiv außer Acht, da abweichende Moralvorstellungen zumindest als Begründung für die Einschränkung reproduktiver Autonomie politisch eine untergeordnete Rolle spielen.

eingeschränkt wird. Das zu schützende Rechtsgut ist der Gesundheitszustand bzw. das Wohlergehen der betreffenden Person. In Deutschland ist eine Zwangssterilisation dann zulässig, wenn eine Schwangerschaft eine körperliche oder seelische Gefahr für die betreffende Person darstellt, diese wahrscheinlich ist und nicht mit anderen Mitteln abgewendet werden kann.[8] Auch bei sehr jungen Menschen ist die unterstellte fehlende Autonomiefähigkeit argumentativer Ausgangspunkt zur Verhinderung sexueller Handlungen. Mit Jugendlichen unter 14 Jahren sind diese ausnahmslos verboten. Für Jugendliche bis 18 Jahre bestehen abgestufte Regelungen unter Berücksichtigung der Fähigkeit zur sexuellen Selbstbestimmung.[9] Diese Regelung hat unmittelbare Auswirkungen auf die Fortpflanzung Minderjähriger. Davon ausgehend, dass alle bei der Fortpflanzung beteiligten Personen in gegenseitigem Einverständnis handeln und im Falle einer reproduktionsmedizinischen Behandlung eine informierte Zustimmung vorliegt, d.h. alle hinreichend autonom handeln, ist die Einschränkung reproduktiver Autonomie drittens durch das Wohlergehen des zu zeugenden Kindes motiviert. Dazu zählen unter anderem die zahlreichen Verbote des Embryonenschutzgesetzes, die sich auf Verfahrenstechniken der modernen Reproduktionsmedizin beziehen. Während das Verbot des Klonens, der Chimärenbildung oder der Keimbahnveränderung[10] oftmals intuitiv auf Ablehnung stoßen, werden die Eizellspende, Leihmutterschaft, Embryospende oder die post mortem-Befruchtung, obwohl sie in Deutschland ebenso verboten sind, gesellschaftlich kontrovers diskutiert. Davon zeugen die zahlreichen gerichtlichen Auseinandersetzungen der letzten Jahre sowie die Zunahme des reproduktiven Reisens.[11] Des Weiteren gibt es Techniken, die zwar nicht verboten, aber nur unter Erfüllung strikter Voraussetzungen zulässig sind. Die (donogene) Insemination und alle Arten der In-vitro-Fertilisation unterliegen standesrechtlichen Bestimmungen, die durch die jeweilige Berufsordnung geregelt

8 § 1905 BGB.

9 § 174 ff. StGB.

10 An anderer Stelle wird eingewendet, dass das Hauptziel einer experimentellen Technik die technische Realisierbarkeit ist und das zu zeugende Wesen zum Objekt medizinisch-technischen Fortschritts gemacht wird. Obwohl dabei keine konkrete Würdeverletzung vorliegt, verletzt die Anwendung dieser Techniken die Gattungswürde, da hier der Mensch an sich betroffen ist: Susanne Knoop: Recht auf Fortpflanzung und medizinischer Fortschritt. Dissertation, Universität Konstanz, 25.5.2004, http://nbn-resolving.de/urn:nbn:de:bsz:352-opus-14893 (Stand 21.7.2015), S. 267 f. Das gilt freilich nur solange wie die technische Umsetzung nicht hinreichend sicher ist.

11 Guido Pennings: Reproductive Tourism as Moral Pluralism in Motion. In: Journal of Medical Ethics 28 (2002), S. 337–341.

sind. Darunter fallen unter anderem Altersbeschränkungen und eine statusrechtliche Regelung. In diesem Fall muss sich der Arzt vor Behandlungsbeginn von der Stabilität der Partnerschaft überzeugen.[12] Neben den direkten Regelungen bestehen weitere, die sich indirekt auf die reproduktive Autonomie auswirken. Ähnlich wie bei Minderjährigen ist der Beischlaf unter Verwandten strafrechtlich verboten,[13] wodurch die sexuelle Fortpflanzung ausgeschlossen wird.[14] Auch das Zivilrecht beinhaltet Einschränkungen. Die rechtliche Mutterschaft ist als „Mutter eines Kindes ist die Frau, die es geboren hat“[15] definiert. Die Vaterschaft wird grundsätzlich dem Mann zugesprochen, der mit der Mutter verheiratet ist. Falls dem widersprochen wird oder keine Ehe vorliegt, erfolgt die Vaterschaft durch Anerkennung.[16] Durch diese Regelungen ist die rechtliche Anerkennung einer Mehrelternfamilie oder die Elternschaft eines homosexuellen Paares nicht möglich. In letzterem Fall bleibt nur die Stiefkindadoption.

Fortpflanzungswünsche sind „elementarer Ausdruck menschlicher Persönlichkeit“[17] und reproduktive Autonomie ein Abwehrrecht entgegen staatlicher Beschränkungen des persönlichen Nahbereichs. Daher müssen Einschränkungen der reproduktiven Freiheit gerechtfertigt werden. Aus gesellschaftlicher Perspektive sind der Erhalt des Gemeinschaftswohls und die fehlende Autonomiefähigkeit als Rechtfertigung für eine Freiheitseinschränkung kaum umstritten. Es ist außerdem nicht unwahrscheinlich, dass sehr viele Menschen intuitiv darin übereinstimmen, dass das Wohl des Kindes schon während der Zeugung berücksichtigt werden solle. Wenn Bruder und Schwester sich fortpflanzen wollen, wenn eine alleinstehende Frau eine donogene Insemination wünscht, eine 65-jährige Frau auf die Eizelle einer jüngeren Frau zurückgreift oder zwei Frauen einen

---

12 Siehe Punkt 3.1.1 in Bundesärztekammer: (Muster-)Richtlinie zur Durchführung der assistierten Reproduktion. Novelle 2006. In: Deutsches Ärzteblatt 103 (2006), S. A1392–1403, hier: S. A1395.

13 § 173 StGB.

14 Es ist allerdings umstritten, inwiefern sich das Inzestverbot auf die Methoden der artifiziellen Reproduktion auswirkt. Einerseits zielt das Abstellen auf den Beischlaf, nicht aber auf andere sexuelle Handlungen, auf die Verhinderung der Fortpflanzung, andererseits ist eine Schwangerschaft keine notwendige Folge. BVerfG, 2 BvR 392/07 vom 26.2.2008, Nr. 80 und 97.

15 § 1591 BGB.

16 § 1592 BGB.

17 Anabel Eva Hieb: Die gespaltene Mutterschaft im Spiegel des deutschen Verfassungsrechts. Die verfassungsrechtliche Zulässigkeit reproduktionsmedizinischer Verfahren zur Überwindung weiblicher Unfruchtbarkeit. Ein Beitrag zum Recht auf Fortpflanzung. Berlin 2005, S. 22.

Mitochondrientransfer wünschen, um beide mit dem Kind genetisch verwandt zu sein, dann liegt der Fokus der Sorge nicht auf dem Wohlergehen der Eltern, sondern auf dem des zukünftigen Kindes. Aus liberal-ethischer Perspektive können das Gemeinschaftswohl und die Autonomiefähigkeit ebenfalls als rechtfertigende Gründe überzeugen,[18] das Kindeswohl hingegen nicht.

2. Das Kindeswohl als Rechtfertigungsgrund zur Einschränkung reproduktiver Autonomie?

Der hohe Stellenwert der Individualität spiegelt sich im Liberalismus insbesondere dadurch wider, dass jedem Individuum ein Selbstbestimmungsrecht hinsichtlich seines Körpers und seiner Lebensweise zuerkannt wird. Der daraus abgeleiteten Schutzwürdigkeit der Individualität wird insofern Rechnung getragen, indem niemand in den privaten Raum eines anderen gegen dessen Willen eindringen darf. Anders ausgedrückt bedeutet das, dass die individuelle Freiheit genau da ihre Grenze findet, wo der private Raum eines anderen anfängt oder: Die Freiheit mit meinen Armen in der Luft zu wedeln hört dort auf, wo die Nase eines anderen anfängt.

In dieser liberalen Tradition stehend, setzte sich John Stuart Mill das Ziel, ein Prinzip zu finden, das den Wert der Autonomie berücksichtigt und gleichsam das Verhältnis von Gesellschaft zum Individuum regelt. Durch die Abgrenzung der Sphäre des Privaten und der Sphäre des Öffentlichen, hebt er die Bestimmung der Autonomie auf eine gemeinschaftliche Ebene und stellt sie der Moral zur Verfügung. „Dies Prinzip lautet: daß der einzige Grund, aus dem die Menschheit, einzeln oder vereint, sich in die Handlungsfreiheit eines ihrer Mitglieder einzumengen befugt ist, der ist: sich selbst zu schützen. Daß der einzige Zweck, um dessentwillen man Zwang gegen den Willen eines Mitglieds einer zivilisierten Gemeinschaft rechtmäßig ausüben darf, der ist: die Schädigung anderer zu verhüten."[19] Anders als Kant, für den Autonomie die Bedingung moralischer Handlungsfähigkeit ist,[20] fokussiert Mill in seiner Beschreibung auf den Aspekt der individuellen Autonomie im Sinne eines selbstbestimmten Handelns. Zentrales Moment ist nicht mehr die grundsätzliche Begründung von Moralität, sondern die moralische Rechtfertigung individuellen Handelns. Autonomie als moralisches Recht beinhaltet die alleinige Entscheidungskompetenz über den eigenen Körper und den ihn umgebenden Raum, sofern der persönliche Raum

18 Joel Feinberg: Harm to Self. New York 1989.

19 John Stuart Mill: Über die Freiheit. Stuttgart 2004, S. 16.

20 Immanuel Kant: Grundlegung zur Metaphysik der Sitten. AA 4, S. 440.

anderer nicht tangiert wird. An der räumlichen Kontaktstelle müssen die Grenzen ausgehandelt und die Autonomie anderer berücksichtigt werden. Trotz der Verortung der Fortpflanzung im persönlichen Intimbereich, ist davon mehr als nur eine Person betroffen. Unabhängig von möglichen Spendern und Spenderinnen, Leihmüttern oder dem medizinischen Personal, die allesamt in die reproduktive Handlung einwilligen können, ist immer auch das zu zeugende Kind involviert, wodurch der individuelle Akt der Reproduktion eine überindividuelle Dimension erreicht[21] und die Interessen des anderen berücksichtigt werden müssen. Davon ausgehend, dass kein Mensch ein Interesse daran hat, in seiner Lebensqualität eingeschränkt zu werden, bestimmte Fortpflanzungstechniken aber damit einhergehen können, liegt nach dem harm principle ein rechtfertigender Grund zur Begrenzung der reproduktiven Autonomie vor. Unter Beachtung der besonderen Schutzwürdigkeit des Kindes, das seine Interessen nicht selbst vertreten kann, kann der Gesellschaft sogar die Pflicht zukommen, diese stellvertretend zu wahren, wodurch staatliche Verbote dieser Fortpflanzungstechniken gerechtfertigt wären, sofern eine Schädigung absehbar oder wahrscheinlich ist. Dieses Argument kann jedoch nur auf den ersten Blick überzeugen. Spätestens der zweite offenbart jedoch ein grundlegendes Defizit im Begriff der Schädigung. Diese bezeichnet im Allgemeinen den Übergang von einem besseren zu einem schlechteren zweier vergleichbarer Zustände.[22] Die signifikante Frage lautet nun: Kann das Interesse eines zukünftigen Menschen dadurch geschützt werden, indem seine Entstehung verhindert wird? Derek Parfit unterscheidet diesbezüglich zwischen den Interessen zukünftiger und denen möglicher Menschen.[23] Erstere werden zu einem unbestimmten Zeitpunkt an einem unbestimmten Ort in der Welt existieren, unabhängig von einer auszuführenden Handlung. Sie können beispielsweise ein Interesse daran haben, dass ihnen vergangene Generationen eine lebenswerte Umwelt hinterlassen. Bei letzteren ist ungewiss, ob es sie überhaupt geben wird, da ihre Existenz von einer ganz konkreten Handlung abhängt. Die Bezeichnung mögliche Menschen rekurriert auf konkrete Individuen, die aus einer konkreten Ei- und Samenzelle entstehen können. Ihre Interessen sind unmittelbar an ihre Existenz geknüpft. Die folgenden Beispiele sollen das verdeutlichen.

---

21 Beier, Wiesemann: Reproduktive Autonomie (Anm. 5), S. 208.

22 Joel Feinberg: The Moral Limits of the Criminal Law Volume 1: Harm to Others. New York 1987, S. 99.

23 Derek Parfit: Rechte, Interessen und mögliche Menschen. In: Anton Leist (Hg.): Leben und Tod. Moralische Probleme bei Abtreibung, künstlicher Befruchtung, Euthanasie und Selbstmord. Frankfurt a.M. 1990, S. 384–394, hier: S. 384.

Wenn eine schwangere Frau die Möglichkeit hat durch eine Behandlung eine Behinderung ihres ungeborenen Kindes zu vermeiden, kann das Kind durchaus ein Interesse daran haben, dass die Behandlung durchgeführt wird. Schließlich ist es eine Vereinigung einer konkreten Ei- und einer konkreten Samenzelle. Wenn nun allerdings eine Frau die Möglichkeit hat schwanger zu werden und aufgrund ihrer Krankheit ein behindertes Kind zur Welt zu bringen oder erst nach ihrer Genesung schwanger wird, ist das ein Unterschied. Hier besteht die Schädigung nicht aufgrund einer Handlung, sondern in der Existenz an sich. Die Alternative ist die Nicht-Existenz. Ein Interesse an der eigenen Nicht-Existenz zu haben, hieße sich zu wünschen nicht gezeugt worden zu sein. Sicherlich ist es vorstellbar, dass die Lebensbilanz eines Menschen insgesamt negativ ausfällt, so dass das Leben an sich (zumindest von einer Außenperspektive) nicht lebenswert erscheint. Allerdings ist kaum vorstellbar, dass jemand diesen Wunsch ernsthaft entwickelt, schließlich erfordert allein schon der Akt der lebensbewertenden Zusammenfassung ein bejahendes Interesse am Leben.[24] Selbst wenn es möglich ist, diesen Wunsch als Resultat einer negativen Lebensbilanz zu entwickeln, ist das keine Konsequenz daraus, dass die eigenen Eltern homosexuell sind, die Mutter bei der Geburt schon 60 Jahre alt war oder dass jemand drei genetische Eltern hat. Dass vorgeburtliche Aspekte die Lebensbewertung negativ beeinflussen können, sei zugestanden, dennoch wäre es abwegig anzunehmen, daraus resultiere der Wunsch, niemals geboren worden zu sein. Darüber hinaus kann die eigene Existenzbedingung nicht negativ bewertet werden, ohne dabei selbst nur Reflexion des eigenen Wissens im sozialen Kontext zu sein.[25] Die Interessen eines Menschen dadurch zu schützen, indem dessen Zeugung verhindert wird, scheint nicht nur paradox, sondern ist es auch. Interessenschutz und Interessenvermeidung sind nicht das gleiche. Aus diesem Grund lässt sich daraus keine Rechtfertigung für die Einschränkung reproduktiver Autonomie nach dem harm principle ableiten, denn, wenn die Alternative zu einem hinreichend guten Leben die Nicht-Existenz

24 Ähnlich argumentiert Steigleder, der davon ausgeht, dass selbst Patienten mit schweren Krankheiten (zum Beispiel Chorea Huntington) stark leiden, aber dennoch an ihrer Existenz hängen: Klaus Steigleder: Müssen wir, dürfen wir schwere (nicht-therapierbare) genetisch bedingte Krankheiten vermeiden? In: Marcus Düwell, Dietmar Mieth (Hg.): Ethik in der Humangenetik. Die neueren Entwicklungen der genetischen Frühdiagnostik aus ethischer Perspektive. Tübingen 1998, S. 91–119, hier: S. 106.

25 Wenn Robinson Crusoe nicht wüsste, dass seine Eltern möglicherweise Geschwister sind oder er geklont wurde, kann es ihn nicht stören. Bewertet werden kann nur das Wissen um eine Tatsache, dessen Bewertungsmaßstab den gesellschaftlichen Verhältnissen entspricht.

ist, kann nicht von einer Schädigung gesprochen werden. Existenz und Nicht-Existenz sind schlichtweg inkommensurabel. Das gilt sowohl für die Zeugung wie auch für die Embryoselektion infolge einer PID.[26] Trotz dieser argumentativen Schwere entgegen einer Rechtfertigung der Einschränkung reproduktiver Autonomie, besteht ein intuitives Unbehagen Kinder mit einer (schweren) Krankheit oder einer Behinderung zu zeugen[27] bzw. bewusst das Risiko hierfür in Kauf zu nehmen. Ein ähnliches Unbehagen kommt Menschen entgegen, die ein Kind wollen, aber nicht der traditionellen Familie entsprechen. Da sich aber moralphilosophische Urteile an unseren moralischen Intuitionen messen lassen müssen, liegt die philosophische Schwierigkeit nun darin, diesen Widerspruch aufzulösen.

3. Das Problem der Autonomie

Die Wurzel dieses Problems findet sich im Begriff der Autonomie, der sich, in der liberalen Tradition John Stuart Mills stehend, durch Achtung vor anderen Menschen und ihren Lebensplänen sowie Respekt vor individueller Selbstbestimmung und persönlichen Entscheidungen auszeichnet. Das Konzept der Autonomie als Selbstbestimmung basiert auf einem politischen Verhältnis zwischen Menschen, das von einer strikten Trennung des privaten und öffentlichen Lebens geprägt ist und der Andere zugleich als der Fremde wahrgenommen wird. Die Beziehung zwischen Menschen wird nicht wahrgenommen.

Anschließend an Lawrence Kohlbergs Theorie der Moralentwicklung hat Carol Gilligan in den 1980er Jahren den Grundstein für eine feministische Ethik gelegt und eine breite Diskussion über geschlechterspezifische Moralvorstellungen ausgelöst. Ein großer Teil dieser Diskussion fokussiert im Speziellen auf die Problematik geschlechterspezifischer Moralvorstellungen. Infolgedessen wurden klassische ethische Theorien, insbesondere Vertragstheorien, hinsichtlich ihrer Geschlechterorientierung analysiert. Seyla Benhabib zeigt dabei eine Tradition auf, die von Hobbes über Locke und Kant bis hin zu Rawls reicht, deren Ideal der moralischen Autonomie stets von der Trennung des öffentlichen und des

---

26 Wenn ein Embryo mit einer Veranlagung zur Taubheit ausgewählt wird, kann nicht von einer Schädigung gesprochen werden, da die einzige Alternative für den gewählten Embryo gleichfalls dessen Nicht-Existenz wäre. Stattdessen einen anderen Embryo in die Gebärmutter zu transferieren, mag zwar so scheinen, als wenn es das gleiche Kind der Mutter wäre, doch handelt es letztlich um einen anderen Menschen. Die beiden Embryonen sind nicht identisch.

27 Medial öffentlich wird diese Debatte über die Frage der Zeugung gehörloser (deafism) und kleinwüchsiger (dwarfism) Menschen geführt.

privaten Raums ausgeht.[28] Das dabei entstehende Bild des Männlichen ist Konstituens einer Moraltheorie, in der das Weibliche als das Private im Verborgenen bleibt, das Grundlage für das heutige Autonomieverständnis ist. Das moralische, autonome Subjekt ist gekennzeichnet durch seine Unabhängigkeit; Grundkonstanten klassischer Vertragstheorien sind Reziprozität und formale Gleichheit.[29] Sie kritisiert insbesondere die interpersonelle Austauschbarkeit, wodurch keine Pluralität, sondern definitorische Identität entsteht und die Individualität der einzelnen Subjekte nicht berücksichtigt wird. Das hat zur Folge, dass moralische Probleme, zu deren Lösung ein Rückbezug auf die Individualität wichtig ist, nicht gelöst werden können, da keine Unterscheidung zwischen den Akteuren möglich ist.[30] Benhabibs Analyse des moralischen Ideals der Autonomie veranschaulicht die moraltheoretische Grundlage liberaler Konzeptionen. Die Trennung zwischen dem Privaten und dem Öffentlichen geht einher mit der Darstellung des handelnden Subjekts, das unabhängig seiner sozialen Situierung agiert und vernünftigerweise die Interessen des Anderen wahrnimmt um gleichzeitig seine eigenen zu schützen, während die persönliche Biografie und Identität in den Hintergrund treten. Gleichzeitig macht sie deutlich, dass eine so konstruierte Moraltheorie nicht befriedigen kann. Zwar kann durch die theoretische Fokussierung auf das Individuum ein Konflikt zwischen verschiedenen Interessen überhaupt erst wahrgenommen werden, doch wird dieser dadurch auch erst erzeugt.

Eine Ethik, in der der Andere als der Fremde wahrgenommen wird, dem gegenüber die eigenen Interessen verteidigt werden müssen, orientiert sich an einer fehlgeleiteten Vorstellung autonomer Subjekte. Klassische Ethiken stehen in der Tradition, Konflikte zwischen unabhängigen Individuen in einem politischen Gemeinwesen zu lösen.[31] Dabei wird eine Bürger-Bürger-Situation konstruiert, deren Konfliktlösung auf Interessen, Rechten und Pflichten basiert, damit diese

---

28 Seyla Benhabib: Der verallgemeinerte und der konkrete Andere. Die Kohlberg/Gilligan-Kontroverse aus der Sicht der Moraltheorie. In: Seyla Benhabib (Hg.): Selbst im Kontext. Kommunikative Ethik im Spannungsfeld von Feminismus, Kommunitarismus und Postmoderne. Frankfurt a.M. 1995, S. 161–191, hier: S. 168–175.

29 Benhabib: Der verallgemeinerte und der konkrete Andere (Anm. 28), S. 175. Besonders deutlich wird das hinter Rawls' Schleier des Nichtwissens (John Rawls: Eine Theorie der Gerechtigkeit. Frankfurt a.M. 1975) oder bei Hobbes sinnbildlicher Darstellung der Menschen als aus dem Boden schießende Pilze (Thomas Hobbes: Vom Bürger. In: Thomas Hobbes: Vom Menschen. Vom Bürger. 2. Aufl. Hamburg 1959, S. 161).

30 Benhabib: Der verallgemeinerte und der konkrete Andere (Anm. 28), S. 180.

31 Claudia Wiesemann: Der Embryo und die Ethik der Elternschaft. Eine Antwort auf Anton Leist. In: Zeitschrift für Evangelische Ethik 51 (2007), S. 58–64, hier: S. 58.

voneinander unbehelligt nebeneinander leben können. In der Realität findet Moral hingegen zwischen Menschen statt, die biografisch nicht fest situiert sind. Die Akteure sind keine entkörperten oder entzeitlichten Wesen, welche im luftleeren Raum agieren. Stattdessen ist das Leben von sozialen Nahbeziehungen durchzogen, die nicht zum persönlichen Vorteil eingegangen werden. Moralische Konflikte entstehen nicht durch den Kontakt zu anderen, sondern aus diesen Kontakten heraus, während sich die einzelnen Subjekte in ihrer Biographie bereits aufeinander beziehen.[32] Handlungen und Entscheidungen, die Lawrence Kohlberg den „spheres of kinship, love, friendship, and sex" zuschreibt, werden nicht, wie er ausführt „usually understood to be spheres of personal decision-making".[33] Jene Sphären sind jedoch gerade der Ort, an dem Probleme aus persönlichen Beziehungen erwachsen, die keine Frage des guten Lebens, sondern Fragen der Moral sind.[34] Bestimmte Weisen im Umgang mit moralischen Konflikten ergeben sich erst durch die Entfaltung des praktischen Urteilsvermögens aus diesen Konfliktsituationen heraus. „Unsere Identität als moralische Wesen bestimmt sich danach, wie wir unsere Beziehungen zu anderen Menschen gestalten und welche Verantwortung wir dafür übernehmen."[35]

Wenn grundlegende moralische Fragen erst durch die Art der Beziehung entstehen, müssen diese Beziehungen als Grundlage ethischer Reflexion herangezogen werden. Die Beziehung selbst ist zugleich der Ort des Konflikts und dessen Lösung. Moralische Urteile lassen sich nicht mehr als wechselseitige Rechte und Pflichten ausdrücken, sondern bemessen sich an Kategorien der Verantwortung, Liebe und Fürsorge.

4. Eltern-Kind-Beziehung und Verantwortung

Die Besonderheit einer Eltern-Kind-Beziehung als eine der intimsten Beziehungen überhaupt ist das Miteinander von sich sehr nahestehenden Menschen. Reziprozität, distanziertes Anerkennungsverhältnis und Privatsphäre sind

---

32 In diesem Zusammenhang prägte Elisabeth Conradi den Begriff der Interrelationalität. Elisabeth Conradi: Take Care. Grundlagen einer Ethik der Achtsamkeit. Frankfurt a.M., New York 2001, S. 175.

33 Lawrence Kohlberg, Charles Levine, Alexandra Hewer: Moral Stages: A Current Formulation and a Response to Critics. Basel u.a. 1983, S. 22.

34 Benhabib kritisiert Kohlbergs Trennung zwischen einem persönlichen und moralischen Bereich, die sich in Fragen des guten Lebens und Fragen der Gerechtigkeit spalten. Benhabib: Der verallgemeinerte und der konkrete Andere (Anm. 28), S. 200 f.

35 Claudia Wiesemann: Von der Verantwortung, ein Kind zu bekommen. Eine Ethik der Elternschaft. München 2006, S. 11.

metaphorische Begriffe der politischen Philosophie, die eine derartige Beziehung nicht kennt. Eltern und Kind stehen sich nicht auf Augenhöhe gegenüber und versuchen ihre Interessen gegenseitig durchzusetzen. Stattdessen ist die Bedürfnisbefriedigung des Kindes maßgeblich von den Eltern abhängig. Die elterliche Fürsorge wird zum Teil der kindlichen Lebensgeschichte und ihrer Identität.

Die Eltern-Kind-Beziehung ist ein regressives Abhängigkeitsverhältnis, aus dem die Kinder durch und während ihres Reifeprozesses allmählich aussteigen. Schon früh beginnen sie eigene Interessen zu entwickeln und in begrenztem Umfang Sorge für sich selbst zu übernehmen. Über die Jahre hinweg nimmt die Selbstständigkeit zu. Das Kind sorgt mehr und mehr für sich selbst, bis es im jugendlichen Alter in der Lage ist, eigene Lebenspläne zu entwerfen und diese zu verwirklichen. Diese Verselbstständigung ist Ausdruck der schwindenden Abhängigkeit, die dann beendet ist, wenn Selbstsorge an die Stelle der elterlichen Fürsorge getreten ist. Das Ziel jeder Eltern-Kind-Beziehung ist die Erziehung zur Mündigkeit, d.h. die fürsorgliche Begleitung auf dem Weg des Erwachsenwerdens, bis aus dem einstigen Baby ein autonom handelnder Mensch geworden ist. Die Eltern selbst sind die Ermöglichungsbedingung der Entwicklung zur Autonomiefähigkeit. Die Biografie des Kindes entsteht weit vor seiner Geburt. Durch die Narration wird es in die Biografien anderer eingebunden und nimmt in ihrem Leben Platz.[36] Diese Beziehungen können sogar vor der Zeugung entstehen, nämlich mit Aufkommen des Kinderwunschs. Sobald versucht wird, diesen umzusetzen, beginnt die Sorge um das mögliche Kind und sofern es wirklich entstehen sollte, auch dessen konkrete Abhängigkeitsbeziehung. Ein zentrales Element dabei ist die Übernahme der Verantwortung für das Kind. Sie ist dem originären Ziel der Eltern-Kind-Beziehung inhärent, denn Autonomiefähigkeit kann nicht ohne verantwortete Fürsorge erreicht werden. Mit Beginn der Sorge erwerben die zukünftigen Eltern ihre moralische Verantwortung und gleichzeitig erlangt das zukünftige Kind durch die Abhängigkeit und das Angewiesensein seine moralische Identität.[37] Unter Betrachtung der Besonderheiten der Eltern-Kind-Beziehung wird das eigentliche Problem der Anwendung des klassischen Autonomiekonzepts deutlich. Die starre Dichotomie von konkurrierenden Interessen basiert auf einer klassisch liberalen Ansicht, deren theoretische Fundierung jedoch nicht in der Lage ist, das Phänomen der Reproduktion angemessen

36 Jennifer A. Parks: Care Ethics and the Global Practice of Commercial Surrogacy. In: Bioethics 24 (2010), S. 333–340, hier: S. 335.

37 Katharina Beier, Claudia Wiesemann: Die Dialektik der Elternschaft im Zeitalter der Reprogenetik. Ein ethischer Dialog. In: Deutsche Zeitschrift für Philosophie 58 (2010), S. 855–871, hier: S. 861.

abzubilden.[38] Die Abhängigkeit zeigt, dass elterliche Interessen und kindliches Wohlergehen nicht unabhängig voneinander existieren und Verantwortung zu einer moralischen Komponente wird. Reproduktive Autonomie und Verantwortung stehen in einem sich bedingenden Verhältnis, d.h. die Entscheidung ein Kind zu bekommen, geht mit prospektiver Verantwortung einher ebenso wie für die Bereitschaft Verantwortung zu übernehmen reproduktive Autonomie nötig ist. Die Eltern-Kind-Beziehung erweist sich somit als „produktiver Störfaktor ethischer Theorien"[39] und das klassische Konzept der Autonomie im Sinne einer ‚Ethik des Fremden' als unzureichend.[40] Statt eines idealisierten und realitätsfremden Konzepts der Autonomie bedarf es einer Ethik, die den zwischenmenschlichen Nahbereich fokussiert sowie die Möglichkeit der Verantwortungsübernahme einräumt. Daher ist es notwendig eine ‚Ethik der Beziehung' bzw. eine ‚Ethik der Elternschaft' für die Lösung moralischer Probleme der Fortpflanzung und der Reproduktionsmedizin zugrunde zu legen und Verantwortung nicht nur begrifflich, sondern in einer moralischen Verwendungsweise konzeptionell an reproduktive Autonomie zu binden.

5. Ethik der Elternschaft

‚Freunde kann man sich aussuchen, Verwandte nicht' lautet ein Sprichwort, dessen zeitlose Bedeutung für die formale Bindung allgemeingültig ist, nicht aber für die gelebte Beziehung. In den letzten Jahrzehnten fand der soziale Wandel der Familie statt. Neben der Erscheinungsform veränderte sich auch deren Binnenstruktur. Die bürgerliche Kleinfamilie, das Standardmodell der 1950er und 60er Jahre, ausgerichtet auf Dauerhaftigkeit und Exklusivität, ist zwar nicht aus dem gesellschaftlichen Bild verschwunden, doch kommt ihr nicht mehr die gleiche Bedeutung wie einst zu. Im Zuge der Pluralisierung der Lebensformen in der zweiten Hälfte des 20. Jahrhunderts sind unter anderem gleichgeschlechtliche

---

38 Carmel Shalev: An Ethic of Care and Responsibility: Reflections on Third-Party Reproduction. In: Medicine Studies 3 (2012), S. 147–156, S. 151 f.; Berge Solberg: Getting Beyond the Welfare of the Child in Assisted Reproduction. In: Journal of Medical Ethics 35 (2009), S. 373–376.

39 Claudia Wiesemann: Eltern und Kinder. In: Ralf Stoecker, Christian Neuhäuser, Marie-Luise Raters (Hg.): Handbuch Angewandte Ethik. Stuttgart, Weimar 2011, S. 242–248, hier: S. 242.

40 Wiesemann skizziert das anhand der Problematik des Schwangerschaftskonflikts, der nur aufgrund divergierender Interessenlagen entsteht, aber ohne eine Ethik der Beziehung nicht gefasst werden kann. Wiesemann: Ethik der Elternschaft (Anm. 35), S. 41–46.

Partnerschaften, gewollt kinderlose Ehen sowie Fernbeziehungen und Alleinerziehende Teil des gesellschaftlichen Alltags.[41] Aus einer höheren Scheidungs- und Wiederbindungsrate sowie der Zunahme von Patchworkfamilien entstehen neue Beziehungstrukturen, die wiederum eine Veränderung der Elternschaft nach sich ziehen. Ganz neue Formen der Elternschaft sind aus den Methoden der assistierten Reproduktion erwachsen, die insbesondere zu einer Individualisierung des Kinderwunschs beigetragen haben, indem die biologisch notwendigen Komponenten beliebig gewählt werden können.[42] Das Modell der romantischen Liebe erfährt einen strukturellen Wandel hin zur reflexiven und diskursiven Liebe. Verwandtschaftsbeziehungen werden anhand der Lebenspläne und Möglichkeiten gewählt. Das gilt auch für die Entscheidung zur Elternschaft.[43] Das Kind an sich ist nach wie vor Teil des Beziehungskonzepts, doch seit der Entkopplung von Sexualität und Fortpflanzung muss sich aktiv dafür oder dagegen entschieden werden. Wenngleich die Zeugung bzw. der Verzicht auf Verhütungsmittel keine bewusste Handlung sein muss, so ist spätestens die Entscheidung das Kind austragen zu wollen ein Akt positiver Willensbildung. Elternschaft ist keine zufällige Begebenheit oder unumgänglicher Teil des Lebens, sondern ein geplantes Projekt.[44] Das Ziel der Fortpflanzung ist eine funktionierende Eltern-Kind-Beziehung. Mit der Veränderung der Formen der Elternschaft hat sich auch deren Begründung gewandelt. Das Projekt Elternschaft ist maßgeblich gekennzeichnet durch eine gewollte Verantwortungsübernahme.[45] Die für das Kind sorgenden Eltern sind nicht mehr (zwingend) die genetischen Eltern. Durch den Wandel der Familie hat auch die Rolle der sozialen Eltern immer mehr an Bedeutung zugenommen.

Unter Anerkennung der Prämisse, dass das Ziel der Fortpflanzung eine funktionierende Eltern-Kind-Beziehung ist, die wiederum selbst das Ziel der Erziehung eines Menschen vom Embryo zum autonomiefähigen Menschen hat, leiten sich

---

41 Rüdiger Peuckert: Familienformen im sozialen Wandel. 8. Aufl. Wiesbaden 2012; Elisabeth Beck-Gernsheim: Was kommt nach der Familie? Alte Leitbilder und neue Lebensformen. 3. Aufl. München 2010.

42 Matthias Kettner: Neue Formen gespaltener Elternschaft. In: Aus Politik und Zeitgeschichte 51 (2001), S. 34–43.

43 Hille Haker: Ethik der genetischen Frühdiagnostik. Sozialethische Reflexionen zur Verantwortung am Beginn des menschlichen Lebens. Paderborn 2002, S. 83 f.

44 Kaufmann spricht in diesem Zusammenhang von ‚verantworteter Elternschaft' und beschreibt damit eine soziale Erwartungshaltung, die eingegangene Verantwortungsbeziehung aufrecht zu erhalten. Franz Xaver Kaufmann: Zukunft der Familie im vereinten Deutschland. Gesellschaftliche und politische Bedingungen. München 1995, Kap. 4.5.

45 Haker: Ethik der genetischen Frühdiagnostik (Anm. 43), S. 84; Wiesemann: Ethik der Elternschaft (Anm. 35), S. 101 f.

die Voraussetzungen und damit die normativen Rahmenbedingungen der Reproduktion ab: die verantwortungsvolle Elternschaft mit ihren drei Elementen *Wollen*, *Können* und *Sollen*.

(1) Wie bei den meisten Handlungen üblich, geht auch der Fortpflanzung die freie Entscheidung voraus, nämlich Eltern(teil) werden und Verantwortung für ein Kind übernehmen zu *wollen*. In der Regel geht die Bereitschaft zur Verpflichtung der Verantwortungsübernahme mit der Entscheidung zur Reproduktion einher. Sie ist Teil des individuellen Lebensplans, in dem Kinder einen integralen Bestandteil darstellen können. Die Entscheidung an sich kann weder delegiert noch aufgeschoben werden. Sich nicht dafür zu entscheiden, ist immer eine Entscheidung dagegen, zumindest solange bis diese revidiert wird. Dadurch ist zwar die Wahl zwischen beiden Optionen freigestellt, dennoch handelt es sich um ein Wählenmüssen.[46] Die Beziehung der Eltern zu dem Kind beginnt mit der Entscheidung zur Übernahme der Verantwortung. Erst wenn sich jemand bereiterklärt, die Fürsorge zu übernehmen, kann überhaupt von einer Eltern-Kind-Beziehung gesprochen werden. Dieser Zeitpunkt muss keinesfalls deckungsgleich mit dem der Zeugung sein, allein schon, weil selbst die Schwangere erst später von der Schwangerschaft erfährt. Für manche beginnt die Beziehung mit dem Schwangerschaftstest, bei einigen Menschen baut sie sich erst sukzessive auf, manchmal sogar erst nach der Geburt. Die Möglichkeit des Schwangerschaftsabbruchs befreit zugleich von der Last einer voreiligen Verpflichtung und erweitert damit die reproduktive Freiheit um die Zeit zwischen Zeugung und Geburt.[47] Dagegen kann der Beginn der Beziehung auch schon vor der Zeugung liegen. Oftmals wünschen sich Eltern ein Kind und Verhütungsmittel werden bewusst nicht verwendet. In Reproduktionskliniken werden regelrechte Pläne nach medizinischen Kriterien entworfen, um die Chance der Schwangerschaft zu erhöhen. Mit der Planung beginnt auch die Erzählung und es entwickelt sich eine Vorstellung davon, wie es sich anfühlt, Eltern zu sein. Die Eltern-Kind-Beziehung beginnt mit der Narration und das Kind wird zu einem Element dieser.

(2) Die zweite normative Komponente ist das *Können* der Eltern. Eine grundlegende Voraussetzung einer Entscheidung für das Projekt Elternschaft ist die Fähigkeit, Entscheidungen autonom treffen zu können. Nur wer hinreichend kompetent ist, die weitreichenden Folgen abzuschätzen und nicht durch sein soziales

46 Haker: Ethik der genetischen Frühdiagnostik (Anm. 43), S. 84.

47 Freilich gibt es Situationen, in denen eine Abtreibung aus rechtlichen oder finanziellen Beschränkungen oder durch sozialen Druck nicht möglich ist. In diesen Fällen lässt sich nicht mehr von einer freien Entscheidung zu einer funktionalen Elternschaft sprechen, womit ein wesentliches normatives Kriterium nicht erfüllt ist.

Umfeld unter Druck gesetzt wird, ist in der Lage, eine gewollte Verantwortungsbeziehung einzugehen. Bestandteil der freien und informierten Entscheidung ist das Abwägen der Konsequenzen, die daraus folgen. Die werdenden Eltern entscheiden sich nicht für irgendein Kind, sondern für ihr Kind, für das sie Verantwortung tragen. Eine Elternschaft verlangt keine Aufopferung im biblischen Sinne. Es ist immer eine Abwägung zwischen Fürsorge und Selbstsorge.[48] Nur die Eltern selbst sind in der Lage zu entscheiden, ob sie unter den gegebenen Umständen und ihren Möglichkeiten die Eltern-Kind-Beziehung eingehen und aufrechterhalten können.[49]

Es ist nicht notwendig, dass die werdenden Eltern das Kind alleine großziehen wollen oder können. Sie selbst leben in einem sozialen Netzwerks, das sie in ihrem Leben unterstützt und, seien es gute Freunde oder die Großeltern, auch bei der Kindererziehung mitwirkt.[50] Genauso greifen sie auf staatliche bzw. gesellschaftliche Unterstützung finanzieller und institutioneller Art zurück. Ohne Kindergärten, Tageseltern und Schulen könnten viele Menschen keiner Erwerbsarbeit nachgehen oder dem Kind eine angemessene Bildung ermöglichen. Die Einbindung der zur Verfügung stehenden Ressourcen ist eine wichtige Komponente der Eltern-Kind-Beziehung und wird, wenn auch oftmals unbewusst, bei dem Entscheidungsfindungsprozess berücksichtigt.

(3) Zwar sind das *Wollen* und das *Können* integrale Bestandteile der verantwortungsvollen Elternschaft, doch sind sie in ihrer normativen Geltung nur auf die Eltern-Kind-Beziehung beschränkt bzw. dieser inhärent.[51] Das heißt, bei Übernahme der elterlichen Verantwortung sind die Eltern dazu verpflichtet, ihr Wollen gemäß ihres Könnens zur Erfüllung des Beziehungsziels umzusetzen. Wie schon angedeutet, ist die Elternschaft sowohl in einen Familienkreis als auch in ein sie umgebendes soziales Umfeld und letztendlich in das verstaatlichte Gemeinwesen eingebettet. Trotz dessen, dass die Eltern die Hauptlast der fürsorgenden

48 Hille Haker: Hauptsache gesund? Ethische Fragen der Pränatal- und Präimplantationsdiagnostik. München 2011, S. 249.

49 Wiesemann: Ethik der Elternschaft (Anm. 35), S. 44, 102.

50 Ähnlich Wiesemann: Ethik der Elternschaft (Anm. 35), S. 102.

51 Claudia Wiesemann (Ethik der Elternschaft, Anm. 35) beschränkt sich hinsichtlich der moralischen Pflichten auf das Ethos der Elternschaft, das sich durch Wollen und Können zur Verantwortungsübernahme auszeichnet. Eine Beziehung außerhalb dessen thematisiert sie nicht. Hille Haker (Ethik der genetischen Frühdiagnostik, Anm. 43 und Hauptsache gesund? Anm. 48) hingegen sieht in der Elternschaft nur eine strebensethische Komponente, der sie eine sollensethische Komponente zur Seite stellt, wodurch sie wiederum die Eltern-Kind-Beziehung einer Individualethik unterordnet.

Im Rahmen der Sozialstaatlichkeit gehört dabei die institutionelle Unterstützung jeder Eltern-Kind-Beziehung zu den Hauptverantwortlichkeiten, gleichzeitig aber auch die Kontrolle der Elternschaft. Wie das konkret umgesetzt werden kann, muss unter Berücksichtigung des Kontexts innergesellschaftlich verhandelt werden. Einzelne Maßnahmen können nicht verallgemeinert, aufgrund liberaler Grundsätze oder eines Sozialstaatsprinzips, abgeleitet werden. Daneben ist die Gesellschaft auch dem Individuum aufgrund des Autonomieprinzips gegenüber zur Wahrung der individuellen Fortpflanzungsfreiheit verantwortlich. Dazu gehört nicht zwingend die Ermöglichung der Fortpflanzung, aber die Verhinderung möglicher Einschränkungen. Jedem Individuum muss es grundsätzlich gestattet sein, das Projekt Elternschaft eigenverantwortlich aufnehmen zu können. Eine Einschränkung ist nur dann gerechtfertigt, wenn die zukünftigen Eltern das Ziel der Autonomiefähigkeit nicht erreichen wollen oder können. Damit kommt der Gesellschaft zugleich eine Gatekeeper-Funktion zu. Unabhängig von dem Projekt Elternschaft ergeben sich bei reproduktionsmedizinischer Unterstützung gesonderte Verantwortlichkeiten: Der Arzt ist der Patientin gegenüber verantwortlich, ihr während der Behandlung keinen Schaden zuzufügen und seinen Beruf nach dem aktuellen Stand der wissenschaftlichen Erkenntnis auszuüben. Unter dem Aspekt des Rechts auf Kenntnis der genetischen Abstammung ist eine anonyme Spende nicht zulässig, woraus wiederum eine Dokumentationspflicht abgeleitet werden kann. Ebenfalls dürfen nur Keimzellen verwendet werden, die das Erreichen des Erziehungsziels nicht verunmöglichen. Weiterhin ist die spendende Person dem Kind gegenüber verantwortlich, ihm nicht zu schaden, was in der Konsequenz die Aufdeckung der Krankengeschichte nach sich zieht. Für eine Leihmutter bedeutet das zugleich bestimmte Verhaltensregeln während der Zeit der Schwangerschaft einzuhalten.

7. Was bedeutet das für die reproduktive Autonomie?

Die hier aufgeführten Verantwortlichkeiten machen Handlungsfolgen sichtbar, die sich aus der Eltern-Kind-Beziehung ergeben. Doch sind diese erst nach Aufnahme der Beziehung, d.h. frühestens nach der Zeugung bzw. nach der Geburt gültig. Wie aber lässt sich die Frage nach der reproduktiven Autonomie beantworten, wenn Beziehungsethik und Individualethik komplementär zueinander stehen? Grundsätzlich gilt, dass eine Elternschaft dann verantwortlich ist, wenn die zukünftigen Eltern nach ihrem Können die Fürsorgebeziehung aufnehmen wollen, sofern die Autonomiefähigkeit des Kindes nicht gefährdet ist. Dabei ist sicherzustellen, dass alle (soweit absehbar) sonstigen Verantwortlichkeiten erfüllt werden. In hochkomplexen Gesellschaften, in denen die Mitglieder solidarisch füreinander einstehen und eine soziale Sicherung institutionalisiert ist, liegt das moralische Gewicht der reproduktiven Autonomie eher auf Seite der sozialen Gerechtigkeit. Demnach ist es aus Sicht einer Ethik der Beziehung moralisch zulässig, ein Kind zu zeugen, wenn jemand bereit ist, Verantwortung und damit die fürsorgende Elternrolle zu übernehmen und auch dazu in der Lage ist. Da sich die private Fortpflanzung in der Regel der gesellschaftlichen Kontrolle entzieht und nur ein geringes Interesse besteht, diese zu überwachen, liegt der Fokus der ethischen Bewertung auf der reproduktionsmedizinischen Fortpflanzung. Die eingangs dargelegten rechtlichen Einschränkungen, die weitestgehend auf dem zu schützenden Kindeswohl aufbauen, haben sich im Laufe der Diskussion als nicht haltbar erwiesen und sind mit dieser Begründung moralisch nicht zu rechtfertigen. Weil die reproduktionsmedizinische Fortpflanzung ebenfalls die Herstellung einer Eltern-Kind-Beziehung anstrebt, muss sie sich den gleichen ethischen Prüfkriterien stellen wie die sexuelle Fortpflanzung. Die moralische Zulässigkeit bemisst sich ebenfalls an der Bereitschaft zur Übernahme einer verantwortungsvollen Elternschaft. Sofern diese Bereitschaft besteht,[57] sind weder die Eigenschaften der Eltern noch die Art der Technik ein hinreichender Grund, reproduktive Autonomie zu begrenzen. Das bedeutet, dass weder das Alter der Frau, von der die Eizelle stammt, oder das der Frau, die das Kind austrägt, noch das des Mannes, von dem die Samenzelle stammt, moralisch relevant sind.[58] Ebenso irrelevant sind der Beziehungsstatus, das Geschlecht oder der Verwandtschaftsgrad eines Paares. Die Eizellspende und die Leihmutterschaft ist moralisch genauso zulässig wie die Embryospende und die post mortem-Befruchtung. Eine Ethik der Elternschaft begrenzt die reproduktive Autonomie durch die Setzung der normativen Rahmenbedingungen des Wollens, Könnens und Sollens. Reproduktionsentscheidungen müssen sich grundlegend an der Bereitschaft zur Verantwortungsübernahme messen lassen. Sofern diese nicht gegeben ist, ist die Einschränkung reproduktiver Autonomie moralisch zulässig. Autonomie und Verantwortung sind somit zwei sich bedingende und konstituierende Elemente: Ohne Autonomie kann keine Verantwortung übernommen

57 Eine Besonderheit der medizinisch unterstützten Fortpflanzung ist der bereits abgeschlossene Willensbildungsprozess. Spätestens mit Behandlungsaufnahme wurde dem Projekt Elternschaft zugestimmt und die Narration der Eltern-Kind-Beziehung hat begonnen.

58 Das bedeutet nicht, dass eine Behandlung nicht aufgrund medizinischer Risiken abgelehnt werden kann, wenn sich die zu behandelnde Person nicht in einer geeigneten körperlichen Verfassung befindet. Das Nichtschädigungsgebot wirkt sich allerdings nur indirekt auf die reproduktive Autonomie aus, da es nur mögliche Handlungsfolgen betrifft, aber das moralische Recht selbst nicht tangiert.

werden, was wiederum eine Voraussetzung zur Ausübung der Autonomie ist. Im Hinblick auf moderne Reproduktionstechniken mag das Konzept der verantwortungsvollen Elternschaft ein hohes soziales Frustrationspotential besitzen, da es nur die Beziehung zwischen Eltern und Kind im Blick hat. Die Umsetzung des Wunsches nach einem bestimmten Kind ist moralisch zulässig, solange die Autonomiefähigkeit des Kindes erreicht werden kann und angestrebt wird. Das gilt genauso für die Auswahl eines Embryos mit gewünschten Eigenschaften infolge einer PID als auch für Keimbahneingriffe oder Klonierung.

Wie sich anfangs gezeigt hat, dass eine Individualethik das Phänomen der Reproduktion nicht fassen kann, zeigt sich nun, dass eine Ethik der Elternschaft das Phänomen der Gesellschaft nicht fassen kann und es offenbart sich die Notwendigkeit ihrer Komplementarität. Eine Ethik der (Nah)Beziehung berücksichtigt zwar die Individuen in ihrem sozialen Kontext, hingegen lässt sie die Gesellschaft außer Acht. Eingebettet in einen liberalen Kontext müssen verschiedene Lebensentwürfe miteinander verhandelt werden. Dabei gilt das harm principle nicht nur gegenüber anderen Individuen, sondern auch gegenüber der Gemeinschaft an sich.[59] Gesamtgesellschaftliche Folgen einzelner Reproduktionstechniken müssen abgewogen werden, um nicht aus Handlungsoptionen Handlungszwänge entstehen zu lassen und reproduktive Autonomie faktisch abzuschaffen. Mit dem Konzept der verantwortlichen Elternschaft ist es gelungen, reproduktiver Autonomie eine Grenze zu setzen, die sich zwar als kohärent gegenüber der liberalen Idee der Autonomie erweist, aber wohl nicht allen moralischen Intuitionen entspricht. In einer Gesellschaft, in der Autonomie nicht den höchsten Stellenwert hat bzw. ihr andere moralische Werte beigeordnet sind, ist die Begrenzung reproduktiver Autonomie keine Frage, die im Spannungsfeld von Individual- und Beziehungsethik beantwortet werden kann. Wenn die liberale Idee mit anderen Konzeptionen des moralischen Zusammenlebens verhandelt wird, dann muss auch die individuelle Fortpflanzung entsprechend dieser bewertet werden. Eine Rechtfertigung der Einschränkung der Reproduktionsfreiheit kann es nur in nicht (ausschließlich) liberalen und demokratischen Gesellschaften geben.

---

59 Feinberg: Harm to Self (Anm. 18), S. 21 f. Im gleichen Kontext verweist Beier auf die gesellschaftlichen Auswirkungen einer positiven Eugenik in Beier, Wiesemann: Dialektik der Elternschaft (Anm. 37), S. 867 f.

Der gesellschaftliche Blick auf Missbildung und Behinderung beim Menschen seit Einführung der Pränataldiagnostik

Josef N. Neumann

Zusammenfassung

Es geht in dieser Arbeit um die Frage, in welcher Weise sich unter dem Einfluss pränatal- und reproduktionsmedizinischer Handlungsmöglichkeiten das Verhältnis zum behinderten Menschen seit Einführung der Pränataldiagnostik in Deutschland Mitte der 1970er Jahre verändert hat. Dabei wird ausgegangen von einer grundsätzlichen Erörterung der Beziehung zwischen behinderten und nichtbehinderten Menschen in einer Gesellschaft, in der die Exklusion sogenannter Problemgruppen die bevorzugte Vorgehensweise sozialer Praxis darstellt. In weiteren Schritten versucht sich der Autor dem komplexen Problem zu nähern, wie angesichts der immer differenzierteren diagnostischen Verfahren moderner prädiktiver und reproduktiver Medizin mit dem bereits pränatal möglichen Wissen um Gestalt und gesundheitlichen Zustand des Embryo umgegangen wird und was in diesem Zusammenhang sittliche Verantwortung bedeuten soll.

Abstract

This article highlights the question of how the proportion to disabled people changed under the influence of opportunities of action in terms of prenatal and reproductive medicine since prenatal diagnostics was introduced in Germany in the mid-1970s. Starting point thereby is a fundamental consideration of the relationship between disabled and non-disabled people in a society where the exclusion of so-called problematic groups is the preferred approach of social practice. The author additionally approaches the complex issue of how, in terms of more and more differentiated diagnostic procedures of modern predictive and reproductive medicine, the already prenatal potential knowledge about shape and healthwise state of the embryo is being treated as well as the meaning of moral responsibility in this context.

1.

Hoffnung auf ein gesundes Kind und die gleichzeitige Angst vor Krankheit und Missbildung machen die zwiespältige Gefühlslage aus, die in jeder Schwangerschaft erlebt wird und allen Eltern bekannt ist.[1] Beides ist verständlich, ist die Angst vor

1 Silvia Reisch: Subjektive Ätiologievorstellungen von Müttern und Vätern, deren Un- bzw. Neugeborenes eine Fehlbildung aufweist. Eine Erkundungsstudie an 46 Frauen und 24 Männern in Südbaden. Freiburg: Medizinische Dissertation 1991.

Missbildung und Behinderung doch nichts anderes als die Kehrseite der Hoffnung auf ein gelingendes Leben, mit der sich die Eltern im Sinne des Kindes lebenshemmenden Tendenzen widersetzen. Ungewöhnliche embryonale Entwicklungen sind zwar selten (ein bis vier Prozent der Schwangerschaften), können aber nicht mit Sicherheit ausgeschlossen werden. Für die Betroffenen sind sie häufig mit Einschränkungen der körperlichen und/oder psychisch-mentalen Fähigkeiten verbunden und beeinträchtigen in unterschiedlichem Maß die Möglichkeit, ein selbstbestimmtes Leben zu führen. Gleichzeitig muss gesehen werden, dass die Mehrzahl der Behinderungen bei neugeborenen Kindern nicht genetisch bedingt ist, sondern nach Abschluss der intrauterinen Entwicklung durch Traumatisierungen während des Geburtsvorgangs entstehen.

Die Unverfügbarkeit der körperlichen sowie psychisch-geistigen Fähigkeiten, mit denen ein Mensch geboren wird, ist eine Grunderfahrung, und es besteht kein Anlass, anzunehmen, dass durch die Einführung der Pränataldiagnostik (PND) seit Anfang der 1970er Jahre die Angst vor der Unberechenbarkeit embryonaler Entwicklungsvorgänge im Vergleich zu früheren Zeiten geringer geworden sei.[2] Die mögliche Entdeckung, mein/unser Kind ist missgebildet, wurde nur vorverlegt in die Zeit der Schwangerschaft, so dass Eltern bereits vor der Geburt sich vor die Notwendigkeit gestellt sehen, über seine Zukunft zu entscheiden. Von daher ist „technische Machbarkeit nicht immer gleichzusetzten mit psychologischen Erleichterungen für die betroffenen Paare“, zumal die Diagnose einer Missbildung heute nahezu automatisch einen „gesellschaftlichen Druck in Richtung Schwangerschaftsabbruch“ zur Folge hat.[3]

Es kann somit dem komplexen Problem, wie mit dem bereits pränatal möglichen Wissen um Gestalt und gesundheitlichen Zustand des Embryo umzugehen ist, was angesichts immer differenzierterer diagnostischer Verfahren sittliche Verantwortung bedeuten soll, wie Handlungsmöglichkeiten und -optionen ethisch zu bewerten sind, nicht mehr ausgewichen werden. Zusammengefasst geht es um die grundsätzliche Frage, in welcher Weise sich unter dem Einfluss pränatal- und reproduktionsmedizinischer Handlungsmöglichkeiten das Verhältnis zum behinderten Menschen in der Gesellschaft verändert hat.

Vorauszuschicken sind noch zwei Bemerkungen: Ich werde trotz möglicher Einwände von Missbildungen und nicht von Fehlbildungen sprechen, wenn

2 Irmgard Nippert: Die Geburt eines behinderten Kindes. Belastung und Bewältigung aus der Sicht betroffener Mütter und ihrer Familien. Stuttgart 1988.

3 Gabriele Gloger-Tippelt: Schwangerschaft und erste Geburt. Psychologische Veränderungen der Eltern. Stuttgart 1988, S. 84.

Letzteres heute auch umgangssprachlich ebenso wie im klinischen Wörterbuch Pschyrembel bevorzugt wird; denn als Fehler wird bezeichnet, was nicht sein soll, von daher zu vermeiden und, wenn es dennoch auftritt, zu beseitigen ist. Dieser Begriff enthält eine eindeutig ausschließende Konnotation, die die Existenzberechtigung dessen, was von einer gefühlten Normalität abweicht und anders ist im Vergleich zu dem, was im Blick auf Erscheinungsbild und Verhalten beim Menschen „meistens" angetroffen wird, verneint. Mit dem Biologen und Evolutionstheoretiker gehe ich davon aus, dass die Natur, verstanden als ein System, für das selbsttätige Veränderungs- und Anpassungsprozesse charakteristisch sind und dessen Lebenseinheiten sich spontan fortpflanzen, keine Fehler macht, sondern, gesteuert von „genetischen Programmen, die allein in der Welt des Lebendigen vorkommen", „Naturgesetzen [folgt], die zusammen mit dem Zufall absolut alles regeln, was in der Welt der exakten Naturwissenschaften geschieht".[4]

Wenn dabei Bildungen auftreten, die ungewöhnlich erscheinen, den Vorstellungen der Menschen vom unversehrten Körper widersprechen und als Diskrepanz wahrgenommen werden zwischen individuellen Fähigkeiten auf der einen und der Notwendigkeit, ein selbstbestimmtes Leben zu führen und den Anforderungen im Alltag gerecht zu werden auf der anderen Seite, so ist dies dennoch nicht als „Fehler" zu bezeichnen, sondern macht vielmehr deutlich, dass Begriffe, die im Blick auf die Gestalt des Menschen Phänomene des Andersseins und des Fremden kennzeichnen, nicht nur Beschreibungen biologischer Gegebenheiten, sondern zugleich Charakterisierungen sind, die sich auf die soziale Wirklichkeit zwischenmenschlichen Zusammenlebens beziehen. Ich bleibe deshalb beim Begriff der Miss-Bildung (Dys-Morphie, wörtlich Miss-Gestalt), der weder bewertet noch beurteilt, was am Menschen sein darf oder nicht sein soll, dessen Vorsilbe lediglich eine Differenz markiert, zu der, um wahrgenommen zu werden, ein bestimmtes soziales Umfeld gehört. Die Vorsilbe Miss- bezieht sich nicht nur auf bestimmte körperliche wie psychisch-geistige Fähigkeiten, sondern verweist gleichzeitig auf eine soziale Bezugswelt, in der sich ein Individuum im Kontext kultur- und gesellschaftsspezifischer Normvorstellungen und Erwartungshaltungen vorfindet.

Mit der zweiten Bemerkung soll geklärt werden, dass von Behinderung stellvertretend für Missbildung gesprochen werden kann; denn beide Begriffe bezeichnen Phänomene, die nach Gestalt und Funktion zu unterscheiden, in der Selbst- und Fremdwahrnehmung aber nicht voneinander zu trennen sind. Missbildung meint die abweichende Körpergestalt, die mit veränderten Bewegungsabläufen einhergeht, während Begriffe wie „Behinderung" und „Einschränkung" zuerst auf die

4 Ernst Mayr: Konzepte der Biologie. Stuttgart 2005, S. 48, 50.

ungewöhnliche Funktion aufmerksam machen, der eine veränderte Gestalt zugrunde liegt. Diese kann angeboren sein, dann spricht man von einer Missbildung, oder sekundär nach Abschluss der embryonalen Entwicklung entstehen, nicht selten auf Grund von Komplikationen unter der Geburt, aber auch durch Krankheit (Beispiel Kinderlähmung) oder durch unfallbedingte Verunstaltungen des Körpers. Es ist aber auch der umgekehrte Fall möglich, dass zuerst eine bestimme Funktion eingeschränkt wird, beispielsweise durch eine Nervenlähmung oder Schmerzen, und der an bestimmten Bewegungen gehinderte Körperteil seine Gestalt in entsprechender Weise (beispielsweise durch Atrophie) mit der Zeit verändert. Dabei ist im Blick auf die alltägliche Redeweise noch hinzuzufügen, dass es mir legitim und außerhalb jeden Verdachts auf Zurücksetzung oder Diskriminierung erscheint, von „Behinderung“ oder „Einschränkung“ zu sprechen, zumal auch betroffene Menschen ihre Selbstwahrnehmung mit diesen Begriffen wiedergeben.[5]

2.

Mit dem Handlungsziel der modernen vorgeburtlichen Medizin, sich möglichst frühzeitig über den genetischen und gesundheitlichen Zustand des Embryo Gewissheit zu verschaffen, hat sich das Verhältnis zum noch nicht geborenen Kind und dessen Entstehungsprozess seit den 1970er Jahren sowohl in praktischer Hinsicht als auch im sittlichen Bewusstsein der Gesellschaft entscheidend verändert. Es wird zwar niemand auf die Idee kommen, Schwangerschaft mit „Krankheit“ gleichzusetzen und zu bestreiten, dass es sich um einen naturnotwendigen und damit im Sinne des Lebens grundlegenden und normalen Vorgang handelt. Dennoch ist heute im gesellschaftlichen Bewusstsein die Vorstellung dominierend, dass Schwangerschaft eine Zeit außergewöhnlicher Gefährdung bedeutet, die die besondere Aufmerksamkeit der professionellen Medizin erfordert. Deren diagnostische Untersuchungen sind vom Gedanken der Vorsorge und Früherkennung geleitet. Es soll nicht erst gehandelt werden, wenn es aus Gesundheitsgründen indiziert ist. Schwangerschaft wird für ihre gesamte Dauer als Risiko gesehen und von daher in eine kontinuierliche Überwachung vereinnahmt, für die angeblich keine Erfahrung und Kompetenz außerhalb der ärztlichen, auch nicht die von Hebammen, ausreicht. Auf diese Weise verfestigt sich in einem Wechselspiel möglicher Gesundheitsgefährdungen und vorhersehbarer Geburtskomplikationen auf der einen und dem Anspruch der Medizin auf alleinige Handlungskompetenz auf

5 Maximilian Dorner: Behindert. Und nun? In: Christ in der Gegenwart 14 (2015), S. 145–149.

der anderen Seite, der Eindruck einer nicht primär notwendigen und normalen Situation im Leben einer Frau, sondern einer grundsätzlichen Bedrohung, für deren Bewältigung Überwachung sowie die ständige Bereitschaft der Ärztin/des Arztes zum Eingreifen unerlässlich sind (Medikalisierung der Schwangerschaft).

In diesem Zusammenhang hat sich auch das Verhältnis der Eltern zum entstehenden Kind verändert. Schon auf Grund der jederzeit möglichen Visualisierung des Föten im Mutterleib erscheint dessen pränatale Entwicklung durchgängig kontrollierbar. Die Ultraschalluntersuchung (Sonographie), die routinemäßig zum Programm der Schwangerenvorsorge gehört, ist dabei das bevorzugte diagnostische Verfahren, das problemlos durchzuführen ist, von der zwölften Schwangerschaftswoche an eventuelle körperliche Auffälligkeiten erkennen lässt und von dem aus weitere invasive Diagnostik eingeleitet werden kann. Sollte dabei beim Kind eine Unregelmäßigkeit der Körperbildung sichtbar werden, wird diese in der Regel nicht als ungewöhnlich oder abweichend, sondern als pathologisch bewertet. Was selten auftritt, wird mit „Krankheit" gleichgesetzt, dem, was gewohnheitsgemäß als „normal" gilt, das Pathologische gegenübergestellt. Ob man mit Hilfe dieser Kategorie teratogenetische Entstehungsmechanismen aber wirklich zutreffend deutet oder diesen auf diese Weise vorschnell einen Krankheitswert zuschreibt (Pathologisierung der Missbildung), muss hinterfragt werden; denn diese Entscheidung setzt eine differenzierte Erörterung der Ursachenfrage voraus.

Vor diesem Hintergrund hat die Schwangerschaftsvorsorgeuntersuchung in den vergangenen 40 Jahren eine wesentlich veränderte Zielsetzung angenommen. Einst konzipiert in der Absicht, die Frau vor schwangerschaftsbedingten Krankheiten zu schützen und mögliche Geburtskomplikationen rechtzeitig vorherzusehen, entspricht sie heute auf Grund der möglichen genetischen, laborchemischen sowie bildgebenden diagnostischen Verfahren einem Screening, bei dem der Embryo auf körperliche Unversehrtheit und mögliche, nach der Geburt zu erwartende Krankheiten überprüft wird. Nicht die Gesundheit der Frau, sondern die im Kind angelegten und sich entwickelnden somatischen und psychisch-mentalen Daseinsbedingungen stehen im Mittelpunkt des Interesses. Dabei erwarten die Eltern von den betreuenden Ärztinnen/Ärzten auf die Frage, ob „alles in Ordnung" sei und ihr Kind sich „normal" entwickelt, ein eindeutiges Urteil, das, sollte die Prognose sich als nicht zutreffend erweisen, wegen zusätzlicher Kosten und Belastungen, zu denen ein behindertes Kind möglicherweise führt, zum Anlass gerichtlich einklagbarer Unterhaltsansprüche[6] genommen werden kann. Man

---

6 Thomas Gutmann: „Kind als Schaden?" – Unterhaltsansprüche nach fehlgeschlagenem Abbruch oder fehlerhafter Pränataldiagnostik. In: Anja Katarina Weilert (Hg.):

erwartet nicht das Kind „in guter Hoffnung“, sondern unterzieht es einer Qualitätskontrolle, die über seine weitere Entwicklung oder deren Abbruch entscheidet.

3.

Die Anschauung, Missbildungen und Behinderungen seien widernatürlich, Bildungen gegen die Natur, ist häufig anzutreffen, auch in modernen Gesellschaften. Daran hat die Möglichkeit besseren Wissens durch empirisch-kausalanalytische Forschungen sowie allgemeinverständlich aufklärende Publikationen kaum etwas im Sinne eines Bewusstseinswandels verändert. Es kommt ein weiteres Problem hinzu. Die Entstehung abweichender Körperbildungen und psychisch-mentaler Einschränkungen wird häufig nicht als naturmöglicher Vorgang gesehen, sondern mit der Frage nach einem schuldhaften Verhalten der Eltern in Verbindung gebracht. So wurden in statistischen Erhebungen auf die Frage, welche Gründe für die Entstehung von Missbildungen in der Embryonalentwicklung zu vermuten seien, vor allem „diskriminierende Ursachen“ wie Tablettenmissbrauch, übermäßiges Rauchen und Alkoholtrinken, Vererbung, versuchte Abtreibung und Geschlechtskrankheiten genannt, während „die Ursachen, die am häufigsten zur Geburt körper- und geistig behinderter Kinder führen, nämlich Krankheiten der Mutter während der Schwangerschaft und Geburtskomplikationen“, nur am Rande für möglich gehalten.[7] Das bedeutet, auch in ihrem Anspruch aufgeklärten Gesellschaften ist die verbreitete Meinung nicht fremd, die, kommt ein Kind missgebildet zur Welt, ein Selbstverschulden der Eltern vermutet. Fragt man nach möglichen Gründen für dieses Vorurteil, erscheint die Zuschreibung der Selbstverursachung als Rechtfertigungsversuch, um sich von den Betroffenen zu distanzieren, die auf diese Weise abgelehnt, marginalisiert und in besonderen Einrichtungen separiert werden. In der Schuldzuweisung wird die Differenz zwischen Mehrheitsgesellschaft und denen, deren Körpergestalt, Bewegungsmuster und Verhaltensweisen befremden, vertieft und ein Schein der Rechtfertigung für exkludierendes Verhalten aufgebaut.

Folgt man hingegen dem, was heute als gesichertes Wissen über die Entstehung von Missbildungen gelten kann, so ist zu sagen, dass ungewöhnlichen

---

Spätabbruch oder Spätabtreibung – Entfernung einer Leibesfrucht oder Tötung eines Babys? Zur Frage der Bedeutung der Geburt für das Recht des Kindes auf Leben und das Recht der Eltern auf Wohlergehen. Tübingen 2011, S. 55–78.

7 Gerd W. Jansen: Die Einstellung der Gesellschaft zu Körperbehinderten. Eine psychologische Analyse zwischenmenschlicher Beziehungen aufgrund empirischer Untersuchungen. Neuburgweier 1974, S. 91–92.

Körperbildungen nicht besondere, sondern dieselben biologischen Funktionen zugrundeliegen, die lebenden Systemen eigen und sowohl in der individuellen embryonalen Entwicklung (Ontogenese) als auch in der Evolution (Phylogenese) wirksam sind. Ursachen von Missbildungen sind einerseits durch Vererbung weitergegebene oder spontan entstehende Veränderungen der genetischen Substanz, also Mutationen, oder eine abweichende Chromosomenzahl (numerische Aberrationen, beispielsweise Trisomien). Man spricht von endogenen Ursachen. Weit häufiger aber sind Mutationen, die von außen durch sogenannte exogene Ursachen induziert sind, beispielsweise durch ionisierende Strahlen, die auf die noch unbefruchtete Eizelle einwirken und diese genetisch verändern. Die embryonalen Bildungsvorgänge können auch zeitlich begrenzt durch exogene Ursachen gestört werden, besonders wenn diese in den ersten drei Monaten der Schwangerschaft auf den Embryo einwirken. Davon ist auszugehen, wenn beispielsweise die Bauchdecke sich beim Embryo nicht geschlossen hat, Spaltbildungen im Gesichtsbereich (Lippen-Gaumen-Kieferspalte), an der Harnblase (Blasenektopie) und am Wirbelkanal (Meningomyelozele) entstanden sind oder Durchgänge sich nicht geöffnet haben (Verschlussbildungen, „Atresien“). Hier ist vor allem auf das Problem des vorübergehenden Sauerstoffmangels hinzuweisen, der sich im Zusammenhang mit Vergiftungen oder einem Unfall der Mutter, bei Störungen der Einnistung des Frühembryo im Uterus, mangelhafter Blutversorgung der Plazenta, Einschnürung der Nabelschnur oder Blutungen in der frühen Schwangerschaft ereignen kann. Zudem können Missbildungen die Folge von Infektionen (Beispiel Rötelnembryopathie, Toxoplasmose) sein oder auf die Wirkung von Alkohol, chemischen Substanzen und Medikamenten (beispielsweise das von der Firma Grünenthal entwickelte Beruhigungsmittel Contergan®) zurückgeführt werden.[8]

Meistens ist es aber nicht möglich, zu entscheiden, inwiefern ein Ereignis auf den Embryo eingewirkt hat, ob der Unfall, die Krankheit, die psychische Belastung oder der Kontakt der Mutter mit einer Substanz wirklich die Entwicklungsstörung verursacht hat. Stellen exogene Ursachen eher unvorhersehbare Einwirkungen dar, so entsprechen Mutationen unabhängig von der Frage, ob sie spontan auftreten oder durch äußere Einflüsse induziert sind, dem biologischen Programm, das allgemein vorauszusetzen ist, wenn es darum geht, Differenzierungsprozesse und

8 Siehe dazu Ludwig Zichner, Michael A. Rauschmann, Klaus-Dieter Thomann (Hg.): Die Contergankatastrophe – eine Bilanz nach 40 Jahren. Darmstadt 2005; Walburga Katharina Freitag: Contergan. Eine genealogische Studie des Zusammenhangs wissenschaftlicher Diskurse und biographischer Erfahrungen. Münster 2005.

Anpassungsveränderungen im Bereich des Lebendigen zu erklären. Das bedeutet, dass jede Gestaltvariante sich grundsätzlich innerhalb der „wechselseitigen Verursachung" von Naturgesetz und genetischem Programm entwickelt. Aus (evolutions-)biologischer Sicht ist somit die Entstehung von Missbildungen in der Dualität von Umwelteinfluss und Mutation kein widernatürlicher, sondern selbst dann ein naturentsprechender Vorgang, wenn dieser zur Bildung körperlicher Strukturen führt, die für das betroffene Individuum mit Einschränkungen oder gar mit einer Verkürzung der Lebenszeit einhergehen. Denn „in der belebten Natur gibt es kein einziges Phänomen und keinen einzigen Prozess, der nicht zumindest teilweise von einem genetischen Programm gesteuert wird, das im Genom verankert ist. Jede Lebensäußerung jedes beliebigen Lebewesens geht auf ein solches Programm zurück."[9]

4.

Es besteht kein Zweifel, dass in unserer Gesellschaft seit den 1960er Jahren vielfältige Initiativen institutionalisierter Hilfe eingeleitet, Fördereinrichtungen geschaffen und Veränderungen in Verkehrs- und Kommunikationsstrukturen vorgenommen worden sind, um Behinderten Bildungs- und Berufswege zu eröffnen und die Teilnahme am öffentlichen Leben zu ermöglichen. Wir verfügen, wie der Behindertenbericht der Bundesregierung (2009) aufzeigt, über Sonderkindergärten und -schulen, Wohneinheiten und betreute Werkstätten, medizinische Versorgung, Therapie- und Pflegeeinrichtungen, Pflegeversicherung, einflussreiche Vereine, Selbsthilfegruppen und anderes mehr.

Gleichzeitig kann nicht übersehen werden, dass dieses äußere Bild in einem eigenartigen Widerspruch steht zum sozialen Verhalten behinderten Menschen gegenüber, das in der Öffentlichkeit weitgehend von Unkenntnis und Unsicherheit gekennzeichnet ist.[10] So bestehen häufig unzutreffende Vorstellungen darüber, wie Behinderte sich wahrnehmen, in ihren körperlichen wie psychisch-geistigen Möglichkeiten und Grenzen erfahren sowie ihre Lebenssituation selbst beurteilen. Spastisch gelähmte Menschen beispielsweise werden auf Grund ihrer ungelenken Bewegungsmuster und Schwierigkeiten, sich sprachlich zu artikulieren, meist falsch eingeschätzt und für imbezil gehalten, was in keiner Weise zutrifft. Nahezu allgemein verbreitet ist die Meinung, Behinderung komme einem unerträglichen Leidenszustand gleich. Diese Annahme, die vereinzelt zutreffen kann, mit Sicherheit aber nicht zu verallgemeinern ist, hat besondere Bedeutung, da sie nicht selten

9 Mayr: Konzepte der Biologie (Anm. 4), S. 50–51.

10 Jansen: Einstellung der Gesellschaft zu Körperbehinderten (Anm. 7), S. 84–87, 114–123.

als Argument herhalten muss für das Urteil, ein Leben mit einer Behinderung sei für die/den Betroffene(n) nicht zumutbar und somit grundsätzlich zu vermeiden. Peter Radtke (geboren 1943), Dolmetscher und Literaturwissenschaftler, der seit Geburt mit der Behinderungsart „Glasknochenkrankheit" (Osteogenesis imperfecta) lebt, widerspricht dem entschieden:

> „Wenn ich mir eine Fraktur zugezogen habe, ‚leide' ich natürlich auch unter den Schmerzen. Hier erwarte ich, wie jeder andere, Hilfe von der Medizin. Bei alledem würde ich dennoch nie auf die Idee kommen, dass es besser wäre, ich wäre nicht auf dieser Welt."[11]

Selbst empfinden Behinderte ihre Handlungsmöglichkeiten und Aktionsräume in unterschiedlichem Maße als eingeschränkt und wissen von daher, in welchen Situationen sie auf Hilfe angewiesen sind. Damit ist aber nicht gesagt, dass sie ihre Lebenssituation als einen in sich defizitären Zustand wahrnehmen. Sie müssen nicht beweisen, dass sie gern leben, wie der kleinwüchsige Clown in John Irvings Roman „Zirkuskind" (1997), der ein zufriedenes Leben führt und den aufdringlichen Wissenschaftler, der auf der Suche nach dem für Kleinwuchs verantwortlichen Gen ist, unvermittelt mit der Frage konfrontiert: „Warum wollen Sie uns Zwerge ausrotten?" Radtke, der eben zitiert wurde, beantwortet diese Frage aus eigener Lebenserfahrung:

> „Wir, die behinderten Menschen in dieser Gesellschaft, brauchen uns nicht zu verteidigen; vielmehr müssen sie, die Ärzte, Forscher, Wissenschaftler, all jene, die sich anscheinend so sicher sind, dass eine Welt ohne Behinderung eine bessere Welt wäre, nachweisen, warum sie sich zu solcher Annahme berechtigt glauben. Was treibt sie dazu, alles in Bewegung zu setzen, um Behinderung zu eliminieren? Sie werden mir gewiss antworten, ‚Weil wir dem Menschen helfen wollen'. Aber sind sie sich sicher, dass sie tatsächlich der Menschheit auf diese Weise helfen? Vielleicht nehmen sie ihr damit eines der wenigen Korrektive […] ihrer Fortschrittsgläubigkeit gegenüber."[12]

Nichtbehinderte bringen häufig zum Ausdruck, nicht zu wissen, wie sie sich verhalten und mit dem Eindruck des Ungewöhnlichen und Fremden umgehen sollen. Einerseits sind sie bestimmt von bedauernden Gefühlen; andererseits empfinden sie Widerwillen und innere Abwehr.[13] Man ist bestrebt, Begegnungen mit

---

11 Peter Radtke: Wehret den Fortschritten – Subjektive Ansichten eines zum „Liegenlassen" Bestimmten. In: Stefan Kleinert, Rainer Beck, Günter Höglinger (Hg.): Der medizinische Blick auf Behinderung. Ethische Fragen zwischen Linderung und Minderung. Würzburg 1997, S. 61–69, hier: S. 66.

12 Radtke: Wehret den Fortschritten (Anm.11), S. 69.

13 Vgl. Jansen: Einstellung der Gesellschaft zu Körperbehinderten (Anm. 7), S. 93–94, 115.

behinderten Menschen zu vermeiden, sie von der Öffentlichkeit fernzuhalten. Behinderte wollen ihrerseits keine Zuwendung, die die Intention der Wohltätigkeit hervorkehrt; denn bereits dieses Verhalten sondert aus und verstärkt in ihnen den Eindruck des Ungenügens. Sie fühlen sich gedemütigt durch ein Helferverhalten, das Abhängigkeit spüren lässt und ihnen damit den Status der auf Hilfe und Versorgung Angewiesenen zuschreibt. In diesem Sinne bestätigt der Journalist Fredi Saal, selbst spastisch gelähmt, dass Behinderung nicht so sehr auf Grund der eigenen körperlichen und/oder psychisch-geistigen Lebensbedingungen, sondern erst in der Beziehung zur Mitwelt und durch deren Verhalten erlebt wird:

> „Nicht die Tatsache der Behinderung an sich ist es, die primär ein tiefgreifendes Minderwertigkeitsgefühl hervorruft, das zerstörend wirkt; vielmehr muss die Reaktion der sozialen Bezugswelt auf eine vorhandene Behinderung als auslösendes Moment betrachtet werden."[14]

Erfahren behinderte Menschen fortgesetzt Demütigungen durch ihre Mitwelt, die sie in ihrem Sosein nicht anerkennt, verfestigt sich ihr Eindruck, abgelehnt, isoliert und zugleich ausgeliefert zu sein. Auf diese Weise gelangt der Behinderte „unter dem fortwährenden Einfluss der hartnäckig abwertenden Meinung um ihn herum zu einem negativen Urteil über sich" und entwickelt „die schlimmsten Unzulänglichkeitsgefühle und Minderwertigkeitskomplexe".[15] Körperbehinderten wird häufig unberechenbares Verhalten nachgesagt. Wer als missgebildet oder behindert auffällt oder glaubt aufzufallen, kann sich dagegen nicht wehren, und die Ohnmacht, dies nicht von sich aus ändern zu können, erzeugt Hass, sowohl gegen die Mehrheit derer, die als normal gelten als auch gegen sich selbst. Wiederholte Erfahrungen der Ablehnung führen zu Verbitterung und Empörung und verändern Behinderte entsprechend den Vorurteilen der Gesellschaft. Die sogenannten Nichtbehinderten wiederum fühlen sich bestätigt in ihrer ablehnenden Haltung und tun sich schwer, „den ‚Behinderten' unbefangen neben sich leben zu lassen, ohne ihm mit wertenden Überlegenheitsgefühlen zu begegnen".[16] Damit schließt sich der Kreis. Um diesen zu verhindern oder zu durchbrechen, muss die Initiative aber von denen ausgehen, die sich zur Mehrheitsgesellschaft zählen; denn sie setzen die Maßstäbe und verkörpern für Behinderte deren Wunschvorstellung vom schönen und unversehrten Körper, ungeachtet dessen, dass sie selbst diesem Bild nur in Ausnahmen entsprechen.

---

14 Fredi Saal: Warum sollte ich jemand anderes sein sollen? Erfahrungen eines Behinderten – biographischer Essay. Gütersloh 1992, S. 106–107, 166, 232.

15 Saal: Warum sollte ich jemand anderes sein sollen? (Anm. 14), S. 161.

16 Saal: Warum sollte ich jemand anderes sein sollen? (Anm. 14), S. 88.

5.

Angesichts der Vielfalt körperlicher sowie psychisch-geistiger Daseinsbedingungen und deren Veränderbarkeit im Leben drängt sich die Frage auf, wann beginnt Behinderung? Gibt es überhaupt den Menschen ohne Einschränkung? Schielen wird zuweilen als Entstellung empfunden. Viele Menschen sind selbst mit Hörhilfen in ihrer Kommunikationsfähigkeit beeinträchtigt. Wie häufig sind psychische Prägungen, die die Beziehungsfähigkeit schwer beeinträchtigen? Sind übermäßige Körperfülle, immobilisierende Rückenschmerzen, Verschleiß an Hüft- und Kniegelenken, zunehmende Verkrümmungen der Wirbelsäule keine Behinderungen? Die Hinweise und Fragen können beliebig fortgesetzt werden. Dabei kommt etwas ganz entscheidend hinzu: „Die meisten Behinderungen, mit denen Menschen leben, haben ihren Ursprung nicht in genetischen Schäden, sondern werden im Laufe des Lebens erworben."[17] Dabei können Krankheit und Behinderung oft nicht eindeutig voneinander getrennt werden. Durch Unfälle werden Menschen querschnittgelähmt oder auf irgendeine Art verunstaltet, Drogen und Alkohol führen in körperliche und psychische Selbstzerstörung, Krankheiten hinterlassen unverkennbare Spuren. „Experten schätzen, dass im Jahr 2000 in Deutschland etwa neunzigtausend Menschen mit geistigen Behinderungen lebten, die auf genetische Schäden zurückgeführt werden konnten. Schon 1990 lebten aber weit mehr als eine Million Menschen in unserem Land, die von unterschiedlichen Formen von Alters-Demenz gezeichnet waren."[18] Wer ist, so muss daher gefragt werden, in Abstufungen von gelegentlich bis dauerhaft in seinem Leben nicht auf Hilfe angewiesen? Wir sind nicht alle behindert, aber jeder ist auf seine Weise begrenzt und dabei grundsätzlich gefährdet, eine Einschränkung seiner eigenständigen Lebensgestaltung hinnehmen zu müssen. Die Entscheidung, wer als krank oder behindert anzusehen ist und wessen körperliche und psychisch-geistige Einschränkungen als (noch) normal zu bezeichnen sind, entspricht einem in Diskursen ausgehandelten gesellschaftlichen Konsens. In diesem Sinn kann Behinderung als „eine soziale Konstruktion" verstanden werden.[19]

---

17 Johannes Rau: Ethik und Behinderung – In welcher Gesellschaft wollen wir leben? In: Sigrid Graumann, Katrin Grüber, Jeanne Nicklas-Faust, Susanna Schmidt, Michael Wagner-Kern (Hg.): Ethik und Behinderung. Ein Perspektivenwechsel. Frankfurt a.M. 2004, S. 12–19, hier: S. 16.

18 Rau: Ethik und Behinderung (Anm. 17), S. 16.

19 Anne Waldschmidt: Warum und wozu brauchen die Disability Studies die Disability History? Programmatische Überlegungen. In: Elsbeth Bösl, Anne Klein, Anne Waldschmidt (Hg.): Disability History. Konstruktionen von Behinderung in der Geschichte. Eine Einführung. Bielefeld 2010, S. 13–27, hier: S. 22.

Ist angesichts der Möglichkeit, von einer körperlichen und/oder psychisch-mentalen, angeborenen oder im Leben erworbenen Behinderung betroffen zu sein, grundsätzlich von einer Gleichheit unter den Menschen auszugehen, so muss umso mehr nach dem Grund der Bereitschaft zur Aussonderung dessen, der in Körpergestalt und Verhalten fremd und anders erscheint, gefragt werden; denn ablehnende Gefühlsregungen mit der Intention auszuschließen und zu separieren sind nicht von vornherein und simplifizierend als böswillige Behindertenfeindlichkeit zu brandmarken, zumal nicht übersehen werden darf, Behinderung bedeutet in unterschiedlichem Maße physisch und/oder geistig-psychisch beeinträchtigt zu sein und im gesellschaftlichen Zusammenleben früher und spürbarer als andere an Grenzen zu stoßen. Von daher wirkt die Begegnung mit Behinderten bedrohlich. Der Blick auf ungewöhnliche Körperbildungen oder Verhaltensweisen mobilisiert das latent vorhandene und meist verdrängte Wissen, dass jeder Mensch betroffen sein kann, wenn nicht von Geburt an, so möglicherweise irgendwann danach durch Krankheit oder äußere Einwirkungen, die das Aussehen entstellen, Körperteile verkrüppeln oder lähmen. Zudem unterliegt der Mensch einem fortschreitenden Verwandlungsprozess, der das Äußere mit zunehmendem Alter dem Körperbild der Gesellschaft und deren Normvorstellungen von Wohlgestalt und Schönheit entfremdet und psychische Stabilität sowie geistige Präsenz einschränkt. Die Unaufhaltsamkeit, mit der das Alter seine Spuren in Körper und Geist hinterlässt, erinnert ständig daran, dass dem Menschen weder sein äußeres Erscheinungsbild noch seine sensitiven und kognitiven Fähigkeiten verfügbar sind.

Diese Unsicherheit macht verletzbar und treibt dazu an, die Vorstellung von dem, was weder ausgeschlossen noch letztlich verhindert werden kann, von sich zu weisen. In welchen Handlungen der Wille zur Exklusion gegen die, die in Gestalt und Verhalten ungewöhnlich erscheinen, auch konkret wird, der gemeinsame Beweggrund ist die Angst des Menschen, der sich seiner selbst nicht sicher sein kann, weder im Blick auf seine Nachkommen, für die er auf körperliche Unversehrtheit sowie ein Leben in selbstbewusster Beziehungsfähigkeit hofft, noch auf sich selbst und mögliche Ereignisse, die sein Leben jederzeit verändern können. Auf diese Weise entsteht Aussonderung. Menschen mit körperlichen wie psychisch-geistigen Auffälligkeiten werden in der öffentlichen Meinung, nur so könne ihren Einschränkungen entsprochen werden, in besondere, an Gruppenbedürfnisse angepasste Förder- und Versorgungseinrichtungen selektiert.

6.

In einer repräsentativen Umfrage (1484 ausgewertete Interviews) in Westdeutschland Mitte der 1970er Jahre sprachen sich mehr als 70% der Befragten dafür aus, dass, wenn eine Missbildung zu erwarten ist, ein Schwangerschaftsabbruch vorgenommen werden sollte, und 63% waren dafür, dass missgebildete Kinder nach der Geburt nicht mit allen zur Verfügung stehenden medizinischen Mitteln am Leben erhalten werden sollten, während 35% der Befragten ein derartiges Vorgehen mit Mord gleichsetzten. Bemerkenswert waren die „Antworten der freien Assoziation", die auf das Stichwort „Körperbehinderter" hin spontan gegeben wurden. Sie enthielten in der Mehrzahl „Äußerungen der schärfsten Ablehnung", die von „in ein Heim stecken" bis zu „Euthanasie" und „Ausrottung" reichten.[20] Sich die Aussagen dieser psychologischen Studie nochmals vor Augen zu führen, ist besonders interessant, weil in ihr ein Meinungsbild unter der westdeutschen Bevölkerung in der Zeit unmittelbar vor Einführung der PND Mitte der 1970er Jahre erstellt worden ist. Dieses Datum bedeutete in mehrfacher Hinsicht eine Zäsur im praktischen Umgang mit dem menschlichen Embryo sowie in der Bewertung seines moralischen Status, zumal es in Deutschland zeitlich zusammenfiel mit einer weitgehenden Legalisierung des Schwangerschaftsabbruchs. Die Entscheidung, wie sich Eltern zu einem Kind mit einer zu erwartenden Behinderung oder Krankheit verhalten sollen, wurde in die Zeit vor der Geburt verlegt. Damit stellt sich seither aber die weitergehende Frage, wie sich, im Zusammenwirken einer neu geschaffenen Gesetzeslage auf der einen und den Handlungsmöglichkeiten moderner Reproduktionsmedizin auf der anderen Seite, das Verhältnis zum bereits pränatal fassbaren, potentiell behinderten Menschen in der Bevölkerung verändert hat.

Mit der Etablierung der PND hat sich etwas grundlegend Neues im Umgang des Menschen mit sich selbst ereignet. Es wurde zum ersten Mal in der Medizingeschichte eine Methode eingeführt, die diagnostisch vor der Geburt ansetzt und, da pränatale Therapieverfahren nicht verfügbar sind, eine „Abtreibung als quasi therapeutische Maßnahme, als Resultat einer wissenschaftlich-ärztlichen Diagnostik"[21] nach sich zieht. Zudem wurde mit der Einführung der PND pränatale Selektion möglich. Dies muss im Zusammenhang mit der Strafrechtsreform des § 218 StGB von 1992/93 gesehen werden, nach der der Schwangerschaftsabbruch

---

20 Jansen: Einstellung der Gesellschaft zu Körperbehinderten (Anm. 7), S. 53.

21 Heinz Schott: Vorgeburtliche Diagnostik. Eine kulturhistorische Betrachtung jenseits der Biomedizin. In: Zeitschrift für medizinische Ethik 51 (2005), S. 319–330, hier: S. 319–320.

nach PND als „nicht rechtswidrig“ gilt, wenn „eine Gefahr für das Leben oder die Gefahr einer schwerwiegenden Beeinträchtigung des körperlichen und seelischen Gesundheitszustandes der Schwangeren [...] nicht auf andere für sie zumutbare Weise abgewendet werden kann“ (§ 218 a, Abs. 2 StGB). Auf Grund seiner unbestimmten Formulierung kann der Gesetzestext variabel ausgelegt werden. Zwar wird weiterhin allein die Gefährdung von Leben und Gesundheit der Frau als möglicher Grund für einen Schwangerschaftsabbruch genannt. Das hauptsächliche Entscheidungskriterium bildet in der Praxis aber fast immer der körperliche und gesundheitliche Zustand des werdenden Kindes.

Diesen festzustellen ist methodisch weitgehend zu einem umfassend anwendbaren Screening-Verfahren perfektioniert. Mit Hilfe der seit 1997 entwickelten Nichtinvasiven Pränataldiagnostik (NIPD) ist es schon von der zehnten Schwangerschaftswoche an möglich, aus dem Blut der schwangeren Frau (es genügt ein Röhrchen durch Punktion einer Armvene) Bruchstücke der genetischen Substanz des Embryo zu isolieren und daraus sein vollständiges Erbgut zu rekonstruieren. Diese Methode, die unmittelbar vor der routinemäßigen Anwendung steht, ist in der Lage, nahezu alles über das werdende Kind, selbst kleine oder seltene Erbgutveränderungen aufzudecken, die beispielsweise geistige Behinderungen, autistische Entwicklungsstörungen und verschiedene körperliche Missbildungen zur Folge haben. Die ersten kommerziellen Tests für Chromosomenanalyse kamen in den USA 2011 auf dem Markt, in Deutschland sind sie seit 2012 verfügbar (Praenatest® der Firma LifeCodexx, Konstanz), mit der routinemäßigen Anwendung des gesamten Testprogramms ist von 2016 an zu rechnen. Da die Methode nichtinvasiv ist, wird die PND, die eine Fruchtwasserpunktion erfordert, bald der Vergangenheit angehören.[22]

Ein auffälliger Befund in der vorgeburtlichen Diagnostik führt schon heute fast immer zur Entscheidung für eine vorzeitige Beendigung der Schwangerschaft. Dabei haben differenzierende Abwägungen im Blick auf die Situation des Kindes nach der Geburt, seine zu erwartenden Fähigkeiten und Lebensmöglichkeiten, keine oder kaum Bedeutung. Wurde in der Zeit vor der PND weitgehend unkritisch dem gefolgt, was neonatologische Intensivmedizin zur Erhaltung eines Kindes (selbst wenn es schwer missgebildet ist) zu tun in der Lage ist, so ist unter den Bedingungen der prädiktiven Medizin das Gegenteil eingetreten. In der allgemeinen Furcht vor Entwicklungsbesonderheiten beim Kind und unter dem Eindruck, dass diesen schon pränatal, noch bevor eine tiefergehende Beziehung zwischen Mutter/Eltern und Kind entstanden ist, ausgewichen werden kann, ist

---

22 Ulrich Bahnsen: Der Test. In: Die Zeit vom 22.1.2015 (online-Ausgabe, Stand 30.7.2015).

es unerheblich, ob es sich bei einer Entwicklungsstörung voraussichtlich um eine schwere Missbildung handelt oder um eine abweichende Körperbildung, die mit einem sozialen Leben durchaus vereinbar ist. So liegt die Abbruchquote bei der Diagnose Trisomie 21 (Down-Syndrom) seit Jahren bei einem statistischen Mittel von 92%,[23] obwohl Menschen mit dieser Chromosomenkonstellation heute zwischen 50 und 60 Jahre alt werden können und von ihnen bekannt ist, dass sie kommunikations- und bildungsfähig und nicht selten musikalisch begabt sind.

Angesichts dieser, abgeschirmt von der Öffentlichkeit sich vollziehenden, pränatalen Selektion protestieren Behindertenverbände gegen Diskriminierung und warnen vor einer allgemeinen Behindertenfeindlichkeit in einer Gesellschaft, die die „Euthanasie"-Morde an Kranken und Behinderten während der NS-Zeit verurteilt, sich in der Gegenwart aber nicht den Konsequenzen für die öffentliche Bewusstseinsbildung stellt, in die die routinemäßige Anwendung zunehmend differenzierter pränataler Untersuchungsmethoden führt. Deren inhärente Logik weist auf Auslese und Eugenik hin und lässt beim werdenden Kind jedes Gestaltmerkmal, das von der erwarteten Norm abweicht, unter dem Vorbehalt möglicher Vermeidbarkeit erscheinen. Geleitet von der „Systemlogik einer möglichst lückenlosen Erfassung" entsteht weitgehend verschwiegen und im Schein frei gewählter Maßnahmen das gesellschaftliche Bewusstsein „einer neuen Normalität"[24]:

> „Diese neue ‚Normalität' apostrophiert jede Schwangerschaft als diagnostisch zu überprüfenden Zustand und Behinderung als vermeidbar. Dies wird jedoch nur selten öffentlich ausgesprochen […]. Appelliert wird an die Eigenverantwortung zukünftiger Eltern. Zwangsmaßnahmen sind ersetzt worden durch den Imperativ der Selbststeuerung, gekoppelt an den Appell, sich ‚richtig' zu entscheiden. Was ‚richtig' und ‚falsch' ist, wird dabei nicht normativ vorgegeben, sondern an einem ‚flexiblen Normalismus' orientiert. Entscheiden muss oder darf die einzelne Frau, bzw. das einzelne Paar ganz selbstständig und allein. Die individuellen Entscheidungen allerdings werden überindividuell – durch die Strukturen einer spezifischen Screeningpolitik – gesundheitspolitisch veranlasst. Gelöst werden müssen sie individuell – und dies häufig unter starker emotionaler Belastung und enormem Zeitdruck. In der Summe ergeben viele einzelne, individuell und familiär begründete Entscheidungen einen hoch selektiven populationsbasierten Effekt. Kritisch zu hinterfragen ist die Systemlogik dieser gesellschaftlichen Praxis, in der die Geburt eines Kindes mit Down-Syndrom als Versagen elterlicher Steuerungsmacht oder ärztlicher Diagnosekompetenz und als eigentlich ‚überflüssig', weil vermeidbar gilt."[25]

---

23 Marion Baldus: Entscheidung für das Leben. Eine Analyse von Entscheidungsprozessen für das Austragen der Schwangerschaft nach einem auffälligen Befund. In: Weilert (Hg.): Spätabbruch oder Spätabtreibung (Anm. 6), S. 207–225, hier: S. 208.

24 Baldus: Entscheidung für das Leben (Anm. 23), S. 209–210.

25 Baldus: Entscheidung für das Leben (Anm. 23), S. 209–210.

Diese Kritik ist auch auf die im Zusammenhang mit der In-vitro-Fertilisation (IVF) mögliche Präimplantationsdiagnostik (PID) auszuweiten, bei der vor der Übertragung in die Mutter dem Frühembryo eine Zelle entnommen und diese auf mögliche Entwicklungsstörungen und genetisch bedingte Krankheitsdispositionen untersucht wird. Dabei bedeutet die PID nochmals eine Erweiterung der Selektionsoption, weil im Vergleich zur PND nicht nur ein unerwünschter Entwicklungsprozess schon vor dem Embryonentransfer (ET) in die Mutter und damit vor dem Beginn der Schwangerschaft unterbrochen werden kann, sondern gleichzeitig eine merkmalskritische Auswahl unter mehreren Frühembryonen möglich ist. Die Methoden der IVF und der PID versetzen in die Lage, eine Zeugung auf Probe durchzuführen, genetische Dispositionen zu Entwicklungsstörungen oder postnatal zu erwartende Krankheiten aufzudecken und bei auffälligem Befund die außerhalb der Mutter in Gang gesetzte embryonale Entwicklung wieder abzubrechen.

7.

Vergegenwärtigt man sich die wissenschaftliche Entwicklung und die medizinethische Diskussion von der Einführung der PND Mitte der 1970er Jahre bis zur Debatte um die Legalisierung der PID (Mitte 2011) und der unmittelbar bevorstehenden routinemäßigen Anwendung der NIPD, so wird deutlich, dass die Faktizität des Machbaren sich stets als mächtiger handlungsleitender Impuls durchgesetzt hat. Dies verwundert nicht in einer Kultur und Gesellschaft, in der in allen Lebensbereichen Möglichkeiten der Problemlösung primär in technischen Innovationen und Anwendungskonzepten gesucht werden. Kausalanalyse und die Anwendung naturwissenschaftlichen Wissens in Technik gelten als der Zugangsweg, auf dem primär Möglichkeiten der Situations- und Problembewältigung gesucht werden, während man sich mit dem Gedanken, etwas sein zu lassen, wie es von sich aus ist, das heißt mit dem Anerkennen naturbedingter und somit unberechenbarer Vielfalt, schwer tut. In diesem Kontext sind auch die naturwissenschaftlich fundierten Handlungskonzepte der modernen prädiktiven und reproduktiven Medizin nicht zufällig, sondern Ausdruck des in der Gesellschaft allgemein vorherrschenden technischen Imperativs, der einhergeht mit dem Willen zur Naturbeherrschung, von dem das Verhältnis des Menschen zu sich selbst nicht ausgenommen ist.

Von der Tatsache, dass unsere Lebenswelt in allen Bereichen von kausalanalytisch-funktionalem Denken und technischen Überformungen geprägt ist, können wir uns nicht einfach distanzieren; denn sie entspricht unserem Welt- und Menschenbild, der Gesamthypothese, an der Wissensbildung und Handlungsentwürfe in unserer postmodernen Kultur ausgerichtet sind. Der dabei zugrunde gelegte gesellschaftliche Konsens wird aber zum ethischen Problem, sobald die in ihm enthaltenen kulturell bestimmten Vorurteile nicht hinterfragt, praktisches Handeln sich in Gewöhnungsprozessen der Legitimationsfrage entzieht und der Mensch Gefahr läuft, in einem zirkulären System eingespielter Handlungs- und Rechtfertigungsmuster, in der unvermittelten Anwendung kausalanalytischen Wissens in Technik, seine Freiheit zu verlieren, indem die Frage nach dem Sinn des Handelns auf die seiner Zweckmäßigkeit verkürzt und auf diese Weise nur bloßer Machbarkeit gefolgt wird. Mitten in dieser Problemsituation befinden wir uns heute im Blick auf die Frage nach dem Umgang mit behinderten Menschen. Der Protest der Behindertenverbände macht zu Recht deutlich, dass in der Verbindung von pränataler Selektion und weitgehender Legalisierung des Schwangerschaftsabbruchs ein Diskriminierungspotential liegt, das grundsätzlich gegen *alle* in der Gesellschaft als behindert geltenden Menschen gerichtet ist.

Vom Wissen um die Möglichkeiten vorhersagender Diagnostik und Genanalyse (auf der Grundlage eines vollständig entschlüsselten menschlichen Genoms), das nicht mehr auf medizinische Fachkreise beschränkt ist, geht ein erheblicher gesellschaftlicher Druck auf die Eltern eines möglicherweise missgebildeten Kindes aus, sich von diesem vorzeitig zu trennen. Dabei entspricht die weitgehend undifferenzierte Inanspruchnahme der Mittel moderner Pränatalmedizin nicht nur der verbreiteten Phobie vor möglichen Unregelmäßigkeiten in der embryonalen Entwicklung. In ihr kommt die in der Gesellschaft allgemein vorhandene Ablehnung behinderter Menschen zum Ausdruck, die letztlich von der Utopie einer behinderten- und leidensfreien Gesellschaft bestimmt ist.

Diese Rechnung wird aber nicht aufgehen, schon aus dem Grund nicht, weil der weitaus größere Teil körperlicher und geistiger Behinderungen nicht die Folge pränatal entstandener und genetisch bedingter Missbildungen ist. Nach Auskunft des Bundesministeriums für Arbeit und Soziales machen diese unter allen in Deutschland mit einer Behinderung lebenden Personen (9,6 Millionen) nur vier bis fünf Prozent aus. Die Möglichkeit, mit einer oder mehreren Einschränkungen leben zu müssen, wird von daher unter Menschen immer präsent sein und trotz pränataler Selektion und weitgehend undifferenzierter Abtreibungspraxis eine Aufgabe in Staat und Gesellschaft bleiben. Das bedeutet, die Entscheidung der Frage, wie mit dem Eindruck des Fremden und Ungewöhnlichen umzugehen ist, wie eine lebenswerte Gesellschaft aussehen und nach welchen sozialen und ethischen Grundsätzen in dieser das Verhältnis zwischen Nichtbehinderten und Behinderten gestaltet und gelebt werden soll, kann grundsätzlich nicht umgangen werden.

8.

Es geht um das Grundproblem im Verhältnis von Behinderten und Nichtbehinderten, von welchen sozialen Grundsätzen und ethischen Normen Zusammenleben bestimmt und zwischenmenschliches Handeln angeleitet sein sollen, so dass Anderssein nicht negiert und der Andere in seinem Sosein anerkannt wird. Dabei ist von vornherein zu sagen, dass es sich nicht um ein reines Versorgungsverhältnis handeln kann, auch wenn dieses durch noch so differenzierte Fördermaßnahmen ergänzt wird; denn ein Handeln, das allein dem Versorgungsgedanken folgt, grenzt bereits aus, schafft und verfestigt die Differenz zwischen denen, die Hilfe gewähren, und den auf Zuwendung Angewiesenen und wird den Grundsatz der gleichberechtigten Teilhabe aller am öffentlichen Leben von vornherein als eine in der Praxis nicht zu realisierende Option deklarieren. Zudem ist zu fragen, ob eine normative Grundlegung zwischenmenschlicher Praxis im Verhältnis von behinderten und nichtbehinderten Personen nur durch ein Handlungsprinzip, beispielsweise das der Fürsorge, begründet sein kann. Hier wird davon ausgegangen, dass nur einander ergänzende ethische Normen und Handlungsgrundsätze, deren Verhältnis sowie Möglichkeiten und Grenzen begründender Kompetenz zu bestimmen sind, dem Anspruch einer ethisch fundierten Legitimation sozialen Handelns gerecht werden können.

Es war im Blick auf die Beziehung von Behinderten und Nichtbehinderten häufig von Differenz und Anerkennung als Kategorien zwischenmenschlicher Beziehung die Rede. Es ist jetzt darauf hinzuweisen, dass beide Begriffe in einem bedingenden Zusammenhang zu sehen sind, in dem sie sich gegenseitig bestimmen. Verschiedenheit ist eine anthropologische Konstante, von der das zwischenmenschliche Verhältnis in zweifacher Hinsicht bestimmt ist: sie ist einerseits in der Tatsache, dass auf der Welt keine zwei Menschen anzutreffen sind, die einander völlig gleichen, faktisch gegeben; andererseits entspricht sie der Intention jedes Menschen, sich in seiner Bezugswelt von den anderen zu unterscheiden. Selbstsein bedeutet zugleich, anders zu sein und um seine Verschiedenheit vom Anderen zu wissen. Gemeinsam ist den Menschen eine grundsätzliche Diversität, die einerseits im Vergleich der Individuen als Phänomen wahrgenommen wird und andererseits als Bedingung der Möglichkeit von Identitätserfahrung und Ichbewusstsein dem Willen des Einzelnen im Verhältnis zu seiner sozialen Mitwelt entspricht.

Es ist davon auszugehen, dass jeder Mensch in seiner Besonderheit wahrgenommen werden will. Dazu muss er in seinem Sosein gesehen und anerkannt werden. Ist der Eindruck der Diversität grundlegend für die Beziehung unter Menschen, so ist Anerkennung die normative Forderung, von der intersubjektives Verhalten und Handeln bestimmt sein müssen, sofern es möglich sein soll, der

Vielfalt der Menschen wie der Besonderheit jedes Einzelnen gerecht zu werden. Man kann auch sagen, der Begriff der Anerkennung tritt in seiner Bedeutung als ethische Norm besonders hervor, wo der äußere Eindruck der Verschiedenheit die Wahrnehmung der sozialen Bezugswelt in der Weise dominiert, dass der Grundsatz der Gleichheit zwischen den Menschen droht, nicht mehr gesehen zu werden. Die Wahrnehmung von Differenz setzt den Vergleich voraus, dieser aber den Eindruck zumindest teilweiser Gleichheit, sonst wäre ein Vergleichen von vornherein ausgeschlossen. Behinderte und Nichtbehinderte stehen sich nicht als zwei Gruppen gegenüber, von denen die eine als „anormal" zu definieren ist, während der anderen Normalsein zuerkannt wird. Dieser Konstruktion haftet vielmehr Willkür an, die in der Terminologie (auch dieses Aufsatzes) nur hingenommen werden kann wegen der Notwendigkeit, mit wenigen Worten und dennoch verständlich zu sagen, was gemeint ist. Menschen mit körperlichen Einschränkungen und geistigen Schwächen sind nicht die „ganz anderen", wie die begriffliche Gegenüberstellung suggeriert. Man muss sich vielmehr klar machen, dass die Vergleichbarkeit zwischen Behinderten und Nichtbehinderten nur möglich ist auf der faktischen Ausgangsbasis gemeinsamen Menschseins, von dem aus Merkmale des Leibes, Verhaltensmuster und geistige Fähigkeiten sowohl übereinstimmend als auch verschieden erscheinen. Dabei muss der Eindruck der Übereinstimmung stärker sein als der der Differenz, um auch Behinderten gegenüber als Anspruch der Anerkennung von Gleichheit wahrgenommen zu werden.

Bei näherem Hinsehen erweist sich Gleichheit hier als ein hybrider Begriff; denn im Verhältnis zur Differenz ist er deskriptiv, vorausgesetzt in Vergleichen, in Beziehung zur Forderung der Anerkennung hingegen normativ. So ist auf deskriptiver Ebene, in der Wahrnehmung unterschiedlicher Menschen, das Bewusstsein der Differenz und zugleich das der Gleichheit vorausgesetzt. Differenz impliziert dabei keine Bewertung, sondern hat die Bedeutung einer Bedingung der Möglichkeit, einen Menschen in seinem Sosein wahrzunehmen und von anderen zu unterscheiden. In der Voraussetzung von Differenz erscheint ein Mensch als Individuum in den Möglichkeiten und Grenzen seiner körperlichen wie psychisch-geistigen Fähigkeiten. Gleichzeitig gilt, nur in der Voraussetzung von Gleichheit erscheinen Individuen als differente Wesen. Wir erfahren Differenz, indem wir gleichzeitig Gemeinsamkeit erwarten.[26]

26 Dietmar Mieth: Behinderte in ihrer Differenz anerkennen: Selbstbilder empfangen, Respekt erweitern, Fürsorge verstärken. In: Graumann, Grüber, Nicklas-Faust, Schmidt, Wagner-Kern (Hg.): Ethik und Behinderung (Anm. 17), S. 92–98, hier: S. 92.

Dies bedeutet im Blick auf zwischenmenschliches Verhalten und Handeln, man muss sich vor der Illusion des „bloß graduellen Unterschieds“[27] hüten. Dem einzelnen Menschen gerecht zu werden, setzt nämlich voraus, dass dieser in den Möglichkeiten und Begrenzungen der ihm eigenen körperlichen wie seelisch-geistigen Befähigungen, in seiner Individualität, gesehen wird. Gleichzeitig ist zu beachten, dass im Versuch, Menschen als differente Wesen zu begreifen, die Gefahr besteht, Unterschiede in Definitionen und Kategorisierungen festzuschreiben und das Gemeinsame über dem Eindruck des Differenten zu vergessen:

> „Die Definition der Differenz bedeutet einen Verlust der ursprünglichen Gemeinsamkeit, für welche die Differenz eher eine Überraschung ist. Denn jetzt herrscht nicht mehr der Modus der Überraschung, sondern der Modus der Erwartung: dass sich alles in die Kategorien definierter Differenz einordnen lässt. Diese Art der Bestimmung der Differenz bedeutet zugleich ihre Verhärtung.“[28]

Es geht darum, Unterschiede weder zu übersehen noch zu verfestigen. Den Anderen in seinem Anderssein anzuerkennen meint vielmehr, „aus der definitorischen und klassifikatorischen Differenz herauszukommen und in die Spontanität der Zusammengehörigkeit von Gemeinsamkeit, Differenz und Anerkennung hineinzufinden“.[29] Damit ist jeder Einzelne aufgefordert, sich den Blick freizuhalten für unterschiedliche Lebensentwürfe, Anforderungen und Möglichkeiten konkreter Situations- und Problembewältigung.

Auf der normativen Ebene kann Gleichheit, wie sie beispielsweise im Begriff der Menschenwürde enthalten ist, auf zweifache Weise ausgelegt werden. Sie meint einerseits, dass alle Menschen Anspruch haben auf Gleichbehandlung, und dass sie andererseits unterschiedslos frei sein müssen in ihrem eigenen Handeln. Ausgelegt auf das Verhältnis zwischen behinderten und nichtbehinderten Menschen bedeutet somit Anerkennung, dass auch die/der Behinderte Anspruch hat auf ein freies und selbstbestimmtes Leben. Hier ist der Einwand zu erwarten, dass unterschiedliche Einschränkungen der körperlichen und/oder psychisch-geistigen Fähigkeiten die Situation behinderter Menschen ausmachen und diese, um ihr Leben erhalten und gestalten zu können, auf zwischenmenschliche Praxis angewiesen sind, die von außen ergänzt, was der Einzelne aus eigenem Vermögen zu tun nicht in der Lage ist. Dazu ist zu sagen, dass das notwendige Angewiesensein auf zwischenmenschliche Praxis ein Merkmal ist, das auf jeden Menschen, ungeachtet seiner individuellen Fähigkeiten und Fertigkeiten, zutrifft. Diese Behauptung mag

---

27 Mieth: Behinderte in ihrer Differenz anerkennen (Anm. 26), S. 95.
28 Mieth: Behinderte in ihrer Differenz anerkennen (Anm. 26), S. 95.
29 Mieth: Behinderte in ihrer Differenz anerkennen (Anm. 26), S. 96.

in einer das Individuum betonenden Kultur und Gesellschaft auf den ersten Blick befremden. Was gemeint ist, wird aber deutlich, wenn man sich die grundsätzliche Bedeutung von Praxis vergegenwärtigt.

Wir sind gewohnt, menschliches Handeln weitgehend mit herstellenden bzw. zweckbestimmten Tätigkeiten, mit Technik, gleichzusetzen, deren Verfahren einerseits an menschlichen Bedürfnissen ausgerichtet sind und andererseits den kontingenten Handlungsmustern unterschiedlicher Professionen in Kultur und Geschichte entsprechen. Gleichwohl erschöpft sich die Bedeutung menschlichen Handelns nicht in seinem funktional-technischen Aspekt; denn „Praxis bedeutet stets zweierlei; einmal die Möglichkeit, tätig und handelnd, also willentlich, etwas hervorzubringen; dann aber auch die ‚Notwendigkeit', auf welche die Praxis antwortet, indem sie eine vom Menschen erfahrene Not zu wenden sucht".[30] Denn auf Grund seiner lebenslangen Unfertigkeit ist der Mensch notwendig auf Praxis angewiesen. Praxis kommt nicht zum Leben des Menschen hinzu, sondern ist mit dessen Existenz gegeben. Die Tatsache, dass ein Mensch lebt, denkt, handelt und dabei auf Autonomie besteht, ist zugleich Ausdruck dafür, dass an ihm schon immer gehandelt worden ist. Dietrich Benner bezeichnet von daher eine Tätigkeit dann als Praxis, „wenn sie *erstens* in einer Imperfektheit oder Not des Menschen ihren Ursprung hat, diese Not wendet, die Imperfektheit selbst aber nicht aufhebt, und wenn *zweitens* der Mensch durch sie eine Bestimmung erlangt, welche nicht unmittelbar aus der Imperfektheit folgt, sondern durch seine Tätigkeit allererst hervorgebracht wird."[31]

Auf Grund seiner Imperfektheit ist der Mensch zum Tätigsein bestimmt, ohne die Unfertigkeit als Wesenszug der Conditio humana handelnd aufheben zu können. Das bedeutet, nicht seine Unfertigkeit ist bereits die Bestimmung des Menschen. Diese bringt er vielmehr erst hervor in gegenseitigem Handeln, das im Blick auf die Möglichkeit seiner Existenz notwendig ist. Praxis ist somit „fundamentale Weise menschlicher Existenz und Koexistenz"[32]. Bedeutet Praxis aber Handeln in Gegenseitigkeit mit dem zweifachen Aspekt, selbst tätig und zugleich darauf angewiesen zu sein, vom anderen im Leben gehalten zu werden, dann ist in die Notwendigkeit tätigen Mitseins jeder Mensch eingeschlossen, ungeachtet seiner körperlichen und psychisch-geistigen Fähigkeiten. Trifft dies zu, dann muss angesichts der Gleichheit aller Menschen im Angewiesensein auf

30 Dietrich Benner: Allgemeine Pädagogik. Eine systematisch-problemgeschichtliche Einführung in die Grundstruktur pädagogischen Denkens und Handelns. 4. Aufl. Weinheim 2001, S. 30.

31 Benner: Allgemeine Pädagogik (Anm. 30), S. 33.

32 Benner: Allgemeine Pädagogik (Anm. 30), S. 31; Anm. 4.

gegenseitiges Handeln jedes Ansinnen zurückgewiesen werden, Hierarchien zu bilden und Menschen nach Kriterien physischer oder psychisch-geistiger Fähigkeiten zu unterscheiden in der Absicht, sie voneinander zu trennen. Es ist Willkür, eine Trennlinie zu ziehen zwischen Nichtbehinderten und Behinderten. Vielmehr muss es darum gehen, den einzelnen Menschen in einem Feld möglicher Daseinsbedingungen zu sehen und in seinem Sosein anzuerkennen in solidarischem Mitsein.

Naturrecht oder Machtanspruch? Pränatalmedizin als Kampffeld

Andrzej M. Kaniowski

Zusammenfassung

Seit der Verabschiedung eines entsprechenden Gesetzes in Polen im Januar 1993 ist unter bestimmten Bedingungen ein Schwangerschaftsabbruch legal. Dennoch war bis dato der Druck der katholischen Kirche auf die Ärzteschaft so groß, dass vielen Patientinnen ihr Recht auf Abtreibung verwehrt wurde, etwa indem der Eingriff so lange verzögert wurde, bis die Frist verstrichen war. Auf diese Weise erwirkte auch der Gynäkologe Bogdan Chazan in Warschau 2014, dass eine Patientin ihr Kind austrug, bei dem bereits in der 22. Schwangerschaftswoche eine schwere Behinderung und keine Überlebenschance nach der Geburt diagnostiziert wurde. Chazan hatte sich auf die sogenannte Gewissensklausel berufen, die nach der Meinung ihrer Befürworter in der polnischen Verfassung verankert sei. Seine Entlassung als Klinikleiter führte zu einer öffentlichen Debatte in Polen um diese Klausel und die Säkularisierung Polens.

Abstract

In January 1993, a law was passed in Poland, allowing abortion under specific circumstances. However, the Catholic Church put pressure to bear on physicians, so that many women were deprived of their right to abortion, for instance by delaying the surgery until the period for a legal abortion elapsed. In that manner, Varsovian gynecologist Bogdan Chazan caused a patient to carry a child to full term in 2014, though there was a diagnose in the 22nd week of pregnancy, saying the child will be profoundly disabled at birth and will not survive. Chazan had appealed to the so-called conscience clause that according to the opinion of its proponents had a legal basis in the Polish constitution. When he got dismissed as medical superintendent of the clinic he worked for, a public debate arose, discussing the conscience clause as well as the secularization of Poland.

Das im Titel angedeutete Thema war zwar ursprünglich als ein Thema von weltanschaulicher Relevanz gemeint, der Autor konnte aber nicht ahnen, dass es in Polen eines Tages auch tagespolitische Brisanz haben würde (die ihn auch dazu bewogen hat, den Untertitel „Pränatalmedizin als Kampffeld“ zu ergänzen). Für mehrere Jahre nach der Verabschiedung des „Abtreibungsgesetzes“ – d.h. des am 7. Januar 1993 in Kraft getretenen neuen Gesetzes über „Familienplanung, Schutz des menschlichen Fötus und Bedingungen für erlaubte Abtreibung“[1] – konnte man meinen, dass ein unkommentierter Kampf fortdauern würde: In das unterschwellige Ringen zwischen ärztlicher und staatsanwaltlicher Praxis, der Frau den rechtlich verankerten Schwangerschaftsabbruch zu verwehren, mischte sich weder der Staat noch die breite Öffentlichkeit ein. Man konnte also meinen, dass dieser für mehrere Jahre herrschende Zustand, nämlich eines nicht im Tageslicht ausgetragenen Kampfes, andauern würde und weiterhin ein verdeckter Druck auf Ärzte ausgeübt wird, sich dem Gesetz nicht unterzuordnen, welches für drei verschiedene Fälle eine Abtreibung erlaubt. Dies impliziert, den Patientinnen einerseits ihr Recht zu verweigern, aber ihnen andererseits die Möglichkeit nicht völlig zu verwehren, etwa in einem anderen Krankenhaus, bei einem anderen Arzt legal einen Schwangerschaftsabbruch vorzunehmen. Der Abtreibungskompromiss schien offiziell eingehalten, bloß in der Praxis unterminiert. So unternahmen Ärzte vermutlich aus Gewissensgründen Verschiedenes, um den Patientinnen das Wahrnehmen ihrer Rechte zu erschweren, aber nicht völlig unmöglich zu machen. Dennoch wirkte es so, als könne einer Frau – trotz des Einflusses auf die Ärzteschaft – ihr Anspruch auf Abtreibung nicht verwehrt werden, wenn sie sich nur ihrer Rechte bewusst sei. Dies zumindest war die Wahrnehmung in der Öffentlichkeit, bis der Fall des Gynäkologen Bogdan Chazan, Professor und Direktor an der Klinik der Heiligen Familie in Warschau, bekannt wurde. Sein Umgang mit einer Patientin regte die Diskussion um die gängige Praxis des Abtreibungskompromisses in Polen an. Zwar wussten Eingeweihte schon vorher einiges über die berühmt-berüchtigten Praxen der Kliniken und Staatsanwaltschaften. So wurden Bescheinigungen darüber, dass die Schwangerschaft die Folge eines Verbrechens war (Vergewaltigung, Inzest oder Geschlechtsverkehr mit einer minderjährigen Person), sehr zögernd erteilt, wodurch die Abtreibung nicht mehr legal war. Der vorliegende Beitrag behandelt einen Fall, der beispielhaft für die gängige Vorgehensweise ist und Details zum Umgang mit Schwangerschaftsabbrüchen in Polen seit der Verabschiedung des Gesetzes aufzeigt. Ob das Wissen darum jedoch die Entscheidung der polnischen Wähler beeinflusst, ist ungewiss.

1 Ustawa z dnia 7 stycznia 1993 r. o planowaniu rodziny, ochronie płodu ludzkiego i warunkach dopuszczalności przerywania ciąży [das Gesetz vom 7. Januar 1993 über Familienplanung, Schutz des menschlichen Fötus und Bedingungen für erlaubte Abtreibung] und ustawa z dnia 30 sierpnia 1996 o zmianie ustawy o planowaniu rodziny, ochronie płodu ludzkiego i warunkach dopuszczalności przerywania ciąży [das Gesetz vom 30. August 1996 über die Änderung des Gesetzes über Familienplanung, Schutz des menschlichen Fötus und Bedingungen für erlaubte Abtreibung], Dz. U. 1993 nr 17 poz. 78. http://isap.sejm.gov.pl/DetailsServlet?id=WDU19930170078 (Stand 25.9.2015).

Die Enthüllungen um den Fall Chazan führten dazu, dass sich nicht nur die Akzente im vorliegenden Aufsatz über Naturrecht und Pränatalmedizin verschoben haben. Ebenso bildete sich ein neuer Blick aus, basierend auf einem naturrechtlichen Denken, so dass die Botschaft folgender Ausführungen einen anderen Charakter bekam. Erstens musste die Darstellung viel breiter angelegt werden: es geht jetzt also nicht nur – und nicht vorwiegend – um den naturrechtlichen Ansatz, der weiterhin den Hintergrund bildet, und die Pränatalmedizin. Stattdessen wird die glaubensbedingte Stellungnahme der katholischen Kirche in Polen zu bio- und medizinethischen Problemen allgemein betrachtet. Zweitens wird nun neben einer philosophischen oder theorieethischen Analyse eines philosophischen bzw. philosophisch-religiösen Ansatzes auch eine philosophische und zugleich politische Praxis diskutiert. Dabei steht die aktuelle Auseinandersetzung mit der glaubensbedingten und zugleich politisch aufgeladenen Position der katholischen Kirche in Polen im Fokus. Teil dieser philosophisch-religiösen Spannung sind die Fakten um Bogdan Chazans Verhalten, die jetzt den Machtkampf zwischen der Kirche und dem noch nicht ganz und gar durch die Kirche geprägten Staat deutlich machen.

Die Situation in Polen lässt sich treffend mit dem von Jacob Burckhard geprägten Konzept der drei Kräfte beschreiben. Burckhard zufolge gibt es in allen Epochen und Zeiten folgende drei Kräfte: Staat, Kultur und Kirche.[2] Zwischen ihnen findet ein permanenter Kampf statt. Je nach den historischen Umständen bilden zwei von ihnen ein Bündnis und wenden sich gegen die dritte Kraft. In dem Moment, in dem sich der Fall von Chazan ereignet hatte, hatten wir in Polen mit einem Zustand zu tun, in dem sich zum ersten Mal nach der Transformation 1989 der Staat gemeinsam mit der Kultur – d.h. mit der Meinung der kritischen, nichtkonservativen Öffentlichkeit – gegen die Kirche gewandt zu haben schien.

Zu diesem folgenreichen Ereignis – durch das die Öffentlichkeit in Polen der pränatalmedizinischen Problematik und Praxis gewahr wurde – kam es im Sommer 2014, als Chazan, katholischer Gynäkologe in Warschau und Leiter der Klinik der Heiligen Familie, eine Patientin behandeln sollte. Er verweigerte der 38jährigen Frau die legale Abtreibung. Diese hatte in der 22. Schwangerschaftswoche erfahren, dass ihr Fötus keine Schädeldecke hatte und sein Gehirn kaum ausgebildet war. Diese Diagnose bedeutet, dass das Kind entweder schon tot geboren oder kurze Zeit nach der Geburt sterben würde. Durch Chazans Verweigerung und der Verordnung weiterer Untersuchungen, die sich bis in die 25. Schwangerschaftswoche zogen, lief die Zeit für eine legale Abtreibung ab, sodass die Frau gezwungen

2 Vgl. Jacob Burckhardt: Weltgeschichtliche Betrachtungen. Berlin, Stuttgart 1910, S. 26 ff.

war, das Kind zu gebären. Es starb neun Tage nach der Geburt. Chazans Verhalten wurde deshalb zu einem scharf kritisierten Fall, da er unter Berufung auf die Gewissensklausel erst nach der 24. Schwangerschaftswoche seine Entscheidung bekanntgab, den Abbruch nicht durchzuführen, wodurch die Frist einer legalen Abtreibung verstrich.

Wir hatten hier zum ersten Mal mit einer eindeutig instrumentalisierten Verwendung der Gewissensklausel[3] zu tun. Diese Instrumentalisierung bestand darin, dass die Klausel nicht dazu angewandt wurde, wozu sie eingeführt worden ist, d.h. zum Schutz des ärztlichen Gewissens. Stattdessen berief sich Chazan auf die Klausel, um ein anderes Gut zu erlangen: die Rettung des Lebens – des Lebens eines ungeborenen Kindes. Mit dieser Instrumentalisierung ist nun auch der Schleier einer dem Abtreibungskompromiss entsprechenden Praxis gefallen. Zudem hat sich der Konflikt zwischen den Parteien spürbar verschärft, die vor etwa zwanzig Jahren diesen Kompromiss erwirkt hatten.[4] Zwar war bekannt, dass die katholische Kirche Druck auf Ärzte und Krankenhäuser ausübte, den schwangeren Frauen selbst in gesetzlich vorgesehenen Fällen das Recht auf eine legale Abtreibung nicht zu gewähren. Man ging jedoch davon aus, dass diesen Frauen ihr Recht nicht gänzlich verwehrt wird – der Arzt oder das Krankenhaus würde keine Schritte unternehmen, um einer Patientin darüber hinaus eine Falle zu stellen, etwa eine Verordnung zweckloser Untersuchungen.

Bis zu dem hier behandelten Fall konnte man die Lage zur legalen Abtreibung in Polen etwa so sehen: das Abtreibungsgesetz ist Ausdruck eines Kompromisses zwischen der katholischen Kirche und einigen damals zersplitterten konservativen Parteien einerseits, und der postkommunistischen und zugleich linksliberalen Partei (SLD – Sojusz Lewicy Demokratycznej, *Demokratische Linksallianz*), die zur Zeit der Verabschiedung dieses Gesetz regierte, andererseits. Der Kompromiss bestand darin, dass die Abtreibung in drei Fällen zugelassen wurde: 1. wenn die

---

3 Die Gewissensklausel ist nur im § 39 des Gesetzes bezogen auf den Beruf des Arztes aus dem 5. Dezember 1996 (mit den späteren Änderungen) verankert; die konsolidierte Fassung des Gesetzes vom 10. März 2015: Dz. U. 1.IV.2015, Poz. 464: obwieszczenie Marszałka Sejmu Rzeczypospolitej Polskiej z dnia 10 marca 2015 r. w sprawie ogłoszenia jednolitego tekstu ustawy o zawodach lekarza i lekarza dentysty (Ankündigung des Vorsitzenden des polnischen Sejm vom 10. März 2015 über die konsolidierte Fassung des Gesetzes über den Beruf des Arztes und Zahnarztes), http://isap.sejm.gov.pl/DetailsServlet?id=WDU19970280152&min=1 (Stand 25.9.2015).

4 Nur unter den in Polen bestehenden Bedingungen kann das polnische Abtreibungsgesetz, das im Ausland als eines der restriktivsten Gesetze in Europa gilt, als ein Kompromiss betrachtet werden.

Schwangerschaft die Folge einer Vergewaltigung ist; 2. wenn die Schwangerschaft eine Gefahr für das Leben der Mutter bedeutet; und 3. wenn aufgrund einer vorgeburtlichen Diagnose festgestellt worden ist, dass das Kind schwer geschädigt ist. In der Gesellschaft entstand mit dem Kompromiss der Eindruck, die Verteidiger des ungeborenen Lebens stimmten schweren Herzens zu und akzeptierten die Argumente der anderen Seite, wodurch ein *modus vivendi* erreicht wurde. Ein Zusammenleben schien, wenngleich ohne vollständige Übereinstimmung, zwischen Menschen unterschiedlicher Meinungen und Interessen möglich, mit der Erklärung, beide Seiten wollten sich an den erreichten Kompromiss halten. Selbst das Wissen über den stets ausgeübten Druck seitens der katholischen Kirche konnte diese Vermutung und Erwartung nicht erschüttern. Nun zeigte aber das Verhalten von Chazan, dass es nicht mehr um einen *modus vivendi* ging, sondern um einen am Körper einer schwangeren Frau geführten Machtkampf. Eine flüchtige Analyse der Besonderheiten dieses Falls, die im Weiteren kurz ausgeführt wird, wird diese neue Seite der Auseinandersetzung um Abtreibung und mithin auch um pränatale Medizin näher thematisieren.

1. Die Reaktionen

Zunächst sind die unterschiedlichen Reaktionen auf das Verhalten Chazans und die dadurch entstandene Situation zu erörtern. Überraschenderweise hatte Chazans Weigerung eine Reaktion der staatlichen Behörden hervorgerufen, was diesen Fall bereits besonders macht. Im Fall von Alicja Tysąc, die durch das Verhalten der Ärzte dazu gezwungen wurde, ein Kind zu gebären, obwohl sie schwer sehbehindert war und wegen der Gefahr einer gänzlichen Erblindung (also wegen der Gefährdung der Gesundheit der Mutter) berechtigt war, die Schwangerschaft abzubrechen, war der Staat zu einer Reaktion erst nach der Entscheidung des Gerichts in Straßburg bereit.[5] Der Unterschied zur Causa Chazan bestand darin, dass vom Gesundheitsminister, Bartosz Arłukowicz, eine Untersuchung durch die Ärztekammer angeordnet worden ist. Die Oberbürgermeisterin von Warschau, Hanna Gronkiewicz-Waltz, hatte den Gynäkologen nach einer Analyse des Kontrollberichtes über das von ihm geleitete Krankenhaus – und unter Berufung auf

5 Zum Fall von Alicja Tysiąc siehe den Bericht von Thomas Roser: Abtreibung: Polen legt Berufung gegen EU-Urteil ein. In: Tagesspiegel, 22.6.2007, http://www.polentoday.de/content/view/868/44/ (Stand 25.9.2015) und den Beitrag der polnischen Schriftstellerinn Dorota Masłowska: Ein Einschreiben von Gott. In: Frankfurter Allgemeine Zeitung, 17.4.2007, http://www.faz.net/aktuell/feuilleton/buecher/der-fall-alicja-tysic-ein-einschreiben-von-gott-1438068.html (Stand 25. 9.2015).

Vertrauensverlust – von seinem Posten entlassen. Das Krankenhaus wurde überdies mit einer Geldstrafe belegt. Eine der festgestellten Regelwidrigkeiten bestand in der Verheimlichung von Informationen gegenüber der Patientin. Dem Leiter des Krankenhauses wurde zudem der Vorwurf gemacht, dass er zwar das Recht hatte, mit der Berufung auf die Gewissensklausel die Ausführung der Abtreibung zu verweigern, aber es war der Oberbürgermeisterin zufolge rechtswidrig, sich im Namen der ganzen Institution zu äußern.

Auf das Verhalten des Arztes reagierte auch Irena Lipowicz, die Ombudsfrau für Bürgerrechte in Polen. Sie forderte eine Änderung der Rechtsvorschriften: „Ärzte haben ein Recht auf eine Gewissensklausel, Patienten haben ein Recht auf Gesundheitsschutz", meinte Lipowicz. Ähnlich hatte sich der damalige Premierminister Donald Tusk geäußert: „Die Gewissensfreiheit des Arztes dürfe keine negativen Auswirkungen für Patienten haben." Auch der Ethiker und frühere Rektor der Katholischen Universität Lublin Professor Andrzej Szostek hatte sich im gleichen Sinn geäußert: „Wenn jemand meint, die Überweisung an einen anderen Arzt verstoße gegen sein Gewissen, dann darf er nicht als Arzt und besonders nicht als Gynäkologe arbeiten." Mit einer solchen Feststellung distanzierte sich Szostek auch von der Position der Bischofskonferenz.

Diese Reaktionen stießen auf heftige Kritik seitens der Katholiken und Bischöfe – vor allem von dem Warschauer Metropoliten Kazimierz Nycz und dem Erzbischof von Lodz Marek Jędraszewski.

2. Die Gewissensklausel

Die Entscheidung des Warschauer Rathauses, Chazan, den Chefarzt der Warschauer Klinik, seines Amtes zu entheben, wurde von Nycz auf bezeichnende Weise interpretiert. Er stellte diese Entscheidung als Ausgangspunkt eines beabsichtigten Vorgehens dar, in dem gläubige Ärzte in Polen von Führungsposten entlassen werden, und verstand dieses Vorgehen gleichzeitig als grobe Verletzung eines der wichtigsten in der Verfassung verankerten Menschenrechte, des Rechts auf Gewissensfreiheit. Chazans katholischer Verteidiger verstand das Urteil dahingehend, dass der Arzt entlassen wurde, weil er sich auf die Gewissensklausel berufen hatte. Die Amtsenthebung wird als Ergebnis des Widerstands verstanden, entgegen seinem eigenen Gewissen zu handeln. Diese Auslegung scheint in der polnischen Gesellschaft weit verbreitet zu sein. Eine rechts- und gesetzesmäßige Auslegung der Entscheidung des Warschauer Rathauses bezogen auf Chazan als Direktor des Krankenhauses und auf den Arzt Chazan, findet jedoch dagegen nur in einem kleinen Teil der Gesellschaft Verständnis. Diese Auslegung wurde nach der Einstellung des einjährigen Ermittlungsverfahrens im Juli 2015 durch den Vertreter des Warschauer Rathauses wiederholt: „Bei unserer Entscheidung wurden ganz andere Aspekte berücksichtigt [als solche, die die Staatsanwaltschaft berücksichtigt hatte], nämlich die, die damit zusammenhängen, dass er der Verwalter des Krankenhauses, der Direktor war und nicht die Fachkraft; und dies sind zwei völlig andere Aspekte der ganzen Sache."[6]

Das Urteil der Staatsanwaltschaft, obwohl diese nicht die Entscheidung des Warschauer Rathauses untersucht hat, sondern die Klage der Patientin, hatte das falsche, etwa das von Kardinal Nycz vorgelegte Verständnis der Entscheidung des Warschauer Rathauses – als der Aufsichtsbehörde des von Chazan geleiteten Krankenhauses – in gewisser Hinsicht verstärkt. Ähnliche Wirkung hatte auch die ebenso nach einem Jahr abgelegte Erklärung einer zuständigen Disziplinarkommission (d.h. des Beauftragten für die berufliche Verantwortung an der polnischen Ärztekammer): indem sich Chazan auf die Gewissensfreiheit berufen habe, „trifft ihn auf professioneller Ebene keine Schuld", hieß es in der Entscheidungsbegründung des Beauftragten.[7]

Die Falschheit der Behauptung, die dann auch dazu dient, den Angriff auf das Warschauer Rathaus und die Oberbürgermeisterin zu begründen, die Vertreterin eines konservativen Flügels der früher von Donald Tusk geleiteten liberal-konservativen Partei PO (Platforma Obywatelska, *Bürgerplattform*) ist, bestand u.a. darin sich darauf zu berufen, dass die Gewissensklausel vermeintlich schon in der polnischen Verfassung vorhanden sei. Das ist die erste Missdeutung oder Fälschung. In der polnischen Verfassung ist direkt von der Gewissensfreiheit nur im Zusammenhang mit der Religionsfreiheit die Rede. Darüber hinaus ist sinngemäß von einer Gewissensklausel im Artikel 85 der polnischen Verfassung die Rede, in dem die „Verteidigung des Vaterlandes" als eine „Pflicht des polnischen Staatsangehörigen" genannt wird. In Absatz 3 dieses Artikels wird festgestellt: „Ein Staatsangehöriger, dessen religiöse Anschauungen oder moralische Überzeugungen die Ableistung des Wehrdienstes nicht zulassen, kann zu einem Ersatzdienst gemäß den im Gesetz bestimmten Grundsätzen verpflichtet werden."[8] In der

---

6 Ohne Autor: Warszawski ratusz o umorzeniu sprawy prof. Chazana. In: Gazeta Prawna, 12.6.2015 http://www.gazetaprawna.pl/artykuly/877066,warszawski-ratusz-o-umorzeniu-sprawy-prof-chazana.html (Stand 13.9.2015)

7 Guiseppe Nardi: Der Arzt Bogdan Chazan, wegen Abtreibungsverweigerung entlassen, wurde rehabilitiert. 16. 6.2015. In: Katholisches.info Magazin für Kirche und Kultur http://www.katholisches.info/2015/06/16/der-arzt-bogdan-chazan-wegen-abtreibungsverweigerung-entlassen-wurde-rehabilitiert/ (Stand 13.9.2015).

8 Vgl. die polnische Verfassung in deutscher Übersetzung: http://www.sejm.gov.pl/prawo/konst/niemiecki/kon1.htm (Stand 25.9.2015).

Verfassung ist also nur in einem einzigen Fall so etwas wie eine Gewissensklausel vorgesehen – für den Wehrdienst. Dabei muss auch beachtet werden, dass diese Regelung aus der Zeit stammt, bevor an die Stelle der Wehrpflicht der Freiwillige Wehrdienst trat.

Die Gewissensklausel ist allerdings im Gesetz für den Beruf des Arztes vorgesehen. So steht im Artikel 39: „Ein Arzt darf sich von der Ausübung jener Gesundheitsleistungen zurückhalten, deren Ausübung sich nicht mit seinem Gewissen vereinbaren lässt, ausgenommen Art. 30, wobei er verpflichtet ist, reale Möglichkeiten des Erhalts dieser Leistungen von einem anderen Arzt oder an einer anderen medizinischen Einrichtung anzuweisen und er ist verpflichtet, diesen Sachverhalt zu begründen und in der ärztlichen Dokumentation zu vermerken. Von einem Arzt, der seinen Beruf aufgrund eines Vertrages oder im Rahmen eines Dienstes ausübt, wird ebenfalls gefordert, vorherige Ankündigung seinem Vorgesetzten schriftlich vorzulegen."[9] In Artikel 30 werden die Situationen genannt, in denen ein Arzt zur Hilfeleistung unbedingt verpflichtet ist: „Der Arzt hat die Pflicht, medizinische Hilfe in jedem Fall zu leisten, in dem die Verzögerung der Hilfeleistung den Verlust von Menschenleben, eine schwere Verletzung des Körpers oder schwere gesundheitliche Störungen verursachen würde; dazu ist er auch in sonstigen dringenden Fällen verpflichtet."[10]

Die Warschauer Staatsanwaltschaft hatte ihre Entscheidung zur Einstellung des Ermittlungsverfahrens gegen Chazan damit gerechtfertigt, dass die Verweigerung des Schwangerschaftsabbruchs keine Bedrohung für das Leben oder die Gesundheit der Mutter nach sich gezogen habe und es dementsprechend nicht zu einem Verbrechen gekommen sei. Gleichzeitig fügte aber der Sprecher der Bezirksstaatsanwaltschaft Warschau hinzu: „Es ist nicht zu bezweifeln, dass Professor Chazan die im Zusammenhang mit seiner Berufung auf die Gewissensklausel ihm auferlegten Pflichten nicht erfüllt hat." Diese Nichterfüllung seiner Pflichten wurde aber durch die Staatsanwaltschaft nicht als ein strafbares Delikt qualifiziert, weil ein solches Delikt nur durch einen öffentlichen Beamten begangen werden kann und ein Krankenhausdirektor kein Beamter des öffentlichen Dienstes ist. Diese Begründung der Staatsanwaltschaft – zusammen mit der durch die Disziplinarkommission an der Ärztekammer vollzogene umfängliche Entlastung Chazans – hat dazu geführt, dass sowohl Chazan selbst als auch seine zahlreichen Unterstützer und Verteidiger aus der katholischen Kirche von der uneingeschränkten rechtlichen und moralischen Richtigkeit seines Handelns überzeugt waren.

9 Ankündigung des Vorsitzenden des polnischen Sejm vom 10. März 2015 (Anm. 3).
10 Ankündigung des Vorsitzenden des polnischen Sejm vom 10. März 2015 (Anm. 3).

Weder hat der Fall Chazans den Streit um die Gewissensklausel ausgelöst, noch haben die Entscheidungen der Disziplinarkommission oder der Staatsanwaltschaft diesen Streit beendet. Zu einer Auseinandersetzung ist es tatsächlich schon ein Jahr früher gekommen, als die Bioethische Kommission an der Polnischen Akademie der Wissenschaften im Herbst 2013 eine Stellungnahme verfasste – sowohl zur missbräuchlichen Verwendung der Gewissensklausel auf Kosten der Patientenrechte als auch zur jahrelangen Praxis der Verweigerung, Abtreibungen in gesetzlich zugelassenen Fällen durchzuführen. Sie bezog sich damit auch auf die wiederholten Appelle an die polnische Regierung seitens internationaler Organisationen, „die innerstaatlichen Gesetze und Vorschriften in Bezug auf die sogenannte Gewissensklausel zu verbessern".[11] Diese Stellungnahme hat eine heftige Reaktion der Sachverständigen für bioethische Fragen an der Polnischen Bischofskonferenz ausgelöst. Ihre ausführliche Replik vom 14. Februar 2014 beinhaltet eine in diesem Zusammenhang wichtige abschließende Aussage: „Die Stellungnahme des Ausschusses für Bioethik der Polnischen Akademie der Wissenschaften führt zu einer Abwertung des Arztberufes. Sie unterstützt damit, dass ein Arzt im Rahmen der sogenannten reproduktiven Rechte oder der Erwartungen bezüglich Geburtenkontrolle und Abtreibung zum Anbieter einer ‚Medizin der Wünsche' reduziert wird. Ein Ausdruck dessen ist die Versachlichung des Kindes, die nun bereits mit der Empfängnis beginnt, sowie die Bereitschaft, dies als eine allgemein gültige Philosophie medizinischer Praxis vorzugeben. Es ist inakzeptabel, eine Kultur der Ärzteschaft zu prägen, in der – abgesehen von außergewöhnlichen Umständen – das Individuum seine Subjektivität verliert und gezwungen ist, seine Identität zu verleugnen und sich an einem Verfahren zu beteiligen, das seinem Gewissen nach ein moralisches Übel ist."[12] Auf diese Erklärung der Sachverständigengruppe hat die Bioethische Kommission der Polnischen Akademie sachlich, kritisch und ausführlich reagiert, indem sie zu allen

---

11 Stanowisko Komitetu Bioetyki przy Prezydium PAN n4 4/2013 z dnia 12 listopada 2013 roku w sprawie tzw. klauzuli sumienia (Die Stellungnahme des Ausschusses für Bioethik der Polnischen Akademie der Wissenschaften 4/2013 vom 12. November 2013 zur Gewissensklausel), Pkt. 3 http://www.bioetyka.pan.pl/images/stories/Pliki/Stanowisko%20KB%20nr%204-2013.pdf (Stand 13.9.2015).

12 „Stanowisko Zespołu Ekspertów KEP ds. bioetycznych w sprawie klauzuli sumienia" (Die Stellungnahme der Sachverständigengruppe der polnischen Bischofskonferenz zur Gewissensklausel) http://episkopat.pl/dokumenty/pozostale/5717.1,Stanowisko_Zespolu_Ekspertow_KEP_ds_Bioetycznych_w_sprawie_klauzuli_sumienia.html (Stand 13.9.2015).

angesprochenen Problemen Stellung bezieht und auf unzählige fälschliche Feststellungen und Auslegungen in der Darstellung der Bischofskonferenz hinweist.[13]

Der Kampf um die Gewissensklausel, der letztendlich ein Kampf um die Form des Zusammenlebens und um die Machtordnung in Polen ist, hatte die Auseinandersetzung auf eine andere Ebene geführt. Die Auseinandersetzung um gleichgeschlechtliche Partnerschaften war noch eine Debatte, in der die Position der Gegner einer Legalisierung solcher Partnerschaften mit Berufung auf eine naturrechtlich-metaphysische Ordnung begründet worden war. Die Auseinandersetzung um die Gewissensklausel kommt ohne einen direkten Bezug auf eine objektive metaphysisch-naturrechtliche, mithin eine teleologische Ordnung aus. Das heißt aber nicht, dass diese im Hintergrund stehende Ordnung keine fundamentale Begründungsfunktion mehr spielt. Dennoch steht jetzt die Freiheit des Gewissens eines jeden Individuums im Vordergrund.

Diese Verschiebung des Feldes, auf dem derselbe Kampf zwischen einer der drei Burckhardschen Kräfte ausgetragen wird – Religion gegen Staat und Kultur – schien für die Verteidiger des Verhaltens von Chazan günstig zu sein. Dies muss aber nicht unbedingt der Fall sein. Die bisherige Begründungsgrundlage, das Naturrecht, ist in den Hintergrund getreten. In den Vordergrund dagegen ist das Individuum mit seinem Gewissen gerückt. Man konnte sogar meinen, dass es zu einer Verschiebung der Pole gekommen ist: die Gegner einer nachmetaphysischen, liberalen Weltansicht, die sich bisher auf eine objektive teleologische Ordnung der Welt beriefen, scheinen sich jetzt auf ein individualistisches nachmetaphysisches Denken zu beziehen, das der Freiheit jedes einzelnen, der Gewissensfreiheit, verpflichtet ist.

Die Idee der Gewissensfreiheit, also eine aufklärerische Idee, die dazu dienen sollte, die Menschen vor religiösem Zwang zu schützen, wird von Mitkämpfern Chazans jetzt zu einem Werkzeug in ihrem Kampf gegen eine liberale Staatsordnung. Durch eine Instrumentalisierung der Gewissensklausel und den auf die Ärzteschaft ausgeübten Druck versuchen die Gegner der Reproduktionsrechte zu erwirken,[14] dass sogar dann ein Schwangerschaftsabbruch verunmöglicht wird,

---

13 „Odpowiedź Komitetu Bioetyki przy Prezydium PAN na zarzuty Zespołu Ekspertów Konferencji Episkopatu Polski ds. Bioetycznych“ (Die Antwort des Ausschusses für Bioethik der Polnischen Akademie der Wissenschaften am Präsidium der Polnischen Akademie der Wissenschaft auf Vorwürfe seitens der Sachverständigengruppe der Polnischen Bischofskonferenz) vom 31.7.2015.

14 Zum unterschiedlichen Umgang mit Reproduktionsrechten in Europa siehe: Gunda Werner Institut für Feminismus und Geschlechterdemokratie (Heinrich Böll Stiftung): Reproduktionsrechte in Europa. Wem gehört mein Bauch? 6.3.2013 http://www.

wenn er gesetzlich zugelassen ist. Die Patientinnen können ihr Recht auf Abtreibung praktisch nicht mehr wahrnehmen, weil es kaum einen Arzt und kaum eine medizinische Anstalt geben wird, die sich nicht auf die Gewissensklausel berufen, um den Eingriff zu verweigern. Das ist ein Versuch, die gewünschte konservativ-katholische Weltansicht über einen Umweg zu verwirklichen. Weil in einer durch Liberalismus, Konsumptionismus und einen moralischen Indifferentismus durchdrungenen Welt die Verwirklichung des erwünschten Zustandes, also des Zustandes, in dem die konservativ-katholische Weltansicht in der Verfassung und in der gesetzlichen Ordnung vollständigen Niederschlag findet, schwer machbar ist, wird der Versuch unternommen, das Verhalten der Ärzteschaft zu beeinflussen. Der Druck auf die Meinungsbildung polnischer Ärzte wird durch vollendete Tatsachen seitens konservativer Katholiken aufgebaut. So ist die Auseinandersetzung mit Vertretern der gegnerischen Position von Unehrlichkeit geprägt, was die Bioethische Kommission der Polnischen Akademie der Wissenschaften in ihrer Stellungnahme vom 31. Juli 2014 feststellt: „Die Bioethik ist ein komplexes und mehrdimensionales Feld, in dem keine Antwort eine absolute Richtigkeit gewährleisten kann. Eine ethische und geistige Richtlinie lautet: *plus ratio quam vis*. Die Bioethik wird im Dialog betrieben. Voraussetzung eines bioethischen Dialogs ist Redlichkeit und Fairness beim Wiedergeben gegnerischer Behauptungen, Sachlichkeit beim Argumentieren, die Bereitschaft, den Glauben an die eigene Unfehlbarkeit, abzulehnen, eine Offenheit für die Ansichten der anderen, und – was äußerst wichtig ist – die Achtung für die Gesprächspartner und ihre Urteile. Der Name ‚Sachverständigengruppe der Konferenz des polnischen Episkopats für bioethische Fragen' verpflichtet und zwar auf zweierlei Weise. Zum einen verpflichtet er zu einer intellektuellen Fairness, denn sie ist eine Voraussetzung für das Vertrauen in die Experten. Und zweitens verpflichtet er, sich an die oben genannten Regeln eines wohlwollenden Gesprächs zu halten. Bei der Behandlung bioethischer Fragen sollte man sich an grundlegende Voraussetzungen der Ethik halten, sowohl einer Ethik des wissenschaftlichen Verhaltens als auch einer Ethik des Dialogs. In der von der Sachverständigengruppe veröffentlichten Stellungnahme fehlt beides."[15] Mit dieser Bemerkung prangert die Bioethische Kommission der Polnischen Akademie der Wissenschaften die unzulängliche Form an, mit der die katholische Kirche Zwang auf die Meinungsbildung von Ärzten und ebenso der Öffentlichkeit ausübt.

---

gwi-boell.de/de/2013/03/06/reproduktionsrechte-europa-wem-gehört-mein-bauch (Stand 13.9.2015).

15 „Odpowiedź Komitetu Bioetyki przy Prezydium PAN na zarzuty Zespołu Ekspertów Konferencji Episkopatu Polski ds. Bioetycznych" (Anm. 13).

Jene Etappe in der Entwicklung einer postsäkularen Gesellschaft zu erreichen, welche Jürgen Habermas als komplementären Lernprozess bezeichnet, an dem sowohl konfessionell gebundene als auch konfessionslose Bürger teilnehmen, ist beim jetzigen Stand in Polen, in einer noch vorsäkularen Gesellschaft, eine besonders schwierige Aufgabe. Es wird aber die Zeit kommen, in der die gläubigen und ungläubigen Bürger „ihre Beiträge zu kontroversen Themen in der Öffentlichkeit (…) auch aus kognitiven Gründen gegenseitig ernst nehmen" werden wollen und müssen.[16]

16 Jürgen Habermas: Vorpolitische Grundlagen des demokratischen Rechtsstaates. In: Ders.: Zwischen Naturalismus und Religion. Philosophische Aufsätze. Frankfurt a.M. 2005, S. 116 f. Dieser Text basiert auf einem Vortrag von Habermas und der anschließenden Diskussion zwischen ihm und dem damaligen Kardinal Joseph Ratzinger am 19. Januar 2004 in der Katholischen Akademie München.

Retterkinder. Eine medizinethische Güterabwägung

Giovanni Rubeis

Zusammenfassung
Die Erzeugung von Retterkindern sorgt seit der erstmaligen Anwendung des Verfahrens für ethische Debatten. Der Diskurs wird dadurch kompliziert, dass philosophische Zusatzhypothesen und Konzepte wie die Menschenwürde einbezogen werden. Als Alternative zu einem philosophisch-theoretischen Zugang zur Thematik wird eine medizinethische Güterabwägung vorgeschlagen. Diese bezieht sich auf Güter, die in der medizinischen Praxis vorkommen. Die Güterabwägung führt zu dem Schluss, dass eine begrenzte Anwendung dieser therapeutischen Maßnahme ethisch vertretbar ist.

Abstract
Since it was first implemented, the creation of saviour siblings is a cause for ethical debates. Additional hypotheses and philosophical concepts like human dignity add to the complexity of the discourse. A weighing of goods within the context of medical ethics is presented as an alternative to philosophical and theoretical accounts. This includes goods common to the medical practice. As a result, an application of the therapeutic measure within certain limits is considered as ethically justifiable.

Im Folgenden soll zunächst die Thematik der Retterkinder anhand von Fallbeispielen dargestellt werden. Im Anschluss erfolgt eine Erläuterung der technischen und juristischen Aspekte der Präimplantationsdiagnostik (PID). In einem weiteren Schritt wird die ethische Debatte um PID und Retterkinder erläutert. Da diese Debatte sich zum Großteil auf einer abstrakten und theoretischen Ebene bewegt, ist sie für die medizinische Praxis nur bedingt brauchbar. Als Alternative wird daher eine Güterabwägung vorgeschlagen, die sich auf rein medizinethische Güter beschränkt. Damit soll ein praxisbezogener Ansatz anstelle einer theoretischen Reflexion stark gemacht werden.

1. Retterkinder: Fallbeispiele

Die Erzeugung von Retterkindern ist ein Verfahren im Rahmen der PID. Mittels HLA (human leucocyte antigen)-typing (manchmal auch als „tissue typing" bezeichnet) lässt sich ein Embryo auswählen, der eine hohe genetische Übereinstimmung mit einem bereits geborenen Geschwisterkind aufweist. Dadurch ist es möglich, ein Kind zu erzeugen, das als Zellgewebs- beziehungsweise Organspender* für ein krankes Geschwisterkind dienen kann. Dieses Verfahren ist nach deutschem Recht nicht zulässig. Anders verhält es sich in den USA, Australien und Großbritannien. Adam Nash wurde 2001 in den USA als das erste Retterkind geboren.[1] Die Eltern entschieden sich zur Auswahl eines Embryos durch HLA-typing, um dessen Gewebekompatibilität mit dem Geschwisterkind Molly zu gewährleisten. Molly litt an Fanconi-Anämie (angeborene aplastische Anämie), einer äußerst seltenen Erbkrankheit, welche die Synthese der roten und weißen Blutkörperchen verringert und zu einem übermäßigen Zellabbau führt. Molly war auf eine Zellgewebsspende mit hoher genetischer Kompatibilität als einzig mögliche Therapieform angewiesen. Bei der Geburt von Adam wurden dazu Blutzellen aus der Nabelschnur entnommen. Die Behandlung verlief erfolgreich und Molly Nash gilt heute als geheilt. In Australien kam diese Behandlungsmethode erstmals 2002 zur Anwendung.[2] Als zuständige Behörde erlaubte die Infertility Treatment Authority (ITA) dasselbe Vorgehen wie bei den Nashs, um die dreijährige Christina zu behandeln, die ebenfalls an Fanconi-Anämie litt. Für Aufsehen sorgten zwei Entscheidungen über die Erzeugung von Retterkindern in Großbritannien.[3] Dort entschieden sich 2001 die Eltern von Zain Hashmi für die Erzeugung eines Retterkindes. Zain Hashmi litt an Beta-Thalassämie, einem Gendefekt, der zu einer verminderten Bildung von Hämoglobin führt. Auch in diesem Fall ist die Entnahme von Blutzellen aus der Nabelschnur die Grundlage der Therapie. Voraussetzung ist eine hohe HLA-Kompatibilität. Die Eltern erhielten die Erlaubnis zum HLA-typing im Rahmen der PID und zur Erzeugung eines Retterkindes von der Human Fertilisation and Embryology Authority (HFEA). Durch diese Entscheidung ermutigt, suchte auch das Ehepaar Whitaker 2002 um die Erlaubnis der HFEA an, ein Retterkind zu erzeugen. Charlie, der dreijährige Sohn der Whittakers, litt an Diamond-Blackfan-Anämie (DBA) (chronische kongenitale hypoplastische Anämie). Dabei handelt es sich um eine schwere Form

---

* Wo im Folgenden zur besseren Übersichtlichkeit die maskuline Formulierung verwendet wird, sind selbstverständlich Frauen wie Männer gleichermaßen gemeint.

1 Alena M. Buyx: Tissue typing und saviour siblings: Überlegungen zu einer besonderen Anwendung der Präimplantationsdiagnostik. In: Carl Friedrich Gethmann, Stefan Huster (Hg.): Recht und Ethik in der Präimplantationsdiagnostik. München 2010, S. 211–229.

2 Merle Spriggs, Julian Savulescu: Saviour Siblings. In: Journal of Medical Ethics 28 (2002), S. 289.

3 Sally Sheldon, Stephen Wilkinson: Hashmi and Whitaker: An Unjustifiable and Misguided Distinction? In: Medical Law Review 12 (2004), S. 137–163.

der chronischen Blutarmut. Für seine Behandlung war eine Knochenmarkspende mit maximaler HLA-Übereinstimmung notwendig. Das Gesuch der Whitakers wurde jedoch abgelehnt. Die umstrittene Begründung: Anders als im Fall von Zain Hashmi, dessen Beta-Thalassämie von den Eltern vererbt wurde, handele es sich bei der DBA im Fall Charlie Whittakers nicht um eine vererbte Erkrankung. Die HFEA rechtfertigte ihre Entscheidung damit, dass bei den Hashmis die Gefahr einer Vererbung der Erkrankung an ein weiteres Kind bestanden hätte, was bei den Whitakers nicht der Fall sei. Insofern würde das HLA-typing auch dem ausgewählten Embryo zugutekommen und dessen Auswahl nicht allein zum Nutzen des kranken Geschwisterkindes geschehen. Damit wollte die HFEA sicherstellen, dass ein Embryo nicht ausschließlich zu Fremdzwecken, in diesem Fall zur Stammzellenspende, ausgewählt wird.[4] Die Whitakers ließen die Behandlung daraufhin in den USA durchführen. Im Jahr 2005 wurde Charlie von den behandelnden Ärzten als geheilt erklärt. In einem ähnlich gelagerten Krankheitsfall gab die HFEA jedoch zwei Jahre später den Fletchers die Erlaubnis, ein Retterkind als Stammzellenspender für ihren zweijährigen Sohn Joshua zu erzeugen, der ebenfalls an DBA litt. Durch die rege öffentliche Diskussion hatte sich die HFEA gezwungen gesehen, ihre Richtlinien zu überarbeiten. Ein hohes mediales Interesse sowie juristische Grundsatzentscheidungen folgten. In Zeitschriftenartikeln wurden „Geschwister als Ersatzteil-Lieferanten"[5] stilisiert. Die relativ hohe Erfolgsrate dieser therapeutischen Maßnahme befeuert die Debatte zusätzlich. Nach einer Studie zur Stammzellenspende aus dem Nabelschnurblut von Retterkindern, die zwischen 2003 und 2013 am ART and Reproductive Genetics Centre des Istanbul Memorial Hospital durchgeführt wurde, zeigte sich bei 44 von 48 Kindern ein Behandlungserfolg.[6] Die ethische Debatte um die Zulässigkeit der Erzeugung von Retterkindern dauert an.

Der Themenkomplex der Retterkinder lässt sich als eine therapeutische Anwendungsform der PID beschreiben. Um den technischen Aspekt sowie die Debattenlage besser verstehen zu können, soll die PID als Hintergrund der Debatte dargestellt werden.

4 Margot Brazier: Human(s) as Medicine(s). In: Sheila A. M. Mclean (Hg.): First Do No Harm: Law, Ethics, and Healthcare. Aldershot 2006, S.187–202, hier: S. 198 f.

5 Nina Bublitz: Geschwister als Ersatzteil-Lieferanten. In: Der Stern vom 20.5.2008 (online-Ausgabe, Stand 7.6.2015).

6 Semra Kahramana, Cagri Beyazyurek, Mehmet Akif Yesilipek et al.: Successful Haematopoietic Stem Cell Transplantation in 44 Children from Healthy Siblings Conceived after Preimplantation HLA Matching. In: Reproductive BioMedicine Online 29 (2014), S. 340–351.

2. PID: Technische und juristische Aspekte

Die PID ist ein molekulargenetisches Diagnoseverfahren, das im Rahmen der In-Vitro-Fertilisation (IVF) eingesetzt wird.[7] Ein in vitro gezeugter Embryo wird vor der Einpflanzung in den Uterus mittels PID auf erbliche Vorbelastungen untersucht. Auf der Grundlage der Diagnose genetischer Merkmale werden die Embryonen für die Einpflanzung in den Mutterleib ausgewählt. In Deutschland gelten familiäre Vorbelastung durch monogene Erkrankungen, der Verdacht chromosomaler Anomalien sowie wiederholte Fehlgeburten als Indikationen für die PID. Zu den Formen der PID gehören die Polkörperbiopsie, die Blastomerenbiopsie und die Blastozystenbiopsie. Während die Polkörperbiopsie nur den mütterlichen Chromosomensatz erfasst und indirekte Rückschlüsse auf die genetische Disposition erlaubt, lassen sich mittels Blastomerenbiopsie und Blastozystenbiopsie genetische Risikofaktoren (etwa autosomal rezessiv und dominant sowie X-chromosomal vererbte Krankheiten oder chromosomale Translokationen), aber auch erwünschte beziehungsweise unerwünschte Erbmerkmale (etwa das Geschlecht) feststellen. Manche Autoren grenzen die Polkörperdiagnostik (PKD) nicht nur begrifflich von der Blastomerenbiopsie und Blastozystenbiopsie ab, sondern sehen diese als eigenständigen Teilbereich der vorgeburtlichen Diagnostik.[8]

Mit dem 8.12.2011 trat in Deutschland das Gesetz zur Regelung der Präimplantationsdiagnostik (Präimplantationsdiagnostikgesetz – PräimpG)[9] in Kraft. Durch diesen Schritt wurde das Embryonenschutzgesetz (ESchG) um den § 3a ergänzt. Demnach herrscht ein grundsätzliches Verbot der PID, es sei denn es liegt ein Verdacht auf schwere genetische Schädigung vor beziehungsweise eine Totgeburt oder Fehlgeburt ist wahrscheinlich. Liegt keine dieser beiden medizinischen Indikationen vor, ist die PID nicht zulässig. Hierzu gehört das Screening

7 Vgl. zum Folgenden: Stephan Schleising: D. Methoden. In: Stephan Schleising (Hg.): Ethik und Recht in der Fortpflanzungsmedizin. Herausforderungen, Diskussionen, Perspektiven. Baden-Baden 2014, S. 57–100; Markus Montag, Bettina Toth, Thomas Strowitzki: Polkörper- und Präimplantationsdiagnostik. In: Klaus Diedrich, Michael Ludwig, Georg Griesinger (Hg.): Reproduktionsmedizin. Berlin, Heidelberg 2013, S. 269–286.

8 Montag, Toth, Strowitzki: Polkörper- und Präimplantationsdiagnostik (Anm. 7); Jan C. Joerden, Carola Uhlig: Vorgeburtliches Leben – rechtliche Überlegungen zur genetischen Pränataldiagnostik. In: Florian Steger, Simone Ehm, Michael Tchirikov (Hg.): Pränatale Diagnostik und Therapie in Ethik, Medizin und Recht. Heidelberg 2014, S. 93–110, hier: S. 94.

9 Bundesgesetzblatt Jahrgang 2011 Teil I Nr. 58, ausgegeben zu Bonn am 24. November 2011, S. 22–28 f. www.bgbl.de (Stand 20.5.2015).

auf genetische Merkmale, die keinen Krankheitsbezug aufweisen, wie etwa das Geschlecht.[10] Als zulässige Methoden nach PräimpG gelten die Polkörperbiopsie sowie die Blastozystenbiopsie. Da bei der Blastomerenbiopsie totipotente Zellen gewonnen werden, aus denen sich potentiell Embryonen entwickeln könnten, ist sie nach PräimpG verboten. Damit wurden wesentliche Empfehlungen umgesetzt, die von der Nationalen Akademie der Wissenschaften – Leopoldina in ihrer Ad-hoc-Stellungnahme im Januar 2011 formuliert wurden.[11] Im § 3a ESchG ist zudem festgehalten, dass keine Verpflichtung des Arztes zur Durchführung bzw. Mitwirkung an einer solchen Maßnahme besteht. Der Gesetzgeber hat damit der ethischen Problematik vorgegriffen, die sich durch das Verwerfen untauglicher Embryonen für den Arzt ergeben kann.[12]

Mit 1.2.2014 trat zudem die Verordnung zur Regelung der Präimplantationsdiagnostik (Präimplantationsdiagnostikverordnung – PIDV)[13] in Kraft, welche in erster Linie verfahrensrechtliche Aspekte der PID (etwa Ethikkommissionen) regelt.

Nach geltendem Recht ist die Erzeugung von Retterkindern als therapeutische Anwendung der PID in Deutschland verboten. Es gibt dennoch gute Gründe, sich mit dieser Thematik in ethischer Hinsicht zu befassen. Zum einen existiert sowohl die technische Machbarkeit als auch die Nachfrage trotz des rechtlichen Verbotes.[14] Der daraus resultierende Reproduktionstourismus kann nicht einfach ignoriert werden. Zum anderen entzieht sich geltendes Recht nicht einer ethischen Beurteilung. Als positives Recht ist das ESchG durchaus für Modifikationen offen. Der möglichen Schaffung einer neuen Rechtslage hat eine ethische Debatte vorauszugehen.

3. PID und Retterkinder: Die ethische Debatte

Hinsichtlich der PID ergibt sich eine zentrale Fragestellung, die in besonderem Maß für die Retterkinder-Thematik relevant ist. Gefragt wird, inwieweit die PID und ihre therapeutische Anwendung zu einer zweckgerichteten Erzeugung menschlichen Lebens führen. Damit ist der Aspekt der Instrumentalisierung

---

10 Joerden, Uhlig: Vorgeburtliches Leben (Anm. 8), S. 94.

11 Deutsche Akademie der Naturforscher Leopoldina – Nationale Akademie der Wissenschaften: Ad-hoc-Stellungnahme Präimplantationsdiagnostik (PID) – Auswirkungen einer begrenzten Zulassung in Deutschland, Berlin 2011.

12 Schleising: D. Methoden (Anm. 7), S. 87.

13 Bundesgesetzblatt Jahrgang 2013 Teil I Nr. 9, ausgegeben zu Bonn am 25. Februar 2013, S. 323 ff. www.bgbl.de (Stand 20.5.2015).

14 Buyx: Tissue typing (Anm. 1), S. 211.

angesprochen, welcher im einschlägigen Diskurs dominant ist.[15] Instrumentalisierung meint Verzwecklichung. Damit ist der Gebrauch eines an sich selbstzweckhaften Wesens zu einem bestimmten Zweck ausgedrückt, der außerhalb dieses Wesens liegt. Selbstzweckhaft zu sein, das heißt nicht um etwas anderen Willen zu existieren, gilt als der Kern der Menschenwürde. Das Konzept der Menschenwürde besagt, dass jedem Menschen ein Eigenwert zukommt und zwar unabhängig von seinen spezifischen Eigenschaften. Die Menschenwürde gründet allein im Menschsein. Sie ist aus sich selbst heraus werthaft. Der Wert eines Menschen hängt demnach nicht von seiner körperlichen oder geistigen Tauglichkeit zur Erreichung bestimmter Zwecke ab. Eine Instrumentalisierung hingegen hebt den Eigenwert des Menschen auf und bestimmt seinen Wert über einen oder mehrere Zwecke. Eine Diskussion der Instrumentalisierung ist daher eng mit der Thematik der Menschenwürde verbunden.[16] Unterschiedliche Faktoren und Argumente prägen den einschlägigen Diskurs. So spielen etwa Konzepte wie Selbstbestimmung,[17] Würde oder Lebensschutz[18] eine Rolle, ebenso der Vorwurf der Eugenik[19] oder die Berücksichtigung der psychosozialen Rahmenbedingungen.[20] Darüber hinaus sind diskurstheoretische[21] und biopolitische[22] Perspektiven miteinzubeziehen. Zudem wird in diesem Zusammenhang die sogenannte „slippery slope"-Problematik

15 Buyx: Tissue typing (Anm. 1); Bernard M. Dickens: Preimplantation Genetic Diagnosis and Savior Siblings. In: International Journal of Gynecology and Obstetrics 88 (2005), S. 91–96; Guido Pennings: Saviour Siblings: Using Preimplantation Genetic Diagnosis for Tissue Typing. In: International Congress Series 1266 (2004), S. 311–317.

16 Dieter Birnbacher: Menschenwürde und Lebensrecht als Maßstäbe für PGD? Ein Kommentar aus philosophischer Sicht. In: Gethmann, Huster (Hg.): Recht und Ethik (Anm. 1) S. 13–33, hier: S. 13 f.

17 Schleising: D. Methoden (Anm. 7), S. 86.

18 Michael Quante: Menschenwürde, Pluralismus und der moralische Status des beginnenden menschlichen Lebens im Kontext der Fortpflanzungsmedizin. In: Gethmann, Huster (Hg.): Recht und Ethik (Anm. 1), S. 35–60.

19 Manfred Spieker: Legalisierte Eugenik – Vom gezeugten Geschöpf zum bestellten Produkt. In: Manfred Spieker, Christian Hillgruber, Klaus Ferdinand Gärditz: Die Würde des Embryos. Ethische und rechtliche Probleme der Präimplantationsdiagnostik und der embryonalen Stammzellenforschung. Paderborn u.a. 2012, S. 9–56.

20 Ulrike Heider, Florian Steger: Individuelle Entscheidungsfindung nach pränatal diagnostizierter schwerer fetaler Fehlbildung. In: Ethik in der Medizin 26 (2014), S. 269–285.

21 Julia Diekämper: Reproduziertes Leben. Biomacht in Zeiten der Präimplantationsdiagnostik. Bielefeld 2011.

22 Catherine Mills: Futures of Reproduction. Bioethics and Biopolitics. Dordrecht u.a. 2011.

(Argument der schiefen Ebene oder auch Dammbruch-Argument) diskutiert, wonach die Freigabe der PID und ihrer Anwendungsformen unerwünschte gesellschaftspolitische Konsequenzen (etwa die Erzeugung von „Designerbabies“, bei denen im Unterschied zu den Retterkindern keine medizinische Notwendigkeit vorliegt) haben kann.

Die PID unterscheidet sich von anderen pränatalen Diagnoseverfahren durch die gezielte Auswahl von Embryonen.[23] Ein in vitro erzeugter Embryo, der keine chromosomalen Abweichungen zeigt, wird für die Implantation in den Uterus ausgewählt. Die bei diesem Vorgang erzeugten überzähligen Embryonen sowie diejenigen, die Anomalien aufweisen, werden vernichtet. Aus ethischer Perspektive lässt sich das hier zugrundeliegende Normierungskonzept thematisieren.[24] Die Vorstellung, dass etwa ein Leben mit Behinderung oder einer numerischen Chromosomenaberration (zum Beispiel Trisomie 21) weniger lebenswert ist, wird von einigen Kommentatoren scharf kritisiert.[25] Diese Problematik der „vorgeburtlichen Qualitätskontrolle“[26], die auch in der Pränataldiagnostik (PND)[27] besteht, wird in der PID noch dadurch verschärft, dass die Auswahl eines gesunden Embryos die Vernichtung von überzähligen Embryonen mit unerwünschten Merkmalen mit sich bringt. An den Vorwurf der Diskriminierung von Menschen mit Behinderung knüpft eine „slippery slope“-Argumentation an, die in der Auswahl lebensunwerten Lebens einen ersten Schritt zur gesellschaftlichen Akzeptanz von Eugenik verortet.[28] Manche Autoren betrachten daher die Retterkinder-Thematik schwerpunktmäßig vom Aspekt der Auswahl her.[29] Die Erzeugung eines Retterkindes wird demnach als ethisch unbedenklich angesehen, wenn Embryonen keine Menschenwürde zugeschrieben wird. Sofern jedoch davon ausgegangen wird, dass Embryonen Menschenwürde zukommt, sei dieses Vorgehen abzulehnen.[30]

---

23 Deutscher Ethikrat: Präimplantationsdiagnostik. Stellungnahme. Berlin 2011, S. 116 f.

24 Mills: Futures of Reproduction (Anm. 22), S. 99 ff.

25 Ruth Baumann-Hölzle: Entscheidungsfreiheit und der Zwang zum perfekten Kind. In: Christiane Kind, Suzanne Braga, Annina Studer (Hg.): Auswählen oder Annehmen? Pränatal- und Präimplantationsdiagnostik – Testverfahren an werdendem Leben. Zürich 2010, S. 105–116; Spieker: Legalisierte Eugenik (Anm. 19).

26 Spieker: Legalisierte Eugenik (Anm. 19), S. 28.

27 Zu den ethischen Implikationen der PND vgl. Ulrike Heider, Florian Steger: Die Inanspruchnahme vorgeburtlicher Diagnostik – Entwicklungen, Motive und Emotionen. In: Steger, Ehm, Tchirikov (Hg.): Pränatale Diagnostik (Anm. 8), S. 113–132.

28 Schleising: Ethik und Recht in der Fortpflanzungsmedizin (Anm. 7), S. 86.

29 Nikolaus Knoeppfler: Menschenwürde in der Bioethik. Berlin, Heidelberg 2004, S. 125 f.

30 Knoeppfler: Menschenwürde in der Bioethik (Anm. 29), S. 126.

Diese Ansicht wird mit der Erzeugung und Vernichtung überschüssiger Embryonen begründet, die mit der Zeugung des Retterkindes einhergeht. Da die überzähligen Embryonen absichtlich zum Zweck der Auswahl erzeugt werden, werde ihnen kein intrinsischer Wert und somit keine Menschwürde zugemessen.[31] Hierin wird eine nicht zulässige Instrumentalisierung menschlichen Lebens zur Beförderung der Interessen Dritter gesehen. Diese Position hängt grundlegend vom Status des Embryos ab. Hier stellt sich die Frage, ob man einem wenige Tage alten Embryo Menschenwürde im vollen Sinn zuschreiben kann. Diskutiert man die Instrumentalisierung im Kontext der Menschenwürde, muss man auch diesen komplexen Diskurs miteinbeziehen.[32]

In der Mehrzahl der Beiträge zu diesem Thema wird der Zusammenhang zwischen Instrumentalisierung und Menschenwürde nicht hinsichtlich der überzähligen Embryonen, sondern bezüglich der Retterkinder diskutiert. In diesen Debatten wird in erster Linie auf den Kategorischen Imperativ Immanuel Kants, genauer auf dessen Zweck-Mittel-Formulierung Bezug genommen.[33] In der Grundlegung zur Metaphysik der Sitten formuliert Kant diese Zweck-Mittel-Relation an zwei Stellen:

> „Handle so, dass du die Menschheit sowohl in deiner Person, als in der Person eines jeden anderen jederzeit zugleich als Zweck, niemals bloß als Mittel brauchst."[34]

> „Denn vernünftige Wesen stehen alle unter dem Gesetz, dass jedes derselben sich selbst und alle andere niemals bloß als Mittel, sondern jederzeit zugleich als Zweck an sich selbst behandeln solle."[35]

Für manche Autoren lässt sich der Kategorische Imperativ als Argument gegen die unterstellte Instrumentalisierung des Retterkindes heranziehen.[36] In beiden

---

31 Birnbacher: Menschenwürde und Lebensrecht (Anm. 16), S. 30.

32 Vgl. zur Debatte um Status und Schutzwürdigkeit des Embryos: Gisela Badura-Lotter: Forschung an embryonalen Stammzellen. Zwischen biomedizinischer Ambition und ethischer Reflektion. Frankfurt a.M., New York 2005, S. 249 ff.

33 Vgl. Buyx: Tissue typing (Anm. 1); Tim Henning: Retter-Kinder, Instrumentalisierung und Kants Zweckformel. In: Ethik in der Medizin 26 (2014), S. 195–209; Florian Steger, Jan C. Joerden, Maximilian Schochow: Einleitung. In: Florian Steger, Jan C. Joerden, Maximilian Schochow (Hg.): 1926 – Die Geburt der Bioethik in Halle (Saale) durch den protestantischen Theologen Fritz Jahr (1895–1953). Frankfurt a.M. 2014, S. 7–13.

34 Immanuel Kant: Grundlegung zur Metaphysik der Sitten. AA IV, Berlin 1903, S. 429.

35 Kant: Grundlegung (Anm. 34), S. 433.

36 Buyx: Tissue typing (Anm. 1), S. 219 f.

angeführten Stellen wird ausdrücklich davon gesprochen, den anderen niemals *bloß* als Mittel zu behandeln. Die Tatsache, dass das Retterkind *auch* als Mittel behandelt wird, schließt nach dieser Interpretation nicht aus, dass es *zugleich* als Zweck behandelt werden kann. Somit könne von einer Instrumentalisierung gar nicht die Rede sein. Von anderer Seite wird mit derselben Zweck-Mittel-Formulierung argumentiert, dass dieser Umgang mit Embryonen als „*präemptive* Instrumentalisierung [Hervorhebung i. O.]"[37] anzusehen ist. Schließlich werde nicht ein Kind in der Hoffnung gezeugt, es könne einen bestimmten Zweck erfüllen. Vielmehr werde ein bestimmtes Individuum mit spezifischen Eigenschaften (HLA-Übereinstimmung mit dem Geschwisterkind) erzeugt, dessen Daseinsberechtigung allein von diesen Eigenschaften abhängt.[38] Damit soll auch ein anderes Argument gegen den Instrumentalisierungs-Vorwurf widerlegt werden, das auf die natürliche Zeugung verweist. Bei dieser sei demnach nie garantiert, dass ein Kind nur um seiner selbst willen gezeugt werde.[39] Aspekte wie die Erzeugung eines „Stammhalters", eines Kindes, das in die beruflichen Fußstapfen der Eltern tritt oder etwa das Familienunternehmen weiterführt, ließen sich durchaus als Instrumentalisierung beschreiben. Im Unterschied zur Erzeugung von Retterkindern sei diese Art der Verzwecklichung jedoch nur eine potentielle, da der Nachkomme späterhin selbst entscheiden kann, ob er diesen vorgegebenen Zweck auch erfüllen will.[40]

Hinzu kommt das angesprochene „slippery slope"-Argument. Für manche Autoren begibt man sich durch die Freigabe der PID und ihrer therapeutischen Anwendungen in gesellschaftspolitischer Hinsicht auf eine schiefe Ebene.[41] Die Freigabe könne demnach zu einem rechtlichen Dammbruch führen, durch welchen fragwürdige Anwendungen der PID möglich würden. In diesem Kontext wird in erster Linie die Eugenik diskutiert.[42] Im Sinn einer positiven Eugenik würden Embryonen nach erwünschten Eigenschaften ausgewählt und sogenannte „Designerbabies" erzeugt. Die negative Eugenik führe zu einer Verwerfung von Embryonen mit unerwünschten Eigenschaften. Zu den hier relevanten Eigenschaften, die teilweise oder ganz genetisch bedingt sind, zählen Gesundheit, Intelligenz oder Geschlecht, aber auch phänotypische Merkmale wie Augen- oder Haarfarbe.

---

37 Henning: Retter-Kinder (Anm. 33), S. 195.
38 Henning: Retter-Kinder (Anm. 33), S. 207 f.
39 Mills: Futures of Reproduction (Anm. 22), S. 97.
40 Mills: Futures of Reproduction (Anm. 22), S. 98.
41 Spieker: Legalisierte Eugenik (Anm. 19); Mills: Futures of Reproduction (Anm. 22).
42 Mills: Futures of Reproduction (Anm. 22), S. 4 ff.

Diese Betrachtungen zeigen, dass eine schwerpunktmäßig auf den Zusammenhang von Instrumentalisierung und Menschenwürde abzielende Argumentation die Debatte um Retterkinder verkompliziert. Es müssen dadurch zusätzliche Teilfragen erörtert werden, wie etwa die Frage nach der Würde des Embryos. Des Weiteren müssen genuin philosophische Debatten geführt werden, zum Beispiel hinsichtlich der Interpretation des Kategorischen Imperativs oder hinsichtlich des Konzepts der Menschenwürde. Im Folgenden soll ein anderer Weg eingeschlagen werden, der sich für eine spezifisch medizinethische Analyse besser eignet. Dabei soll erstens die praktische Anwendbarkeit jenseits theoretischer Debatten als Leitlinie dienen. Zweitens orientiert sich die folgende Analyse an der Vorgabe, so wenige Zusatzhypothesen wie möglich heranzuziehen. Die Argumentation soll sich somit innerhalb der medizinischen Praxis bewegen. Dazu wird eine Güterabwägung durchgeführt. Das bedeutet, dass ein ethisches Urteil nicht aus einem übergeordneten normativen Prinzip abgeleitet wird, sondern aus einer sorgfältigen Einbeziehung verschiedener Aspekte resultiert. Als Güter werden hierbei keine abstrakten oder rein theoretischen Entitäten verstanden. Vielmehr geht es um Güter und damit korrespondierende Werthaltungen, die in der medizinischen Alltagspraxis eine Rolle spielen. Dazu gehören Leben und Gesundheit sowie deren Erhaltung, die Minderung von Leid und die selbstbestimmte Entscheidung des Patienten. Hinsichtlich der Retterkinder-Thematik lassen sich diese Güter unter zwei Begriffen zusammenfassen, einerseits Patientenselbstbestimmung, andererseits Patientenwohl. Damit sind Faktoren angesprochen, die nicht von außen, etwa seitens der Philosophie, an die medizinische Praxis herangetragen werden, sondern sich aus derselben ergeben.

Des Weiteren ist die Fokussierung auf die Frage nach der Instrumentalisierung als thematische Engführung zu betrachten. Während die dargestellten Debatten, wie beschrieben, zu viele Argumente aus Bereichen außerhalb der Medizinethik aufgreifen, werden wichtige Aspekte der konkreten Behandlungssituation vernachlässigt. Die Komplexität der ethischen Fragestellungen wird nicht adäquat behandelt. Dies liegt darin begründet, dass die Frage nach der Instrumentalisierung losgelöst vom Kontext der ethischen Gesamtsituation betrachtet wird. Hierfür müssen die Perspektiven der einzelnen Akteure berücksichtigt werden. Zur Gesamtsituation, auf welche sich eine ethische Analyse beziehen muss, gehört erstens die Frage nach der Patientenselbstbestimmung. Diese manifestiert sich hinsichtlich der Mutter beziehungsweise der Eltern als reproduktive Autonomie. Im Kontext der Retterkinder-Thematik kommt es zu Konflikten zwischen der reproduktiven Autonomie der Mutter beziehungsweise der Eltern und öffentlichen Interessen. Dies lässt sich etwa an den eingangs angeführten Beispielen aus Großbritannien ersehen. Zweitens muss die Perspektive des kranken Geschwisterkindes herangezogen werden. Hier ist das Kindeswohl angesprochen. Drittens ist das Kindeswohl des Retterkindes in Betracht zu nehmen. Viertens muss die ärztliche Rolle einbezogen werden. Gerade diese Perspektive wird in der Debatte um die Retterkinder vernachlässigt. Geboten ist die Analyse der ärztlichen Perspektive, da es um die Anwendung einer verfügbaren und relativ aussichtsreichen Behandlungsmethode geht, zu welcher es für den Patienten keine Alternative gibt. Für das Selbstverständnis ärztlicher Praxis ist dieser Sachverhalt besonders relevant. Das Vorenthalten einer lebensrettenden Maßnahme muss schließlich sehr gut begründet sein. Fünftens ist zu prüfen, inwieweit dem Argument der schiefen Ebene Gewicht in der ethischen Urteilsfindung zukommt.

4. Güterabwägung

Erstens: Perspektive der Mutter beziehungsweise der Eltern. Patientenselbstbestimmung

Patientenselbstbestimmung, das Recht auf selbstbestimmte Entscheidungen und Verfügungsgewalt hinsichtlich des eigenen Körpers in medizinischen Behandlungssituationen, ist ein zentrales Gut in demokratischen Gesellschaften.[43] Diese Selbstverfügung und Selbstbestimmung gilt auch für die Fortpflanzung, die als in hohem Maße schützenswerter Bereich der individuellen Freiheit angesehen wird. Man spricht in diesem Zusammenhang von reproduktiver Autonomie. Die hohe Schutzwürdigkeit der reproduktiven Autonomie leitet sich einerseits aus individuellen Freiheitsrechten, andererseits aus historischen Erfahrungen ab. Im zwanzigsten Jahrhundert gab es massive staatliche Eingriffe in den eigentlich privaten Bereich der Fortpflanzung in Form von Zwangssterilisationen sowie Euthanasieprogrammen.[44] Diese Programme umfassten die systematische Ermordung von Menschen mit körperlicher oder geistiger Behinderung. Zwangssterilisationen gab es nicht allein in totalitären Systemen, sondern auch in demokratischen Staaten.[45] In Deutschland ist das Recht auf reproduktive Autonomie als Grundrecht

---

43 Claudia Wiesemann: Die Autonomie des Patienten in der modernen Medizin. In: Claudia Wiesemann, Alfred Simon (Hg.): Patientenautonomie. Theoretische Grundlagen – Praktische Anwendungen. Münster 2013, S. 13–26, hier: S. 14 f.

44 Heiner Fangerau, Thorsten Noack: Rassenhygiene und Medizin im Nationalsozialismus. In: Stefan Schulz et al.: Geschichte, Theorie und Ethik der Medizin. Eine Einführung. Frankfurt a.M. 2012.

45 Katharina Beier, Claudia Wiesemann: Reproduktive Autonomie in der liberalen Demokratie. Eine ethische Analyse. In: Wiesemann, Simon: Patientenautonomie (Anm. 43), S. 205–221, hier: S. 205 f.

verfassungsmäßig verankert (GG Art. 6 Abs. 1; Art. 6 Abs. 4).[46] Als negatives Abwehrrecht schützt es vor dem Zwang zur Zeugung von Kindern. Als positives Recht garantiert es die freie Entscheidung zur Zeugung von Kindern. Eine Einschränkung der reproduktiven Autonomie ist nur dann zulässig, wenn dadurch höhere Rechtsgüter geschützt werden. Hierzu gehört der Schutz werdenden Lebens hinsichtlich bestimmter Fälle des Schwangerschaftsabbruchs ebenso wie das Inzestverbot.[47] Eine entsprechende Güterabwägung zwischen reproduktiver Autonomie und Lebensschutz ist hinsichtlich der PID vorgenommen worden und drückt sich in deren bedingter Zulässigkeit nach § 3a ESchG aus.[48] Zudem untersagt das ESchG die gezielte Auswahl von Embryonen nach bestimmten Merkmalen (§§ 3–7 ESchG). Bezugspunkt der Argumentation ist hier die Menschenwürde. Diese wird als verletzt angesehen, wenn ein Mensch auf die Zweckvorgaben Dritter hin erzeugt wird.[49] Somit findet sich im deutschen Recht eine Abwägung der Rechtsgüter, die letztlich durch das Gut der Menschenwürde entschieden wird. Aus ethischer Sicht lässt sich diese Argumentation kritisch hinterfragen. Manche Autoren sehen hinsichtlich der Erzeugung von Retterkindern keinen generellen Verstoß gegen die Menschenwürde und plädieren für eine differenzierte Abwägung im Einzelfall anstelle eines allgemeinen Verbots.[50] Die Schutzwürdigkeit von Embryonen wird nach dieser Ansicht zwar eingeräumt, nicht aber als eine absolute verstanden. Vielmehr sei diese Schutzwürdigkeit graduell abgestuft, was ebenfalls gegen das generelle Verbot bestimmter therapeutischer Anwendungen der PID spricht.[51] Aus ethischer Perspektive spricht demnach vieles dafür, die gesetzlich fixierte Güterabwägung zu überdenken. Statt inflexibler normativer Vorgaben sollte die Einzelfallentscheidung stärker in den Blick genommen werden. Es ist als verfehlt anzusehen, therapeutische Anwendungen wie die Erzeugung von Retterkindern mit der Manipulation von Embryonen zu Forschungszwecken (etwa der Mensch-Tier-Hybridbildung) gleichzusetzen. Genau das geschieht jedoch nach geltendem Recht. Eine größere Sensibilität für die Erfordernisse des Einzelfalls ist für eine angemessene Güterabwägung geboten, da es sich bei dem Verbot um einen massiven Eingriff in die persönlichen Freiheitsrechte handelt.

46 Dagmar Coester-Waltjen: Reproduktive Autonomie aus rechtlicher Sicht. In: Wiesemann, Simon: Patientenautonomie (Anm. 43), S. 222–236, hier: S. 223.
47 Coester-Waltjen: Reproduktive Autonomie (Anm. 46), S. 224.
48 Coester-Waltjen: Reproduktive Autonomie (Anm. 46), S. 231.
49 Coester-Waltjen: Reproduktive Autonomie (Anm. 46), S. 232.
50 Quante: Menschenwürde, Pluralismus (Anm. 18.), S. 57.
51 Birnbacher: Menschenwürde und Lebensrecht (Anm. 16), S. 30 ff.

Zweitens: Perspektive des kranken Geschwisterkindes. Kindeswohl

Bezogen auf das kranke Geschwisterkind ist zu prüfen, ob die Nichtanwendung einer lebensrettenden Maßnahme, zu der es noch dazu keine Alternative gibt, gerechtfertigt werden kann. Wie von manchen Autoren festgehalten wird, sind die Gegner der Erzeugung von Retterkindern in der Pflicht, ein derartiges Vorgehen zu begründen.[52] Schließlich nehmen sie bewusst den Tod von Patienten in Kauf, obwohl eine verhältnismäßig erfolgreiche Therapie verfügbar ist. Es geht hier um das Kindeswohl als zentrales Gut. Anders als der erwachsene Patient wird das Kind nicht primär als Freiheitsträger gesehen, der frei Schaden und Nutzen für sich selbst festlegen kann.[53] Die grundsätzliche Unverfügbarkeit, die dem Erwachsenen zukommt, wird auch dem Kind zugestanden. Sie realisiert sich beim Kind nicht über das Prinzip der Autonomie, sondern über die besondere Schutzwürdigkeit der Interessen des Kindes, die im Kindeswohl ausgedrückt sind.[54] Das Fürsorgeprinzip ist hierbei die Leitlinie medizinischen Handelns.[55] Das Kind gilt daher nicht primär als Freiheits- sondern als Interessenträger, dem eine besondere Schutzwürdigkeit zukommt. Die Entwicklungsfähigkeit und besondere Vulnerabilität des Kindes werden als schützenswert erachtet, ebenso das Angewiesensein auf soziale Beziehungen und das Recht des Kindes auf eine offene Zukunft.[56] Das absichtliche Vorenthalten einer lebensrettenden Behandlung verstößt massiv gegen die Interessen des Kindes. Die Verpflichtung der Eltern sowie des Behandlungsteams, im Sinne des Kindeswohls zu handeln, legt eine Ausschöpfung der verfügbaren therapeutischen Möglichkeiten nahe. In diesem Kontext spricht das Gut des Kindeswohls klar für die Erzeugung eines Retterkindes.

Drittens: Perspektive des Retterkindes. Kindeswohl

Das Kindeswohl ist auch bezüglich des Retterkindes in den Blick zu nehmen. Ein Konflikt zwischen den Interessen des kranken Kindes und denjenigen des

52 Sally Sheldon, Stephen Wilkinson: Should Selecting Saviour Siblings be Banned? In: Journal of Medical Ethics 30 (2004), S. 533–537, hier: S. 533.

53 Giovanni Maio: Mittelpunkt Mensch: Ethik in der Medizin. Stuttgart 2012, S. 270.

54 Maio: Mittelpunkt Mensch (Anm. 53), S. 269.

55 Ulrich Diehl: Über die Würde der Kinder als Patienten–das Prinzip der Menschenwürde in der Medizinethik am Beispiel der Pädiatrie. In: Claudia Wiesemann, Andrea Dörries, Gabriele Wolfslast, Alfred Simon (Hg.): Das Kind als Patient. Ethische Konflikte zwischen Kindeswohl und Kindeswille. Frankfurt a.M., New York 2003, S. 151–173, hier: S. 168.

56 Maio: Mittelpunkt Mensch (Anm. 53), S. 270.

Retterkindes ist abzusehen. Hier ist zunächst zu fragen, inwiefern das Kindeswohl des Retterkindes durch die medizinischen Maßnahmen beeinträchtigt wird, die für die Behandlung des kranken Geschwisterkindes notwendig sind. Bezüglich der Standardprozedur, dem Entnehmen von Stammzellen aus dem Nabelschnurblut, ist keine Schädigung des Retterkindes festzustellen. Diese Maßnahme ist kein Eingriff in seine körperliche Unversehrtheit.[57] Anders verhält es sich mit der in manchen Fällen notwendigen Knochenmarkspende. Hierbei handelt es sich um ein invasives Verfahren, das entsprechend hohe Belastungen für das Retterkind mit sich bringt. In Fällen, in welchen das Retterkind als Organspender dienen soll, ist die Beeinträchtigung des Kindeswohls am größten. Dabei geht es nicht allein um die unmittelbaren Belastungen und Risiken des Eingriffs, sondern auch um die lebenslangen Beeinträchtigungen, welche mit einer Organspende verbunden sind. Während die Entnahme von Stammzellen aus Nabelschnurblut als ethisch unbedenklich anzusehen ist, sind die Knochenmark- und Organspende als erhebliche Verletzungen des Kindeswohles anzusehen.[58] Dem Retterkind werden nicht nur die Belastungen eines medizinischen Eingriffs zugemutet, sondern (hinsichtlich der Organspende) auch die lebenslangen Folgeschäden. Knochenmark- und Organspende verletzen demnach die besondere Schutzwürdigkeit des Kindes, indem sie dessen Entwicklungsfähigkeit sowie dessen Recht auf eine offene Zukunft beeinträchtigen.

Bezüglich dieser beiden Interessen werden auch nicht-medizinische Folgewirkungen diskutiert. So wird etwa darauf verwiesen, dass das Bewusstsein, zu einem Fremdzweck gezeugt worden zu sein, auf die psychische Entwicklung des Retterkindes negativ einwirken kann.[59] Dadurch sei die Entwicklungsfähigkeit des Retterkindes beeinträchtigt. Ebenso könnte man argumentieren, dass eine geplante Organspende im späteren Lebensverlauf das Recht auf eine offene Zukunft verletzt, da hier ein enormer psychischer Druck auf das Retterkind ausgeübt wird. Gegen das erste Argument lässt sich einwenden, dass eine ausschließliche Festlegung des Retterkindes auf seine Funktion als Stammzellenspender für das Geschwisterkind nicht notwendig erfolgt. Kinderwunsch und Heilungswunsch auf Seiten der Eltern müssen einander nicht ausschließen. Angesichts des besonderen Aufwandes, den eine solche Prozedur verlangt, ist eher davon auszugehen, dass der Kinderwunsch mit dem Wunsch nach Heilung des Geschwisterkindes

57 Dickens: Preimplantation Genetic Diagnosis (Anm. 15), S. 95.

58 Vgl. dagegen Pennings: Saviour Siblings (Anm. 15), S. 314.

59 David King: Why We Should Not Permit Embryos to be Selected as Tissue Donors. In: Helga Kuhse, Peter Singer (Hg.): Bioethics: An Anthology. Malden 2006, S. 158–161.

einhergeht.[60] Das Retterkind kann trotz seiner Heilungsfunktion auch als Person von seinen Eltern geliebt und wertgeschätzt werden. Letztlich ist entscheidend, dass die Eltern ihrem Kind diese Wertschätzung entgegenbringen und nicht, worin der Kinderwunsch begründet ist. Analoges gilt im Rahmen der natürlichen Zeugung. Es wäre absurd, Kindern, die nicht aus einem expliziten Entschluss heraus gezeugt wurden, einen anderen Status zuzuschreiben als Wunschkindern.[61] Die nicht-medizinischen Folgewirkungen erweisen sich somit als diffus und stark hypothetisch. Aus ihnen lässt sich keine stichhaltige Argumentation dafür ableiten, dass hier eine Beeinträchtigung des Kindeswohls aus der Perspektive des Retterkindes vorliegt.

Viertens: Ärztliche Perspektive

Die ärztliche Perspektive wird in der Debatte um die Retterkinder so gut wie nie behandelt. Zwar ist leicht einzusehen, dass der Patientenselbstbestimmung oder dem Kindeswohl eine bevorzugte Stellung zukommt. Daraus lässt sich jedoch nicht schließen, dass seitens des Arztes keine Güter zu verorten wären. Innerhalb des ärztlichen Berufsethos ist das Prinzip des Nützens oder Nichtschadens ein hohes Gut. Bereits in der antiken Medizin kommt diesem Gut ein zentraler Stellenwert zu.[62] Heute finden sich Verweise auf das Nützen oder Nichtschaden in verschiedenen ärztlichen Gelöbnissen. So heißt es etwa in der Präambel der (Muster-) Berufsordnung für die deutschen Ärztinnen und Ärzte: „Die Erhaltung und Wiederherstellung der Gesundheit meiner Patientinnen und Patienten soll oberstes Gebot meines Handelns sein."[63] Eine Verletzung dieses Gebotes und somit eines zentralen Gutes des ärztlichen Handelns müsste gut begründet sein. Die Nichtanwendung einer therapeutischen Maßnahme, die durchführbar ist und sich als erfolgreich erwiesen hat, kann nur durch den Verweis auf ein höheres Gut legitimiert werden. Im Fall der Retterkinder lässt sich hier das Kindeswohl des Retterkindes heranziehen. In den besprochenen Fällen, in welchen massiv in das Kindeswohl eingegriffen wird (Knochenmark- oder Organspende), ist ein Verzicht auf die therapeutische Maßnahme ethisch zu rechtfertigen. Der Grundsatz des Nützens oder Nichtschadens gilt schließlich nicht nur für das kranke Geschwisterkind. Das Retterkind ist ebenfalls Patient in der Fürsorge des Arztes

60 Buyx: Tissue typing (Anm. 1), S. 220.
61 Pennings: Saviour Siblings (Anm. 15), S. 313.
62 Florian Steger: Das Erbe des Hippokrates. Medizinethische Konflikte und ihre Wurzeln. Göttingen 2008, S. 101 ff.
63 Zit. nach Steger: Das Erbe des Hippokrates (Anm. 62), S. 38.

und hat im gleichen Maße Anspruch darauf, nach diesem Grundsatz behandelt zu werden. In denjenigen Fällen, in welchen keine Beeinträchtigung des Kindeswohls vorliegt, ist eine Anwendung der therapeutischen Maßnahme ethisch unbedenklich.

Fünftens: Argument der schiefen Ebene

Das Argument der schiefen Ebene als solches kann hier nicht in aller Breite diskutiert werden.[64] Es genügt festzuhalten, dass eine derartige Argumentation nur dann zulässig ist, wenn sie sich auf empirische Daten stützen kann.[65] Bezogen auf die hier behandelte Thematik besagt das Argument der schiefen Ebene, dass eine Freigabe therapeutischer Anwendungen der PID zu gesellschaftspolitisch unerwünschten Konsequenzen führt. Für manche Autoren würde dadurch einer Legalisierung der Eugenik Vorschub geleistet.[66] Eine konkrete Folge wäre die Erzeugung sogenannter „Designerbabies", das heißt von Kindern, die ohne medizinische Notwendigkeit allein aufgrund bestimmter erwünschter Eigenschaften ausgewählt und erzeugt werden.[67] Andere Autoren sehen die Gefahr, dass das Verfahren der PID im Rahmen einer staatlichen Euthanasie eingesetzt werden könnte, um Kosten im Gesundheitssektor zu senken.[68] Neben logischen Gründen[69] und der tatsächlichen medizinischen Machbarkeit[70] gibt es vor allem einen zentralen Einwand gegen dieses Argument. Demnach ist nicht einzusehen, warum eine Freigabe einzelner therapeutischer Anwendungen der PID, wie etwa die Erzeugung von Retterkindern, zwingend eine Freigabe aller möglichen Anwendungen mit sich bringen muss. Einer Beschränkung auf Behandlungssituationen mit medizinischer Indikation durch den Gesetzgeber steht nichts im Weg.[71] Dies zeigt nicht zuletzt die deutsche Rechtslage, die eine bedingte Freigabe der PID nach strikten Kriterien vorsieht. Die medizinische Indikation ist hierbei das Kriterium

64 Vgl. für eine eingehende Analyse: Barbara Guckes: Das Argument der schiefen Ebene. Schwangerschaftsabbruch, die Tötung Neugeborener und Sterbehilfe in der Medizinethischen Diskussion. Stuttgart u.a. 1997.

65 Guckes: Das Argument der schiefen Ebene (Anm. 64), S. 232.

66 Spieker: Legalisierte Eugenik (Anm. 19).

67 Sheldon, Wilkinson: Should Selecting Saviour Siblings be Banned? (Anm. 52), S. 534.

68 Elmar Mayer: Genetische Präimplantationsdiagnostik. Kritische Betrachtungen des Einflusses einer modernen medizinisch genetischen Technik auf das frühe menschliche Lebewesen und unsere Gesellschaft. Marburg 2006, S. 225.

69 Guckes: Das Argument der schiefen Ebene (Anm. 64), S. 16 ff.

70 Sheldon, Wilkinson: Should Selecting Saviour Siblings be Banned? (Anm. 52), S. 534.

71 Sheldon, Wilkinson: Should Selecting Saviour Siblings be Banned? (Anm. 52), S. 534.

der Zulässigkeit. Hinsichtlich der Retterkinder wäre eine klare medizinische Indikation gegeben. Somit könnte diese therapeutische Maßnahme innerhalb klarer Bedingungen erlaubt, das Verbot einer rein wunscherfüllenden Auswahl von Embryonen ohne medizinische Notwendigkeit jedoch aufrechterhalten werden. Das gilt auch für ein Verbot staatlicher Euthanasie, wobei diese ohnehin unrealistisch und in Deutschland bereits durch das Grundgesetz ausgeschlossen ist. Es ist wohl kaum zu erwarten, dass die Freigabe bestimmter therapeutischer Maßnahmen eine Änderung des Grundgesetzes nach sich zieht. Mittels des Arguments der schiefen Ebene lässt sich somit keine konkrete Verletzung von Gütern nachweisen. Eine rein hypothetische Güterverletzung, der problemlos juristisch vorgegriffen werden kann, ist nicht als überzeugendes Argument zu erachten.

5. Fazit

Wägt man die Güter hinsichtlich der fünf Aspekte Patientenselbstbestimmung der Mutter beziehungsweise Eltern, Kindeswohl des kranken Geschwisterkindes, Kindeswohl des Retterkindes, Rolle des Arztes und Argument der schiefen Ebene gegeneinander ab, so zeigt sich folgendes Bild: Die Erzeugung von Retterkindern ist in bestimmten Behandlungssituationen ethisch vertretbar. Die Argumentation für diese Ansicht setzt sich aus der Bezugnahme auf verschiedene Güter zusammen. Erstens ist die reproduktive Autonomie der Mutter beziehungsweise der Eltern stark zu machen. Das geltende Recht in Deutschland hinsichtlich therapeutischer Anwendung der PID schränkt diese Autonomie in ethisch fraglicher Weise ein. Der Verweis auf den Schutz der Menschenwürde des Embryos ist nicht in allen Fällen stichhaltig. Zudem stellt die Menschenwürde bezogen auf Embryonen ein diffuses Konzept dar, während die reproduktive Autonomie gut begründet ist. Zweitens ist das Kindeswohl des kranken Geschwisterkindes als hohes Gut anzusehen. Angesichts der relativ hohen Erfolgsrate der therapeutischen Maßnahme sowie hinsichtlich der Dringlichkeit und Alternativlosigkeit ihrer Anwendung, ist es ethisch nicht vertretbar, diese Maßnahme dem Patienten vorzuenthalten. Drittens steht das Kindeswohl des Retterkindes nicht infrage, solange es sich um eine Stammzellenspende aus dem Nabelschnurblut handelt, der häufigsten Maßnahme. Knochenmark- und Organspende sind hingegen mit erheblichen Belastungen und teils schwerwiegenden Folgeerscheinungen verbunden. Diese invasiven Maßnahmen stellen eine Verletzung des Kindeswohls dar. Viertens ist der Grundsatz des Nützens oder Nichtschadens und damit ein Gut ärztlichen Handelns verletzt, wenn eine verfügbare Therapiemaßnahme nicht angewandt wird. Aus ärztlicher Sicht ist die Anwendung dann ethisch gerechtfertigt, wenn keine Beeinträchtigung des

Kindeswohls vorliegt. Fünftens ist das Argument der schiefen Ebene hinsichtlich der Erzeugung von Retterkindern als nicht stichhaltig anzusehen. Sozialpolitisch unerwünschte Folgen einer Freigabe dieser therapeutischen Maßnahme lassen sich vorab seitens des Gesetzgebers durch die Beschränkung auf Fälle mit medizinischer Indikation unterbinden. Insgesamt ergibt die Güterabwägung, dass es stichhaltige ethische Gründe für eine teilweise Freigabe der Erzeugung von Retterkindern gibt.

Homosexual Women and Men on the Way to Parenthood – Intentions and Implications

Christian Haag

Zusammenfassung

Der Beitrag beschreibt auf Basis der Befragung „Gleichgeschlechtliche Lebensweisen in Deutschland" des Staatsinstituts für Familienforschung an der Universität Bamberg (*ifb*) den Kinderwunsch homosexueller Männer und Frauen. Damit trägt er zum Kenntnisstand dieses Themenbereichs bei, der wissenschaftlich bislang nur unzureichend behandelt wurde. Die für diesen Beitrag verwendeten Daten stellen eine Besonderheit dar, da es sich um eine einzigartige Datenquelle auf Basis einer relativ großen Stichprobe homosexueller Frauen und Männer handelt. In der Betrachtung von 1.495 Befragten zwischen 14 und 80 Jahren zeigt sich bei einem bedeutenden Anteil ein Kinderwunsch bzw. die Auseinandersetzung damit, selbst bei Jugendlichen und Befragten mit einem Alter von über 50 Jahren. Die tatsächliche Realisierung eines Kinderwunsches ist für Homosexuelle jedoch mit besonderen Herausforderungen verbunden. Die Wünsche diesbezüglich offenbaren, dass konkrete Vorstellungen zur Verwirklichung vorliegen und diese u.a. familiale Konstellationen beinhalten, die von der traditionellen Kernfamilie abweichen. Dabei sind gewisse Rahmenbedingungen vergleichbar bzw. identisch mit denen von Paaren in medizinischer Kinderwunschbehandlung.

Abstract

This contribution uses the data of the project "Same-sex lifestyles in Germany" by the State Institute for Family Research at the University of Bamberg (*ifb*) to describe the parenting intentions of homosexual women and men. It thus extends the knowledge in this area of research which has only recently come into focus. The data is particularly valuable due to the relatively large sample of homosexual women and men, and should thus provide more resilient results. The analysis of 1,495 respondents between 14 and 80 years of age shows that a substantial share wants to have children or deals with the idea. This even holds true for adolescents and respondents above 50. The actual realization of a parenting intention, however, entails numerous obstacles for homosexuals. Their intentions reveal specific ideas and pathways into parenthood, some of them resulting in familial constellations that breach the boundaries of the traditional nuclear family concept. Yet, there are similarities to couples in treatment with assisted reproductive techniques.

Homosexual parents have been increasingly present both in the media and in scientific research during the last two decades. Trends that started overseas have had their impact in Germany as well: The gay rights movement, the fact that homosexuality is no longer regarded as a mental illness (1973 American Psychiatric Association, 1974 American Psychological Association)[1] and the decriminalization of homosexuality (Germany in 1994)[2] led to a process of normalization for homosexual individuals. The status of same-sex couples has been issue of debate and legislation in most industrialized countries in recent years. In general there seems to be a trend of liberalization of homosexual unions.

Many scientific publications were concerned with the outcome of children growing up with same-sex parents.[3] Lately, research has started to investigate not only the actual familial situation of same-sex families, but took a step back on the timeline to examine parenting desires of homosexual women and men.[4] In contrast to a first generation of homosexual parents, who had children from a heterosexual union or marriage before their coming-out, the number of same-sex couples who become parents in the context of their homosexual partnership is increasing.[5] This suggests an important shift in the self-concept of homosexuals today, but also concerning societal acceptance of lifestyles and families that deviate from the ideal of the 'traditional' nuclear family. In regard of the older cohort of homosexual parents, many decided to marry and have children in a heterosexual

---

1 John J. Conger: Proceedings of the American Psychological Association, Incorporated, for the Year 1974: Minutes of the Annual Meeting of the Council of Representatives. In: American Psychologist 30 (1975), pp. 620–651, p. 633.

2 Christian Müller-Götzmann: Artifizielle Reproduktion und gleichgeschlechtliche Elternschaft: Eine arztrechtliche Untersuchung zur Zulässigkeit fortpflanzungsmedizinischer Maßnahmen bei gleichgeschlechtlichen Partnerschaften. Berlin 2009, p. 86.

3 Anne Brewaeys, Ingrid Ponjaert, Eylard V. van Hall, Susan Golombok: Donor Insemination: Child Development and Family Functioning in Lesbian Mother Families. In: Human Reproduction 12 (1997), pp. 1349–1359; Susan Golombok, Fiona Tasker, Clare Murray: Children Raised in Fatherless Families from Infancy: Family Relationships and the Socioemotional Development of Children of Lesbian and Single Heterosexual Mothers. In: Journal of Child Psychology and Psychiatry 38 (1997), pp. 783–791; Nanette Gartrell, Carla Rodas, Amalia Deck, Heidi Peyser, Amy Banks: The USA National Lesbian Family Study: Interviews with Mothers of 10-Year-Olds. In: Feminism & Psychology 16 (2006), pp. 175–192; Marina Rupp (Ed.): Die Lebenssituation von Kindern in gleichgeschlechtlichen Lebenspartnerschaften. Köln 2009.

4 For a basic overview cf. Evelyn Kleinert, Lutz Gansera, Yve Stöbel-Richter: Homosexualität und Kinderwunsch. In: Zeitschrift für Sexualforschung 25 (2012), pp. 203–223.

5 Rupp: Lebenssituation von Kindern (cit. 3); Bernd Eggen: Gleichgeschlechtliche Lebensgemeinschaften mit und ohne Kinder: Eine Expertise auf der Basis des Mikrozensus 2006. Bamberg 2009, p. 18; Judith Stacey: Gay Parenthood and the Decline of Paternity as We Knew It. In: Sexualities 9 (2006), pp. 27–55, p. 32; Gerald P. Mallon: Gay Men Choosing Parenthood. New York 2004, p. 2.

union because they did not see any other way to achieve the goal of parenthood or gave up on the idea until they were convinced at a later time that homosexuals could in fact become parents.[6] It can be expected, however, that couple and parenthood biographies become more linear[7], meaning that there will be less to no more heterosexual episodes in the lives of homosexual individuals today, but instead parenthood biographies that occur within the context of homosexual relationships.

Besides the body of research on homosexual parenting, the question needs to be explored if parenthood is even a desired event in the lives of homosexual women and men today. This chapter provides information on the parenting desire and parenting intentions of homosexual women and men and the familial constellations which underlie those intentions. Introducing the topic, the conceptualization of the parenting desire (German: *Kinderwunsch*) will be considered, followed by an overview of the literature and findings regarding the wish of homosexual women and men to have children. After a description of the data, empirical results will provide insight into the parenting desire and intentions of homosexual women and men in Germany. An investigation of the intended ways of achieving parenthood will provide valuable information on their conceptualization and understanding of the family. The chapter will conclude with a discussion on the findings' implications and parallels that can be drawn to the group of couples making use of assisted reproductive techniques.

1. Parenting Desire

The concept of 'parenting desire' itself has only been possible with the advancement in medicine that allowed individuals to impact their fertility, i.e. contraceptives, and in particular the contraceptive pill. The concept is very difficult to grasp, highly differing individually, and is not equivalent to an individual's achieved

6 Charlotte J. Patterson, Raymond W. Chan: Gay Fathers. In: Michael E. Lamb (Ed.): The Role of the Father in Child Development. New York 1997, pp. 245–260, p. 246; Dana Berkowitz, William Marsiglio: Gay Men: Negotiating Procreative, Father, and Family Identities. In: Journal of Marriage & Family 69 (2007), pp. 366–381; Eggen: Gleichgeschlechtliche Lebensgemeinschaften (cit 5), p. 18; Charlotte J. Patterson, Samantha L. Tornello: Gay Fathers' Pathways to Parenthood: International Perspectives. In: Marina Rupp (Ed.): Partnerschaft und Elternschaft bei gleichgeschlechtlichen Paaren: Verbreitung, Institutionalisierung und Alltagsgestaltung. Opladen, Farmington Hills 2011, pp. 103–118; Stacey: Gay Parenthood (cit. 5), p. 32; Mallon: Gay Men Choosing Parenthood (cit. 5), pp. 24 f., pp. 29 ff.

7 Eggen: Gleichgeschlechtliche Lebensgemeinschaften (cit. 5), p. 18.

fertility. The concept, however, allows studying incentives, ideas, aspirations, and current perceptions of parenthood.

Now that conception, and thus parenthood as a biographical episode, can be planned more precisely, questions concerning the motivation to parent, the timing for parenthood and the size of families have gained in importance, both individually and scientifically. Today, individuals in most cases initially try to avoid pregnancy until they find the right circumstances in which they then change strategies in order to achieve pregnancy. This is the frame we need to keep in mind when we speak of parenting desire. Individuals may have the abstract wish to become a parent at some point in their life course, but the actual realization is a completely different matter. Since sexuality and procreation can be separated nowadays, individuals need to desire and intend to become parents in order to turn those intentions into action.

Riskind & Patterson thus are correct in distinguishing between parenting desire and parenting intentions, because both concepts differ in scope and limitations. According to the authors "desires consist of what one wants or would like to do" and are thus less concrete than intentions, which "are strong predictors of parenthood, at least for different-sex couples".[8]

This distinction is of even more importance, when we consider that the motivation to have children has historically changed. The focus of having children does no longer lie on socio-economic factors.[9] Postmodern parenthood is not motivated by material rewards.[10] There has been a shift towards more immaterial motives.[11] Children now serve as psychological and emotional stimulants for their parents, for an exchange of warmth and affection and are a source of joy, spontaneity, creativity and new experiences.[12] In addition to this change in functions and motivations, parenthood is a long-term irreversible biographical fact with far-reaching consequences and opportunity costs.[13] Fertility behavior has substantial consequences for an individual's life course and requires individual

---

8 Rachel G. Riskind, Charlotte J. Patterson: Parenting Intentions and Desires Among Childless Lesbian, Gay, and Heterosexual Individuals. In: Journal of Family Psychology 24 (2010), pp. 78–81, p. 78.

9 Anke Borchardt, Yve Stöbel-Richter: Die Genese des Kinderwunsches bei Paaren – eine qualitative Studie. Wiesbaden 2004, p. 53.

10 Stacey: Gay Parenthood (cit. 5), p. 29.

11 Rüdiger Peuckert: Familienformen im sozialen Wandel. Wiesbaden 2012, pp. 237 f.

12 Borchardt, Stöbel-Richter: Genese des Kinderwunsches (cit. 9), p. 53; Stacey: Gay Parenthood (cit. 5), p. 29.

13 Peuckert: Familienformen im sozialen Wandel (cit. 11), p. 224.

decision-making which can take quite a long time.[14] Thus, the decision to have a child tends to be carefully thought over and deliberated on, especially by young people today, who have to deal with many insecurities in the life courses, particularly regarding their professional careers.[15]

Since the decision to have a child is often the result of a longer process of deliberation, perceived costs and benefits have to be considered in trying to understand an individuals' motivation towards parenthood. Even without concrete plans for parenthood, individuals may have certain attitudes towards children which have to be negotiated in an attempt of realization. Those attitudes can influence the choice itself, the timing, and methods used to achieve parenthood.

The planning of parenthood is particularly interesting in the case of homosexual women and men, because their opportunities of achieving parenthood are at the same time limited and manifold. Due to the fact that they have to find bypasses to the traditional biological way of achieving parenthood within couple relationships, they can choose from a wide range of options a heterosexual couple usually would not consider. Thus their intentions and desires are all the more intriguing, particularly as potential third party individuals are involved in the realization of a homosexual couple's intention to having a child.

For a long time, being homosexual and being a parent have been considered to be incompatible, even by homosexuals themselves. Nonetheless, there is evidence of a desire to parent with some individuals in the awareness of their homosexuality.[16] In recent years and decades, coming-out has come to precede parenthood for 'modern' same-sex parents and same-sex parenting itself has become a social reality. But is parenthood a widespread goal among homosexual women and men? Do homosexual youths aspire to become parents? There has been increasing acceptance of LGBT lifestyles, also considerable legal developments could be observed in several countries during the last decades. In many nations, gays and lesbians can marry or engage in a civil union, which means a legal recognition of homosexual unions and can also be interpreted as a message by national governments about acceptance of various types of relationships and families.

14 Kurt Lüscher: Familie und Familienpolitik im Übergang zur Postmoderne. In: Kurt Lüscher, Franz Schultheis, Michael Wehrspaun (Eds.): Die »postmoderne« Familie: Familiale Strategien und Familienpolitik in einer Übergangszeit. Konstanz 1990, pp. 15–36, p. 31.

15 Peuckert: Familienformen im sozialen Wandel (cit. 11), pp. 26 ff.

16 Mallon: Gay Men Choosing Parenthood (cit. 5), pp. 24 f., p. 29 ff.; April Martin: The Lesbian and Gay Parenting Handbook: Creating and Raising our Families. New York 1993, pp. 18 f.

There is quite a number of recent studies giving evidence of the parenting desire of homosexual women and men. Kleinert et al.[17] have conducted a systematic literature review of studies concerned with parental intentions of homosexual individuals published between 2000 and 2011. They find five qualitative and nine quantitative studies with very heterogeneous study designs and often with a relatively small number of cases, which makes a comparison of the results rather difficult. Nonetheless, they show that the subject of a parenting desire of homosexuals has moved into scientific focus. Studies that stand out due to a larger number of cases find varying degrees of the wish to have children. An older German study finds that 23% of their homosexual respondents state a parenting desire, with the proportion, however unspecified, being even higher among the group of respondents below 25 years of age.[18] US data from the National Survey of Family Growth show that 52% of homosexual men and 41% of homosexual women would like to be parents.[19] The same-sex couples interviewed for a younger German study agree in 37% of the cases that they would like to have further children.[20] The Australian study by Dane et al. finds that 20.9% of women and 11.4% of men in same-same partnerships plan on having children.[21] Recent studies also find that homosexual women and men in countries that are not overly supportive of homosexuality desire to have children: research from Slovenia finds 40% of male and female respondents with a parenting desire[22] and a study from Italy shows 52% of male and 61% of female homosexual respondents desiring to have a child.[23]

17 Kleinert, Gansera, Stöbel-Richter: Homosexualität und Kinderwunsch (cit. 4).

18 Helene Weiß, Daniel Becker: Geltendes und gewünschtes Recht. In: Hans P. Buba, Laszlo A. Vaskovics (Eds.): Benachteiligung gleichgeschlechtlich orientierter Personen und Paare. Köln 2001, pp. 93–143, p. 127.

19 Gary J. Gates, Lee M. V. Badgett, Kate Chambers, Jennifer Ehrle Macomber: Adoption and Foster Care by Gay and Lesbian Parents in the United States 2007, p. 5.

20 Marina Rupp, Andrea Dürnberger: Regenbogenfamilien in Eingetragener Lebenspartnerschaft. In: Marina Rupp (Ed.): Die Lebenssituation von Kindern in gleichgeschlechtlichen Lebenspartnerschaften. Köln 2009, pp. 51–177, pp. 105 f.

21 Sharon K. Dane, Barbara M. Masser, Geoff MacDonald, Julie M. Duck: Not so Private Lives: National Findings on the Relationships and Well-Being of Same-Sex Attracted Australians 2010, p. 55.

22 Alenka Švab: Do They Have a Choice? Reproductive Preferences Among Lesbians and Gays in Slovenia. In: Roman Kuhar, Judit Takács (Eds.): Beyond the Pink Curtain: Everyday Life of LGBT People in Eastern Europe. Ljubljana 2007, pp. 217–229, p. 218.

23 Roberto Baiocco, Fiorenzo Laghi: Sexual Orientation and the Desires and Intentions to Become Parents. In: Journal of Family Studies 19 (2013), pp. 90–98, p. 94.

Another recent German study did not only investigate the parenting desire of homosexuals itself, but also underlying motifs by use of an instrument developed at the University of Leipzig (Leipziger Fragebogen zu Kinderwunschmotiven, LKM). Emotional aspects, social approval and witnessing a child's development are the three underlying dimensions the authors identify as motivations for parenting. They also find that homosexual women and men are less motivated through social expectations, norms and social conventions than heterosexuals.[24]

Regarding specific challenges in context of the realization of parenthood, Riskind et al. find that their respondents "were most confident about overcoming barriers to adoption and foster parenthood and least confident about achieving biological parenthood without professional assistance".[25] Age, the prevailing attitude towards members of sexual minority groups in a given area, and concern about the outcome of the child are related to the confidence about realization of parenthood.[26]

Studies with a qualitative design, thus often with small samples, also support the notion of a parental desire among homosexuals[27] and shed light on the specific challenges experienced and/or anticipated on the way to parenthood.

It is particularly interesting, however, to see that homosexual youths also consider parenthood as part of their life plans, as seen in the results published by Weiß & Becker.[28] The majority of homosexual youths in a study from the US express

---

24 Evelyn Kleinert, Boris Riekena, Yve Stöbel-Richter: Kinder und Kinderwunsch in Abhängigkeit von sexueller Orientierung und Geschlechtsidentität. In: Psychotherapie, Psychosomatik, Medizinische Psychologie 62 (2012), pp. 310–318, pp. 314 ff.

25 Rachel G. Riskind, Charlotte J. Patterson, Brian A. Nosek: Childless Lesbian and Gay Adults' Self-Efficacy About Achieving Parenthood. In: Couple and Family Psychology: Research and Practice 2 (2013), pp. 222–235, p. 229.

26 Riskind, Patterson, Nosek: Lesbian and Gay Adults' Self-Efficacy (cit. 25), p. 231.

27 Suzanne M. Johnson, Elizabeth O'Connor: The Gay Baby Boom: The Psychology of Gay Parenthood. New York, London 2002; Olaf Kapella, Christiane Rille-Pfeiffer: Über den Wunsch, ein Kind zu bekommen: Kinderwunsch hetero- und homosexueller Paare. Wien 2004; Mallon: Gay Men Choosing Parenthood (cit. 5); Stacey: Gay Parenthood (cit. 5).

28 Weiß, Becker: Geltendes und gewünschtes Recht (cit. 18).

a desire to parent,[29] which corresponds with findings from a study on (young) male homosexuals in Germany, who also state a desire to raise children.[30]

The reason that today's young homosexuals are experiencing a rather liberal environment, thanks to the efforts of older generations and without visible crises, like constant hate crimes or the AIDS epidemic, gives them a greater sense of normality as compared to earlier cohorts of homosexual women and men.[31] This may well lead to the development of typical desires for the individual life course – that are comparable to the heteronormative design – including partnership and parenting, because homosexual youths are socialized the same way their heterosexual peers are.[32] With the advantage of the much more liberal environment nowadays, the developmental issues about their sexual identity might not negate 'traditional' life plans for their future. In addition to this line of argument, it is a fact that there is a certain number of homosexual individuals who have (and raise) children, and as mentioned earlier, there is a trend that the transition into parenthood occurs now within the setting of a homosexual partnership. This hints towards a new understanding of homosexual biographies that also include family formation within the context of a same-sex partnership.

Concluding, existing research shows that there is a parental desire among homosexual women and men. Open questions in the existing research concern an influence of the possibilities of the realization of parenthood on the parenting desire or intention,[33] but also more basic information on the frame conditions under which parental desire and intentions are developed, and furthermore the underlying motifs and pathways that are favoured for a realization of parenthood.[34]

Original data will be presented in this chapter in order to paint a clearer picture of the parenting desire of homosexual women and men, based on a quantitative study with a relatively large sample. After an initial look at the desire to have a

29 Anthony R. D'Augelli, H. Jonathon Rendina, Katerina O. Sinclair, Arnold H. Grossman: Lesbian and Gay Youth's Aspirations for Marriage and Raising Children. In: Journal of LGBT Issues in Counseling 1 (2007), pp. 77–98.

30 Thomas Hertling: Homosexuelle Männlichkeit zwischen Diskriminierung und Emanzipation: Eine Studie zum Leben homosexueller Männer heute und Begründung ihrer wahrzunehmenden Vielfalt. Münster 2011, p. 289.

31 D'Augelli, Rendina, Sinclair, Grossman: Lesbian and Gay Youth's Aspirations (cit. 29), p. 4.

32 D'Augelli, Rendina, Sinclair, Grossman: Lesbian and Gay Youth's Aspirations (cit. 29), p. 2.

33 Kleinert, Riekena, Stöbel-Richter: Kinderwunsch in Abhängigkeit von sexueller Orientierung (cit. 24), p. 317.

34 Kleinert, Riekena, Stöbel-Richter: Kinderwunsch in Abhängigkeit von sexueller Orientierung (cit. 24), p. 220.

child and differences among certain groups of respondents, the intended pathways concerning the realization of parenthood will be laid out in detail. The discussion will focus on the implicit family relations derived from the data.

2. Data & Sample

The data used for the analyses is an original dataset of the State Institute for Family Research at the University of Bamberg (*ifb*) and results from the project "Same-sex lifestyles in Germany".

This study with a homosexual target group was conducted via CATI-interviews (existing phone contacts from a previous study on the "The living conditions of children in same-sex civil partnerships"[35]) and via an online questionnaire with a parallel structure, so the data could easily be merged into one dataset. Respondents for the online questionnaire were recruited via mailing lists and a list of disseminators, and with the support of the Lesbian and Gay Federation in Germany (LSVD). In total the sample consists of 1,697 cases (♂ 56%, ♀ 44%). The data was collected in winter 2009/2010.

Every study with a homosexual target group has the problem that it is not possible to assess the representativeness of the data. Since the exact number of homosexual individuals or same-sex couples cannot be measured, there is no way of comparing the sample to the basic population. It would be possible to acquire the number of individuals registered in civil unions via registry data,[36] but this would still be a time-consuming and costly approach and would leave homosexual individuals, who are not registered (including those who do not have a partner), out of focus. German census data is no reliable source either, because the question concerning one's sexual orientation is optional, and same-sex unions are estimated via the living arrangements of the respondents. Furthermore, the census is a 1% representative sample of the German population and weights are used in the statistical analyses. For the year 2011, the census estimates that there were about 67,000 same-sex unions in Germany. However, the total number of same-sex partners, who live together without children, that are present in the data without weights, is only 498.[37] The original *ifb* data, however, provide information

---

35 Cf. Rupp: Lebenssituation von Kindern (cit. 3).

36 Andrea Dürnberger, Marina Rupp, Pia Bergold: Zielsetzung, Studienaufbau und Mengengerüst. In: Rupp: Lebenssituation von Kindern (cit. 3), pp. 11–49, p. 38 ff.

37 Marina Rupp, Christian Haag: Gleichgeschlechtliche Partnerschaften und Familien. In: Yasemin Niephaus, Michaela Kreyenfeld, Reinhold Sackmann (Eds.): Handbuch Bevölkerungssoziologie. Wiesbaden 2014 (doi: 10.1007/978-3-658-04255-4_14-1).

on homosexual women and men based on a large number of cases, which should make the statements more resilient than results from smaller studies, and furthermore provides information in an area that is still lacking systematic research.

The subsample for the following analyses are childless women and men, reducing the sample size to n=1.495. There are still slightly more men in the subsample: ♂ 56%, ♀ 44%. The age of the respondents ranges from 14 to 80 with a median of 34, 62% are between 25 and 44 years old. Regarding the partner status, 78% are in relationship (median duration 9 years), about a third of them is registered in a civil union. 71% of the respondents are gainfully employed, 20% are (still) in education, and 6% are retired. Both dataset and subsample feature a high proportion of respondents that are highly educated. According to the CASMIN educational classification scheme, 51% of the subsample falls into the category for highest educational attainment (degree from university or technical college) and further 44% hold O- or A-level degrees with or without completed vocational training. This characteristic of highly educated respondents in the samples of studies on homosexual women and men has been previously found by other scholars.[38] It is not entirely clear whether this is a characteristic of the target population or due to selection bias. For the following analyses, however, it has to be noted, that we are generally dealing with a highly educated sample of respondents.

3. Results

First, to provide an overview, some descriptive information on the parenting desire of homosexual women and men in Germany will be presented, based on the sample described above. The general desire to have children, including intended family size and variations between women and men, will lead into the topic. There will also be a more detailed look at the younger respondents. The perceived importance of children will be portrayed afterwards. The second major part of the results is concerned with the intended ways of realization, the involvement of third parties, and resulting parenting constellations.

38 Henny M. W. Bos, Frank van Balen, Dymphna C. van den Boom: Planned Lesbian Families: Their Desire and Motivation to Have Children. In: Human Reproduction 18 (2003), pp. 2216–2224; Dürnberger, Rupp, Bergold: Zielsetzung, Studienaufbau und Mengengerüst (cit. 36); Hertling: Homosexuelle Männlichkeit (cit. 30). Patterson, Tornello: Gay Fathers' Pathways to Parenthood (cit. 6); Mark Regnerus: How Different Are the Adult Children of Parents Who Have Same-Sex Relationships? Findings from the New Family Structures Study. In: Social Science Research 41 (2012), pp. 752–770.

3.1 Parenting Desire

The parenting desire of the respondents was captured with the question: "Do you wish to have children?" The answers to this question cannot be seen as concrete in terms of intentions or regarding a specific timing. They do, however, provide a basic and general statement of embracing the idea of parenthood and an abstract wish to have or not to have children. This is the starting point from which the parenting intentions of homosexual women and men will be further examined.

Regarding this general desire to have children, 36% of the men and 41% of the women in the sample give a positive response by saying they wish to have children. While 42% of the male and 39% of the female participants state that they do not want to have children, the rest is undecided.

		Yes	No	Undecided	Total
Men	**Total**	36.4	42.3	21.4	100
	≤ 24	54.7	17.2	28.1	100
	25–29	54.2	15.3	30.5	100
	30–34	35.3	36.8	27.9	100
	35–39	29.5	44.8	25.7	100
	40–44	23.3	63.3	13.3	100
	45–49	32.1	54.8	13.1	100
	50–59	20.5	70.5	9.0	100
	60+	21.7	73.9	4.3	100
Women	**Total**	41.4	38.8	19.8	100
	≤ 24	66.3	6.5	27.2	100
	25–29	55.9	14.0	30.1	100
	30–34	51.2	19.2	29.6	100
	35–39	36.1	38.6	25.3	100
	40–44	21.5	74.7	3.8	100
	45–49	18.5	80.0	1.5	100
	50–59	14.0	86.0	0.0	100
	60+	5.3	94.7	0.0	100

Tab. 1: "Do you wish to have children?", presentation by age categories (in %, n = 1,495)
Source: ifb-study "Same-sex lifestyles in Germany."

These results show that, while not everybody embraces the idea of parenthood, it still is desired by more than a third of the respondents. The proportions of those who wish to have children is steadily decreasing with increasing age. Around 54% of young homosexual males in the age categories below 25, and also between 25 and 29 years of age wish to have children. This is true for only 35% of male respondents between 30 and 34, and the proportion drops to 22% for males aged 60 and older. A similar trend is visible for homosexual women, however they start at a higher level. In the youngest age group (below 25), two thirds of the females wish to have children. Similar to the men, the proportion is steadily decreasing, but reaches a lower level with the oldest age group at 5% for respondents 60 and older. The proportion of those who are undecided decreases from nearly 30% among the respondents up to 29 years of age to 25% for participants aged 35 to 39. This progression is practically identical for both women and men. Whereas women in the higher age categories barely ever say they are undecided concerning their wish to have a child, there are around 10% of the male respondents who chose this answer category, with a visible decrease of that proportion to 4% only in the highest age category with respondents 60 and older.

It is quite remarkable that a fifth of older gay men state they wish to have children, given that the realization would be questionable if not impossible at that age. Among the 504 open responses of those men and women who do not wish to have children there are 27% (similar proportions of men and women) with references to the advanced age as an explanation for the lack of parenting desire. Several of those answers make it clear that the respondents would have liked to have children earlier in their lives, but have closed that chapter and remained childless. It seems that particularly older gay men deal with the idea of a parenthood they could not achieve and the child or children they never had.

Regarding the desired number of children the data shows that around 18% of men and women are undecided. 15% of the male and 9% of the female respondents wish to have one child, the majority (39% of the men, 41% of the women) wishes to have one to two children, two children are desired by 16% of the men and 19% of the women in the sample. 11% of the male homosexuals wish for more than two children; the same is true for 14% of the females.

3.2 Sources of Happiness

Two questions in the data were aimed at how important partnership and children are perceived for leading a happy life. Concerning a relationship, there are some differences between men and women in the sample, even though the general trend is the same. The majority of our respondents state that one needs a partner in order to be happy. However, men checked this answer slightly more often than women (57 vs. 51%). More women than men are convinced that one can be equally happy without a partner (30 vs. 26%). Almost nobody thinks that one will be happier alone (less than 1% each), however 17% of the men and 18% of the women are undecided in the matter.

When it comes to the ascribed importance of children for a happy life, the responses of homosexual women and men in the data nearly concur. 11% are convinced that one will be happier with children, the majority (62%) states one can be just as happy without them. 8% of the men and 7% of the women think one will be happier without children and 19% of the male and 20% of the female respondents are undecided.

A closer look at the answers of the same question, but only from respondents not older than 25, reveals that there are slightly more homosexual youths who think that one needs children to be happy (16%). Only few say that one will be happier without children (4% of the male and 3% of the female youths). The majority of young homosexuals consider a happy life to be independent from parenthood and agree that "one can be just as happy without children" (58% males and 50% females). Quite a large proportion of the younger respondents, however, are undecided whether children will induce happiness (23% of the men, 31% of the women).

When these results are compared to those of heterosexual youths from the 15th Shell Youth Study,[39] it becomes obvious that young homosexuals perceive the importance of children for happiness to a much lesser degree (16% homosexuals vs. 42% male heterosexual and 46% female heterosexual youths). There is, however, a considerably greater proportion of undecided youths among the homosexuals (only 18% male heterosexual and 13% female heterosexual). It has been mentioned that young homosexuals perceive parenthood as a legitimate goal in their life courses and should not be too different from their heterosexual peers because they share education and socialization in the same contexts. The differences found in the data, however, may be due to the fact that homosexual youths and young adults might still be more concerned with their personality development, their sexual identity, and possibly their coming-out. In such cases, the thought of parenthood might be premature because more urgent matters need to be resolved first. This might also explain the comparably high proportion of

39 Anja Langness, Ingo Leven, Klaus Hurrelmann: Jugendliche Lebenswelten: Familie, Schule, Freizeit. In: Shell Deutschland Holding (Ed.): 15. Shell Jugendstudie. Frankfurt a.M. 2006, pp. 49–102, p. 51.

homosexual respondents who are still uncertain whether children will lead to happiness. Nonetheless, the data show that having children is something young homosexual women and men consider, and for some of them the notion of parenthood is even part of their concept of a happy life.

That the desire to parent does have a place in the everyday life of homosexual women and men is confirmed when looking at the responses to the question "How often do you think about children?": 46% of the women and 28% of the men who wish to have children think about it frequently, and 50% of the women and 66% of the men do so occasionally. Besides thinking about it, some of the respondents have also started to take action.[40] Women seem to be more active in the pursuit of parenthood; at least the ones in the sample who have not yet done anything are a minority (47% of the cases), whereas a larger proportion of men has remained inactive (68% of the cases). Those who have already become active have mostly gathered information (about three quarters of the cases). Discussing the plans with friends is the second most common action taken (66% of the male cases, 57% of the female cases). Homosexual women seem to be more involved in concrete actions for the realization of their wish to have a child. There are more cases of women than men that have specifically inquired information from other same-sex parents (33 vs. 21%) and who have already been looking for partners for the realization (29 vs. 20%). These numbers show that a certain proportion of homosexual women and men who desire to have a child, are actually in the pursuit of this wish.

3.3 Achieving Parenthood

So far, the basic desire of homosexuals to become a parent has been laid out in detail and it has been shown that some respondents are already actively pursuing this wish. When it comes to the realization, however, the matter becomes more complex. Other than heterosexual couples, who have to deal with reproduction usually only when there are problems in the process, homosexual women and men have to plan right from the beginning. The literature finds many statements on the difficulties and challenges that becoming a parent brings within the context of a homosexual couple relationship.[41] This notion is further supported by the *ifb*-data.

---

40 The question "Have you already done anything that brought you closer to realising your wish to have a child?" allowed multiple answers. Therefore, the results are presented in percent of all cases and the total will exceed 100%.

41 Mallon: Gay Men Choosing Parenthood (cit. 5); Berkowitz, Marsiglio: Negotiating Identities (cit. 6); Lisa K. Herrmann-Green, Thomas M. Gehring: The German Lesbian

Among the open responses, giving more detailed information as to why respondents do not wish to have children, are several statements concerning the difficulties that homosexual women and men have to face on their way to parenthood (legally, financially, emotionally, but also concerning the logistics). Surprisingly, there are also some statements that correspond to internalized homophobia,[42] expressing doubts whether homosexuals should parent (in this society) or that it would not be possible as a homosexual to realize the wish to have a family with children. Nonetheless, there are homosexual individuals and couples who intend to achieve their goal to have children. In the following, more detailed information on their intentions will be presented.

4. Pathways into Parenthood – the German Framework[43]

In order to gain a deeper understanding of those intentions, a short outline of the German framework seems useful. Since 2001, two individuals of the same sex can enter a civil union. Due to several court decisions, many laws had to be changed or supplemented, so that by now, women and men in registered same-sex partnerships have most of the rights and advantages that heterosexual married couples have. Nevertheless, the realization of parenthood within a homosexual relationship in Germany has its boundaries. If we disregard those families originating from a previous heterosexual relationship or marriage, and consider only families that have their children within the context of the existing same-sex relationship, there are three major pathways: (1) adoption, (2) foster care, and (3) having own biological children.

Family Study: Planning for Parenthood via Donor Insemination. In: Journal of GLBT Family Studies 3 (2007), pp. 351–396; Elke Jansen (Ed.): Regenbogenfamilien – alltäglich und doch anders: Beratungsführer für lesbische Mütter, schwule Väter und familienbezogenes Fachpersonal. Köln 2007; Pia Bergold, Andrea Buschner, Christian Haag: Entscheidungsprozesse in der Familiengenese bei gleichgeschlechtlichen Partnerschaften. In: Birgit Mayer-Lewis, Marina Rupp (Eds.): Der unerfüllte Kinderwunsch: Interdisziplinäre Perspektiven. Leverkusen forthcoming 2015.

42 Cf. Iain R. Williamson: Internalized Homophobia and Health Issues Affecting Lesbians and Gay Men. In: Health Education Research 15 (2000), pp. 97–107.

43 The information in this paragraph is largely based on the study on "The living conditions of children in same-sex civil partnerships", commissioned by the German Federal Ministry of Justice (cf. Rupp, Dürnberger: Regenbogenfamilien, cit. 20), and on the information and interview data from an information brochure for same-sex couples (cf. Jansen: Regenbogenfamilien, cit. 41).

Joint adoption in a civil union is not yet possible in Germany. Same-sex couples usually choose international adoptions. This, however, means that only one partner can adopt the child. With a new law from June 2014,[44] it is now possible that the partner can adopt the child successively, after the initial adoption process. Adoption of a child within Germany is practically impossible, because the youth welfare offices aim for a best fit of parents for the children they have to accommodate. Thus, same-sex couples cannot guarantee, due to legal discrimination, the same security as married couples can, because initially only one of the partners can adopt the child. Furthermore, the relevant actors in the agencies need to be open about placing a child with a homosexual couple. In the end, adoption remains a lengthy and expensive way to have children and is usually an option for homosexual men.

Foster care is similar to adoption in the way that the youth welfare offices allocate children to those parents they deem best fit for the child. Unlike with the placement of adoptive children, there are several offices that place foster children in the care of same-sex couples or homosexual individuals. However, this is also an option more popular among gay men.

Having one's own biological children is probably the easiest way for homosexual women to become parents. Even though the German Medical Association does suggest that female homosexual couples should not be treated with assisted reproductive techniques, most of the biological children from a current same-sex relationship seem to be inseminated in Germany and not abroad.[45] Insemination is not restricted to medically assisted procedures, however, so that home inseminations will also play a part here. For homosexual men, it is far more difficult to have biologically related children. Surrogacy and similar arrangements are illegal in Germany, but there are other constellations which allow for parental relations to biological children. Of course, homosexual women and men can have biological children via 'natural' conception. Queer constellations with male and female homosexual couples make up just a fraction of those possibilities. A male

---

44 The law for the implementation of the decision of the Federal Constitutional Court concerning successive adoption by partners in a civil union is the mandatory governmental response to the court's decision, that same-sex partners and married couples were not treated equally. (Gesetz zur Umsetzung der Entscheidung des Bundesverfassungsgerichts zur Sukzessivadoption durch Lebenspartner vom 20. Juni 2014, Federal Law Gazette [Bundesgesetzblatt] 2014 Part I No. 27, issued in Bonn, 26 June 2014, p. 786).

45 Rupp, Dürnberger: Regenbogenfamilien (cit. 20), p. 89.

and a female homosexual couple choose to have children together via (home) insemination.

5. Desired Pathways into Parenthood – Results from the Data

These possibilities for achieving parenthood are also reflected in the data. Out of all respondents who said they wished to have children or who were undecided (n = 883), 52% (41% of the men and 64% of the women) have plans on how they want to achieve this goal. The likelihood that individuals have concrete ideas about preferred pathways is higher when they also state they wish to have children other than being undecided (statistically significant). Also, women more often have ideas about their preferred ways to achieve parenthood than men (also statistically significant).

Intention	**Women**	**Men**
(International) Adoption	31.6%	71.6%
Foster parenting	18.0%	45.4%
Participating in raising the child of my partner	22.5%	17.4%
Together with a homosexual couple we're friends with	31.6%	24.8%
♀: Artificial insemination / ♂: Together with a woman	72.5%	28.9%
Total % of cases	176.2%	188.1%

Tab. 2: "For the realization of my wish to have a child I have the following plan: ..." (multiple response question, % of cases, n = 840)

Source: ifb-study "Same-sex lifestyles in Germany."

Tab. 2 shows that the preferences for the realization of parenthood vary between homosexual women and men. Whereas men mostly think about (international) adoption and foster care, women favour having their own child via insemination. This clearly corresponds with the accessibility of those possibilities and the degree of independence from other actors like agencies or state authorities. For women it is easiest to acquire semen and carry out the child themselves; men, however, do not have that possibility. For some respondents the desire to have a child of their own together with their partner does not seem to be too important. Those who would like to participate in raising the child of their partners do not seem to be motivated by a need to have a biologically related child. The fraction however is comparably low, and this option is always stated together with other pathways to parenthood, never alone. This implies that participating in the parenting of a partner's child is never a singular solution for becoming a parent, but rather an option among others.

6. Cooperative Parenthood

Particularly interesting are the responses of those participants who consider achieving parenthood together with another person or couple. As listed in Tab. 2 about a fourth of all men and nearly a third of all women consider parenthood together with a befriended homosexual couple. Additionally for 29% of all men, parenthood together with a woman is an option they ponder on. Regarding the relative difficulties homosexual women and men face concerning the fulfilment of a wish to have children, such constellations of a cooperative parenthood might seem to be simple solutions to those problems. Those ideas involve far more planning, however, and shall thus be examined in more detail during the rest of this contribution.

For homosexual women and men, the transition to parenthood does not simply occur, but it is a relatively long process in which a lot of planning is involved.[46] Especially when a couple plans to have a child together with another person or another couple they know, or they plan to find specifically for this purpose, there are fundamental questions the involved parties need to agree upon, before they can start to try conceiving a child. The respondents of the *ifb*-study give information about their intended involvement of themselves and the other biological parent, which will be presented in the following.

Every respondent who checked one of the realization pathways involving a third party (cf. Tab. 2) was presented with two questions concerning the role of this other person, i.e. the other biological parent. The introduction was termed as follows: "There are various arrangements between both biological parents/ between the biological parent and the donor". The first question reads: "Which role do you see for yourself?", the second one: "Which role do you see for the other biological parent/ the donor?". The answer options are identical, except for the wording, and range within a continuum between "no active role at all" and "sole person responsible".

The overview in Tab. 3 shows particular patterns in the pathways desired by homosexual women and men, and it also shows discrepancies in the preferred solutions in the comparison of women and men. The majority of men favor patterns of cooperative parenthood that involve an equal rights approach for both biological parents in the everyday life of the child, and a larger proportion of men

46 Cf. Bergold, Buschner, Haag: Entscheidungsprozesse in der Familiengenese (cit. 41).

than women plan for such an arrangement (54 vs. 46%). The majority of women, on the other hand, favor solutions where they are the ones solely responsible for the child, but some of them still want an involvement of the biological father. These ideal intentions, as they are stated by the respondents, are certainly influenced by the possibilities and challenges homosexual women and men are presented with when they want to have children. Women can have a child without an active involvement of the biological father, which is not possible for men. It can be assumed, especially given the high educational background of the respondents, that the perceived chances for the successful realization are already embedded in the plans and intentions as found in the data.

Several arguments for both types of roles for the other biological parent can be found in the literature. On the one hand, there are legitimate reasons for choosing a donor with no further involvement in the family. This can be motivated in order to strengthen the family boundaries, re-enacting the classic nuclear family formation of a two-parent household and trying to keep outside influences to a minimum. At times, there are fears that the social parent might lose in standing, influence and credibility in competition against the other biological parent. The decision for an anonymous donor can also be a last resort if attempts of recruiting a friend or acquaintance to act as a donor were not successful.[47]

47 Elena Touroni, Adrian Coyle: Decision-Making in Planned Lesbian Parenting: An Interpretative Phenomenological Analysis. In: Journal of Community and Applied Social Psychology 12 (2002), pp. 194–209; Jennifer M. Chabot, Barbara D. Ames: "It wasn't 'let's get pregnant and go do it':" Decision Making in Lesbian Couples Planning Motherhood via Donor Insemination. In: Family Relations 53 (2004), pp. 348–356; Róisín Ryan-Flood: Contested Heteronormativities: Discourses of Fatherhood Among Lesbian Parents in Sweden and Ireland. In: Sexualities 8 (2005), pp. 189–204; Herrmann-Green, Gehring: German Lesbian Family Study (cit. 41); Lisa K. Herrmann-Green, Moni Herrmann-Green: Familien mit lesbischen Eltern in Deutschland. In: Zeitschrift für Sexualforschung 21 (2008), pp. 319–340.

Parenting constellations	Men		Women	
I want to see the child regularly, but don't want any further involvement				
He/She should be the sole person responsible for the child	5.4%		–	
He/She should be an active parent with equal rights and involved in the child's everyday life	6.5%		0.5%	
He/She should see the child regularly and be involved in important decisions	4.3%	10.8%	–	1.9%
He/She should see the child regularly, but should not be involved further	-		0.9%	
He/She should have no active role at all	-		0.5%	
I want to be an active parent with equal rights and involved in the child's everyday life				
He/She should be an active parent with equal rights and involved in the child's everyday life	34.8%		8.9%	
He/She should see the child regularly and be involved in important decisions	12.0%		13.1%	
He/She should see the child regularly, but should not be involved further	2.2%	54.4%	12.2%	45.5%
He/She can see the child at irregular intervals	1.1%		2.8%	
He/She should have no active role at all	4.3%		8.5%	
I want to be the sole person responsible for the child				
He/She should be an active parent with equal rights and involved in the child's everyday life	2.2%		0.5%	
He/She should see the child regularly and be involved in important decisions	4.3%		5.6%	
He/She should see the child regularly, but should not be involved further	7.6%	29.3%	14.6%	52.6%
He/She can see the child at irregular intervals	1.1%		6.1%	
He/She should have no active role at all	14.1%[48]		25.8%	

Tab. 3: "Intended participation of respondent and other biological parent for parenting constellation with a third party" (crosstabulation, n = 305, 92♂, 213♀)

Source: ifb-study "Same-sex lifestyles in Germany."

48 This combination of answers from male homosexuals regarding a parenting constellation actually implies surrogacy. This can be seen as an orientation along the traditional

On the other hand, an active involvement instead of a passive donor-role can be explicitly desired.[49] This facilitates, for example, contact between the child and the other biological parent at a certain age or even a parental involvement in the everyday life of the child.[50]

7. Discussion and Implications

This chapter provided some basic information on the parenting desire of homosexual women and men, based on a relatively large sample from a quantitative German study. It showed that there is a desire to become a parent among homosexual women and men, and especially young homosexuals seem to perceive parenthood as an option in their lives, which seems to be accompanied with a sense of normality.

The intentions of homosexuals on how to achieve parenthood show a variety of options that are under consideration. Particularly interesting are their desired concepts of parenthood. Some pathways into parenthood lead to a classical familial situation, where both partners of a same-sex couple will act as exclusive parents for the child. In cases of (international) adoption or insemination, the couple can live together with the child in a two parent setting, without having to cooperate with other parties, such as child welfare agencies or additionally the biological parents in case of foster care.

Cooperative forms of parenthood, on the other hand, with an involvement of other parties from outside the same-sex couple, provide certain opportunities for homosexuals in achieving their plan to become parents. Especially homosexual men can benefit from such forms of cooperation. They also promise familial constellations in which the other biological parent, possibly even together with his/her partner, form something that is referred to as a "queer family". The children may benefit from the active involvement of their other biological parent besides the presence of a parental couple (biological and social parent). Thus, any questions regarding the origin of the child and his/her right to be informed about it are taken care of. The child will also have an attachment figure of the other gender than the initial parental couple. The presence of further parental figures might

---

two-parent family, it might even be a hint that such a solution might be sought (abroad), even though (or because) this is prohibited in Germany.

49 Ryan-Flood: Contested Heteronormativities (cit. 47); Herrmann-Green, Gehring: German Lesbian Family Study (cit. 41).

50 Touroni, Coyle: Decision-Making in Planned Lesbian Parenting (cit. 47); Herrmann-Green, Herrmann-Green, Familien mit lesbischen Eltern (cit. 47).

also be of advantage in daily life, especially regarding the reconcilability of family and employment.

However, cooperative parenthood does also provide challenges. Even if the partners of the primary or initiating parental couple agree on a certain constellation, they have to find the corresponding individual or couple with whom they plan on collaborating in the process. This means not only finding the right collaborators, but also getting to know each other; it implies agreement or reaching compromises regarding the planned approach and the future cooperation in raising the child. Furthermore, all participating protagonists have to build a relationship that will be the foundation of this new family. This is an open process and the development cannot be foreseen. Even if four partners from two couples agree upon having and raising a child, at one point the child itself will become a fifth protagonist influencing the dynamics of the family with its own desires and wishes. It needs to be noted that decision-making processes are of prime importance and determine the outcome fundamentally.[51]

Nonetheless, children raised by same-sex couples do not seem to experience major disadvantages in comparison to children growing up in heterosexual families, and the children are also found to be well-developed.[52] Parenthood in the context of homosexuality is generally a conscious and well-thought-out project.[53] The outcome of the children, especially regarding potential problems, are considered by the prospective parents.[54] The reasoning in the decision-making process can be grounded both pragmatically or ethically and morally.[55] The legal situation

51 Touroni, Coyle: Decision-Making in Planned Lesbian Parenting (cit. 47); Chabot, Ames: Decision Making in Lesbian Couples (cit. 47); Alenka Švab: New Ways of Parenting: Fatherhood and Parenthood in Lesbian Families. In: Revija za sociologiju 38 (2007), pp. 41–53; Bergold, Buschner, Haag: Entscheidungsprozesse in der Familiengenese (cit. 41).

52 Brewaeys, Ponjaert, van Hall, Golombok: Donor Insemination: Child Development (cit. 3); Cf. Rupp: Lebenssituation von Kindern (cit. 3); Simon R. Crouch, Elizabeth Waters, Ruth McNair, Jennifer Power, Elise Davis: Parent-Reported Measures of Child Health and Wellbeing in Same-Sex Parent Families: a Cross-Sectional Survey. In: BMC Public Health 14 (2014), p. 635.

53 E.g. Herrmann-Green, Herrmann-Green: Familien mit lesbischen Eltern (cit. 47).

54 Touroni, Coyle: Decision-Making in Planned Lesbian Parenting (cit. 47); Chabot, Ames: Decision Making in Lesbian Couples (cit. 47); Švab: Do they have a choice (cit. 22).

55 Jordan Downing, Hanna Richardson, Lori Kinkler, Abbie Goldberg: Making the Decision: Factors Influencing Gay Men's Choice of an Adoption Path. In: Adoption Quarterly 12 (2009), pp. 247–271; Rupp, Dürnberger: Regenbogenfamilien (cit. 20), pp. 87 ff.; Bergold, Buschner, Haag: Entscheidungsprozesse in der Familiengenese (cit. 41).

in Germany has improved, some difficulties, however, remain. Especially the fact that joint adoption is still not open to same-sex couples in a civil union is a major disadvantage in comparison to heterosexual/married couples.

Another influence on same-sex couples is the German way of handling assisted reproduction. Even though some female homosexual couples seem to be treated in the country, the guidelines of the medical association dissuade such a treatment. The couples will probably also need to bear all the costs, since a comprehensive consideration of same-sex couples within the legal framework has not yet been implemented. Another potential problem is the legal status of sperm donors. Since the legal father of a child is set by the marital status to the woman who gave birth to the child, by acknowledging paternity or proven through a paternity test[56], a private sperm donor runs the risk of having to support the child financially if the same-sex couple does not complete the step-child adoption process with the social parent.[57]

In a theoretical comparison to heterosexual couples who make use of assisted reproductive techniques, same-sex couples show some similarities. Both have to choose a specific way in which they want to achieve parenthood. However, the continuum from which homosexual women and men choose is a lot wider. What is true for ART and for same-sex couples becoming parents is that parenthood is split into segments: biological, genetic, legal and social parenthood are not exclusive to the parental couple anymore.[58] The data shows that the intentions on the parental participation of homosexual women and men hint towards a further fragmentation within these segments. In scenarios of cooperative parenting, social parenthood can be further divided according to formal or informal 'custodial arrangements'. Furthermore, the segmentation caused by the intended parental involvement is derived from a conscious and deliberate decision-making process.

56 Cf. BGB § 1592; civil code of Germany.

57 Austria, for example, found a solution to the problem. Its law on assisted reproduction excludes sperm donors from paternity in the legal sense (cf. Marlene Steininger: Die rechtliche Regelung der Fortpflanzung zu dritt: Das Verhältnis des Samenspenders zu dem mit seinem Samen gezeugten Kind im Rechtsvergleich. In: Giovanni Maio, Tobias Eichinger, Claudia Bozzaro (Eds.): Kinderwunsch und Reproduktionsmedizin: Ethische Herausforderungen der technisierten Fortpflanzung. Freiburg, Breisgau, München 2013, pp. 448–471).

58 Laszlo A. Vaskovics: Segmentierung und Multiplikation von Elternschaft. Konzept zur Analyse von Elternschafts- und Elternkonstellationen. In: Dieter Schwab, Laszlo A. Vaskovics (Eds.): Pluralisierung von Elternschaft und Kindschaft: Familienrecht, -soziologie und -psychologie im Dialog. Opladen, Farmington Hills 2011, pp. 11–40.

Thus homosexual couples who become parents obviously challenge the traditional understanding of parenthood, while heterosexual couples who have children via help of assisted reproductive techniques practice such fragmentation invisibly. Besides, intentions as articulated by the respondents do not always comply with the legal framework (e.g. egg donation, surrogacy, anonymous sperm donation, etc.).

Particularly same-sex parenting, but also ART treatment, results in heterogeneous parenting concepts. Achieving parenthood can be difficult in both cases and the chosen pathway might deviate from traditional solutions and legal standards, and might even involve other agents from different cultural backgrounds. Ethical aspects as well as aspects of child development and welfare should be considered with such complex forms of family genesis, especially regarding the disclosure of the child's origin. On a sociological level, the normative conceptualization of 'the family' is challenged on several levels, both obviously and within the intimate (hidden) dynamics of families themselves.

‚Social Freezing'. Medizinethische Implikationen und begriffliche Typisierung

Manuel Willer und Giovanni Rubeis

Zusammenfassung

In der Diskussion um die ethische Bewertung der Konservierung von Eizellen spielen insbesondere die Gründe, konservierte Eizellen zu nutzen, eine wichtige Rolle. Dies wird am Begriff des Sozial Freezing deutlich, der vor allem auf die individuelle Lebensplanung als Grund rekurriert. Zwischen dem Moment des Einfrierens von Eizellen und deren Verwendung liegt eine mitunter recht große zeitliche Differenz. Es geht hier um eine präventive Maßnahme, über deren konkrete, zeitlich spätere Anwendung keine sichere Aussage getroffen werden kann. Hier hat eine ethische Analyse einzusetzen. Im Sinn einer Abwägung der Prinzipien der Selbstbestimmung (seitens der Frau) und des Nichtschadens (seitens des Arztes bzw. Ärztin hinsichtlich der Risikoschwangerschaft) sollte die individuelle, informierte und selbstbestimmte Entscheidung von Frauen Grundlage für die ethische Bewertung der Konservierung von Eizellen sein. Die Gründe, konservierte Eizellen zu nutzen, sollten hingegen in der ethischen Bewertung der Konservierung keine Rolle spielen. Der Begriff des Social Freezing erschwert eine informierte und selbstbestimmte Entscheidung, da er normativ stark aufgeladen ist und Angst vor gesellschaftlicher Stigmatisierung erzeugen könnte. Auf diesen Begriff sollte in der weiteren Debatte daher verzichtet werden. Vielmehr sollten die Mängel im Bereich der Fertilitätsaufklärung durch weitere Forschung erhoben und diskutiert werden.

Abstract

In the discussions regarding the ethics of cryoconservation of oocytes the motives and reasons for the application of cryopreserved oocytes are of high importance. This is shown by the term 'social freezing', which relates to the individual ideas of family life planning. Between the moment of conservation and application, a great discrepancy of time may occur. Oocyte freezing is a preventive method; the specific time of application is not certain when the oocytes are preserved. The ethical analysis should start at this very point. The paper discusses the consideration of the principle of self-determination (in terms of women) and the principle of no-harm (in terms of the physician regarding a high risk pregnancy). The individual, informed and self-determined decision of women should be the basis of the ethical evaluation in regard to the conservation of oocytes – motives and reasons should however not be an issue. The term 'social freezing' aggravates an informed and self-determined decision since it is already charged in a normative way and might cause the fear of social stigmatization. Hence, the term should not be used in further debates. The lack within the scope of fertility education should rather be ascertained and discussed by means of further research.

1. Einleitung

Als im Oktober 2014 die Firmen Apple und Facebook bekannt gaben, für ihre Mitarbeiterinnen die Kosten einer Kryokonservierung von Eizellen (im Folgenden Eizellkonservierung) in Höhe von bis zu $20.000 zu übernehmen,[1] setzte in Europa und den USA eine kontroverse öffentliche Diskussion ein. Trotz der neben diesem Angebot bestehenden Förderungen der Firmen für Familien verstehen viele Kommentatoren[*] das Angebot als Mittel, Mitarbeiterinnen zu einer Verzögerung der Familienplanung zu ermutigen oder gar zu drängen.[2] Von anderer Seite wird die Eizellkonservierung als Möglichkeit für Frauen verteidigt, selbstbestimmt über die eigene Lebensplanung zu entscheiden, so beispielsweise die Göttinger Medizinethikerin Claudia Wiesemann.[3] An sich ist die Konservierung körpereigenen Gewebes ethisch unproblematisch. Über diesen wichtigen Punkt täuscht die aktuelle öffentliche und wissenschaftliche Diskussion hinweg. Im Zentrum dieser Diskussion stehen die Gründe, Eizellen konservieren zu lassen. Übersehen wird dabei aber die eigentliche ethische Problematik. Zwischen dem medizinisch ratsamen Zeitpunkt des Einfrierens von Eizellen und der tatsächlich durchgeführten Eizellkonservierung liegt eine mitunter recht große zeitliche Differenz. So tendieren vor allem Frauen Ende 30 zum Einfrieren von Eizellen.[4] In diesem Alter nimmt die Qualität der Eizellen ab und macht spätere Risikoschwangerschaften wahrscheinlich. Aus ethischer Perspektive stellt sich hierbei die Frage, inwiefern falsche Erwartungshaltungen hinsichtlich einer beliebig aufschiebbaren Schwangerschaft aufgebaut werden. Es ergibt sich ein Konflikt zwischen der

---

1 Christina Farr: Apple, Facebook Will Pay for Female Employees to Freeze Their Eggs. In: http://www.reuters.com/article/2014/10/14/us-tech-fertility-idUSKCN0I-32KQ20141014 (Stand 9.1.2015).

* Wo im Folgenden zur besseren Übersichtlichkeit die maskuline Formulierung verwendet wird, sind selbstverständlich Frauen wie Männer gleichermaßen gemeint.

2 Claire Cain Miller: Freezing Eggs as Part of Employee Benefits: Some Women See Darker Message. Vgl. http://www.nytimes.com/2014/10/15/upshot/egg-freezing-as-a-work-benefit-some-women-see-darker-message.html?_r=1&abt=0002&abg=0 (Stand 3.6.2015).

3 Claudia Wiesemann im Interview: Akt der Emanzipation. In: Der Spiegel 17 (2014), S. 38 f.

4 Kylie Baldwin, Lorraine Culley, Nicky Hudson, Helene Mitchell, Stuart Lavery: Oocyte Cryopreservation for Social Reasons: Demographic Profile and Disposal Intentions of UK Users. In: Reproductive BioMedicine Online 2015 (doi: 10.1016/j.rbmo.2015.04.010).

Patientenselbstbestimmung seitens der Frau und dem Prinzip des Nichtschadens seitens des Arztes.

Aus der Patientenselbstbestimmung leitet sich die reproduktive Autonomie der Frau ab. Das bedeutet eine selbstbestimmte Verfügung über die eigene Fortpflanzung. Aus dem Prinzip des Nichtschadens ergibt sich die ärztliche Verantwortung, einer Risikoschwangerschaft und damit möglichem Schaden für Mutter und Kind vorzubeugen. Die Frage, aus welchen Gründen Frauen konservierte Eizellen nutzen, ist hingegen nicht relevant für die Bewertung der Konservierung von Eizellen. Im Rahmen dieses Beitrages ist zunächst das medizinisch-technische Verfahren darzustellen. Im Anschluss ist zu klären, welche Aspekte für die ethische Bewertung der Konservierung von Eizellen entscheidend sind. Den Hintergrund für die hier angestellten Überlegungen bildet der kohärentistische Prinzipienethikansatz von Beauchamp und Childress. Ausgehend von der universell gültigen und zu schützenden Würde des Menschen wurden im Rahmen dieses Modells vier Prinzipien mittlerer Reichweite entwickelt: Patientenselbstbestimmung, Wohltun, Nichtschaden und Gerechtigkeit.[5] Im Fokus der hier durchgeführten Analyse stehen, wie bereits ausgeführt, die Prinzipien des Nichtschadens und der Selbstbestimmung. In einem weiteren Schritt soll gezeigt werden, dass der Begriff des Social Freezing normativ aufgeladen ist und dadurch die einschlägige Debatte verzerrt wird. Die damit einhergehende Fokussierung auf die Gründe einer Nutzung konservierter Eizellen kann zu einer Stigmatisierung der Frauen führen, die sich für diese Maßnahme entscheiden.

2. Medizinisch-technische Grundlagen – wann sollte eine Konservierung erfolgen?

Die Eizellkonservierung wurde ursprünglich zur Behandlung von Frauen mit einer Krebserkrankung entwickelt.[6] Da im Rahmen von Chemo- und Strahlentherapie die Möglichkeit einer irreversiblen Schädigung der Ovarien besteht, können Maßnahmen zum Fertilitätserhalt geboten sein.[7] Insbesondere die bei einer

5 Tom L. Beauchamp; James F. Childress: Principles of Biomedical Ethics. 7th Edition New York 2013.

6 Paul R. Brezina, William H. Kutteh, Amelia P. Bailey, Jianchi Ding, Raymond W. Ke, James L. Klosky: Fertility Preservation in the Age of Assisted Reproductive Technologies. In: Obstetrics & Gynecology Clinics of North America 42 (2015), S. 39–54, hier: S. 42.

7 Jacques Donnez: Introduction: Fertility Preservation, from Cancer to Benign Disease to Social Reasons: The Challenge of the Present Decade. In: Fertility and Sterility 6 (2013), S. 1467–1468.

Chemotherapie eingesetzten Zytostatika und eine örtliche Bestrahlung im Bereich des ovariellen Gewebes,[8] aber auch verschiedene Krebsarten selbst können die Bildung der Gebärmutterschleimhaut oder die Reifung von Eizellen irreversibel schädigen. Ein mögliches Resultat dieser Schädigung ist Infertilität.

Zur Konservierung von Eizellen werden zwei Verfahren angewandt: Bei der konventionellen Methode werden Gewebe und Zellen langsam eingefroren und später wieder aufgetaut. Dieses Verfahren hat eine recht geringe Erfolgsquote. Ein großer Teil des eingefrorenen Materials wird dabei geschädigt oder zerstört, da sich während dieses Prozesses scharfkantige Eiskristalle bilden.[9] Damit einher geht die hohe Gefahr von Schädigungen des Erbgutes der Frau. Erst mit der Entwicklung der Vitrifikation stiegen die Erfolgsraten der Kryokonservierung.[10] Hierbei werden Eizellen oder ovarielles Gewebe sehr schnell eingefroren und aufgetaut. Zudem wird die Zelle mit Zusätzen, die eine Kristallbildung verhindern (Kryoprotektiva), versetzt. Erst die gestiegenen Erfolgsraten machten die Technik auch für die Anwendung jenseits der Vorsorge im Rahmen einer Krebstherapie interessant. Die Befruchtung einer konservierten Eizelle erfolgt dabei notwendig über eine In-Vitro-Fertilisation (IVF) oder eine Intrazytoplasmatische Spermieninjektion (ICSI). Unklar ist nach wie vor, ob die verschiedenen Formen der künstlichen Befruchtung mit einem erhöhten Fehlbildungsrisiko für das Kind einhergehen. Insgesamt führten die technischen Entwicklungen der Reproduktionsmedizin in den letzten Jahren zu einer deutlichen Steigerung der Erfolgsrate der künstlichen Befruchtung.[11] Diese Entwicklungen erhöhten ebenfalls die Erfolgsquoten der Schwangerschaften mit kryokonservierten Eizellen.[12] Die Datenlage zur Erfolgsquote der Eizellkonservierung fällt allerdings noch recht dürftig aus. Insbesondere für die Technik der Vitrifikation liegen noch wenige Daten

---

8 Sara E. Barton, Julie S. Najita, Elizabeth S. Ginsburg, Wendy M. Leisenring, Marilyn Stovall, Rita E. Weathers, Charles A. Sklar, Leslie L. Robison, Lisa Diller: Infertility, Infertility Treatment, and Achievement of Pregnancy in Female Survivors of Childhood Cancer: A Report from the Childhood Cancer Survivor Study Cohort. In: The Lancet Oncology 14 (2013), S. 873–881.

9 Brezina et al.: Fertility Preservation (Anm. 6), S. 42.

10 Aylin Pelin, Heejung Bang, Kutluk Oktay: Age-Specific Probability of Live-Birth with Oocyte Cryopreservation: An Individual Patient Data Metaanalysis. In: Fertility and Sterility 2 (2013), S. 492–499.

11 Michael von Wolff, Ariane Germeyer, Frank Nawroth: Anlage einer Fertilitätsreserve bei nichtmedizinischer Indikation. In: Deutsches Ärzteblatt 3 (2015), S. 27–32.

12 Eleonora Porcu: Oocyte Freezing. In: Seminars in Reproductive Medicine 19 (2001), S. 221–230.

vor.[13] Die Chance auf eine erfolgreiche Schwangerschaft liegt bei etwa 65% bei drei Therapiezyklen mit jeweils drei Embryonen.[14] Einige Studien zeigen, dass es mittlerweile keinen signifikanten Unterschied mehr zwischen den Erfolgsquoten von frischen und vitrifizierten Eizellen gibt.[15]

Eine Behandlung zur Gewinnung von Eizellen ist in akuten medizinisch indizierten Fällen wie beispielsweise einer auftretenden Krebserkrankung häufig problematisch.[16] Zum einen sind bestimmte Typen von Krebszellen östrogen-sensitiv, das heißt die hormonelle Behandlung zur Gewinnung von Eizellen kann zu einem gesteigerten Wachstum der Krebszellen führen. Des Weiteren muss die reproduktionsmedizinische Behandlung abgeschlossen sein, bevor mit der Therapie der Krebserkrankung begonnen werden kann. Der mit der Eizellkonservierung und Konservierung ovariellen Gewebes verbundene Aufschub der Behandlung der Grunderkrankung kann zu erheblichen physischen und psychischen Belastungen führen. Wird bis zum Auftreten beziehungsweise der Diagnose einer Krebserkrankung gewartet, ist unter Umständen der richtige Zeitpunkt zur Durchführung einer fertilitätserhaltenden Maßnahme bereits verstrichen. Bei Unterlassen einer solchen präventiven Aufklärung wird in Kauf genommen, dass die Patientin im schlimmsten Fall nicht mehr entscheiden kann, ob sie die Maßnahme in Anspruch nimmt. Der dabei entstehende Schaden ist enorm. Der Kinderwunsch ist oftmals sehr bedeutsam für die eigene Lebensplanung und Identität. Der Verlust der Möglichkeit, Kinder zu bekommen, wird dementsprechend als schwerwiegende Beeinträchtigung der Lebensqualität wahrgenommen. Sowohl diese psychologischen Folgen als auch die aufgezeigten medizinischen Risiken der Behandlung können durch eine präventive Maßnahme zum Erhalt der Fertilität gemildert oder gar ausgeschlossen werden. Dies gilt insbesondere, wenn eine Disposition für bestimmte Erkrankungen vorliegt. Im Fall des Wunsches einer Eizellkonservierung

---

13 Françoise Baylis: Left Out in the Cold: Arguments against Non-Medical Oocyte Cryopreservation. In: Journal of Obstetrics and Gynaecology Canada 37 (2015), S. 64–67.

14 Michael von Wolff: "Social Freezing". Sinn oder Unsinn? In: Gynäkologische Endokrinologie 11 (2013), S. 222–224.

15 Neelam Potdar, Tarek A. Gelbaya, Luciano G. Nardo: Oocyte Vitrification in the 21st Century and Post-Warming Fertility Outcomes: A Systematic Review and Meta-Analysis. In: Reproduktive BioMedicine Online 29 (2014), S. 159–176.

16 Batool Hossein Rashidi, Ensiyeh Shahrokh Tehrani, Firouzeh Ghaffari: Ovarian Stimulation for Emergency Fertility Preservation in Cancer Patients: A Case Series Study. In: Gynecologic Oncology Case Reports 10 (2014), S. 19–21; Hakan Cakmak, Mitchell P. Rosen: Ovarian Stimulation in Cancer Patients. In: Fertility and Sterility 6 (2013), S. 1476–1484.

aus Gründen, denen keine akute medizinische Indikation zugrunde liegt, ist eine frühzeitige Konservierung ebenso geboten. Mit zunehmendem Alter steigen die gesundheitlichen Risiken für Mutter und Kind, während die Chance auf eine erfolgreiche Befruchtung und Schwangerschaft rapide sinkt.[17] Mit der rapiden Abnahme der Eizellreserve ab dem 30. Lebensjahr wird zudem der Gewinn von Eizellen schwieriger.[18] Im Hinblick auf die Gesundheit des potentiellen Kindes und der Mutter ist eine Konservierung von Eizellen noch vor dem 30. Lebensjahr, spätestens dem 34. Lebensjahr,[19] angeraten. Häufig ist zu diesem Zeitpunkt nicht klar, ob eine Nutzung der eingefrorenen Eizellen überhaupt infrage kommen wird. Im Sinn des Arguments einer möglichst hohen wirtschaftlichen Effizienz und eines bestmöglichen Kosten-Nutzen-Faktors, ist dieser Zeitpunkt also eher abzulehnen.[20] Eine spätere Konservierung jedoch stellt eine Behandlung mit einem deutlich höheren Risiko des Schadens für die Patientin beziehungsweise deren Kind dar.

Unabhängig von einer möglichen späteren Anwendungssituation ist eine Konservierung von Eizellen aus medizinischer Sicht idealerweise also präventiv und nicht erst bei Vorliegen einer akuten Diagnose vorzunehmen. In ihrer präventiven Variante richtet sich die Maßnahme auf verschiedene mögliche Anwendungssituationen, die zum Zeitpunkt der Konservierung nicht oder nur begrenzt vorhersehbar sind. Hier wird die Bedeutung der zeitlichen Differenz zwischen Konservierung und Anwendung der Eizellen deutlich: Weshalb Eizellen später genutzt werden (und ob überhaupt), ist zum Zeitpunkt ihrer Konservierung nicht absehbar, da sie im besten Fall erheblich früher konserviert werden. Die Konservierung kann aufgrund bestimmter Dispositionen medizinisch geraten sein. Ob die eingefrorenen Eizellen tatsächlich auch in diesem Kontext zur Anwendung kommen, ist nicht gewiss. Diese potentiellen Gründe einer späteren Anwendung können daher keine Grundlage für die ethische Bewertung der Eizellkonservierung sein.

---

17 Ching-Chien Chang, Thomas A. Elliott, Graham Wright, Daniel B. Shapiro, Andrew A. Toledo, Zsolt Peter Nagy: Prospective Controlled Study to Evaluate Laboratory and Clinical Outcomes of Oocyte Vitrification Obtained in In Vitro Fertilization Patients Aged 30 to 39 years. In: Fertility and Sterility 3 (2013), S. 1891–1897.

18 David B. Seifer, Howard Minkoff, Zaher Merhi: Putting 'Family' Back in Family Planning. In: Human Reproduction 1 (2015), S. 16–19.

19 Tolga B. Mesen, Jennifer E. Mersereau, Jennifer B. Kane, Anne Z. Steiner: Optimal Timing for Elective Freezing. In: Fertility and Sterility 103 (2015), S. 1551–1556.

20 Mesen, Mersereau, Kane, Steiner: Optimal Timing (Anm. 19).

3. Die ethische Fragestellung: Selbstbestimmung und Nichtschaden

Problematisch in ethischer Hinsicht wird die Eizellkonservierung, wenn man sie im Kontext der wunscherfüllenden Medizin betrachtet. Um nachzuvollziehen, welche Wünsche hier involviert sind, müssen zunächst die gesellschaftlichen Rahmenbedingungen herangezogen werden. Hier ist auf die sozialen Wandlungsprozesse hinsichtlich Familiengründung und Elternschaft zu verweisen.[21] In den letzten drei Jahrzehnten hat der traditionelle Typus der Kleinfamilie seine normative Wirkung auf die individuelle Lebensplanung eingebüßt.[22] Nichteheliche sowie familienähnliche Lebensgemeinschaften sind heute gesellschaftlich weitgehend akzeptiert und juristisch anerkannt.[23] Zudem führen eine stärkere Individualisierung sowie längere Ausbildungswege vermehrt zu einem Aufschub oder einer Ablehnung der Elternschaft. Das durchschnittliche Alter Erstgebärender ist in den letzten Jahrzehnten stetig gestiegen.[24] Insbesondere für Frauen ergibt sich hier ein Konflikt zwischen ökonomischer Autonomie und Selbstverwirklichung auf der einen und Realisierung des Kinderwunsches auf der anderen Seite.[25] Dies schlägt sich unter anderem darin nieder, dass die Zahl der Frauen steigt, die am Beginn der Menopause kinderlos sind.[26] Hinzu kommt der soziale Druck der Mutterschaft, der, obwohl durch die beschriebenen sozialen Wandlungsprozesse gemindert, nach wie vor besteht. Fortpflanzungsmedizinische Maßnahmen werden oftmals als Ausweg aus dieser Situation gesehen.[27] Die Realisierung des Kinderwunsches erscheint durch die Fortpflanzungsmedizin beliebig plan- und steuerbar.[28] Insbesondere die Möglichkeit, die Elternschaft beziehungsweise Mutterschaft in zeitlicher Hinsicht aufzuschieben, wird als wichtiges Instrument der

21 Yve Stöbel-Richter, Annekathrin Sender, Kerstin Weidner, Elmar Brähler: Elternschaft – Planung oder Schicksal. In: Giovanni Maio, Tobias Eichinger, Claudia Bozzaro (Hg.): Kinderwunsch und Reproduktionsmedizin. Ethische Herausforderungen der technisierten Fortpflanzung. München 2013, S. 295–319.

22 Stöbel-Richter et al.: Elternschaft (Anm. 21), S. 296.

23 Stöbel-Richter et al.: Elternschaft (Anm. 21), S. 296 f.

24 Tobias Eichinger: Entgrenzte Fortpflanzung. Zu ethischen Herausforderungen der kinderwunscherfüllenden Medizin. In: Maio, Eichinger, Bozzaro (Hg.): Kinderwunsch und Reproduktionsmedizin (Anm. 21), S. 65–95, hier: S. 70.

25 Stöbel-Richter et al.: Elternschaft (Anm. 21), S. 298.

26 Eichinger: Entgrenzte Fortpflanzung (Anm. 24), S. 70.

27 Stöbel-Richter et al.: Elternschaft (Anm. 21), S. 303.

28 Eichinger: Entgrenzte Fortpflanzung (Anm. 24), S. 66.

Wunscherfüllung wahrgenommen.[29] Dies zeigt sich auch in der Debatte um die Konservierung von Eizellen. In vielen Beiträgen wird ersichtlich, dass Frauen eine Eizellkonservierung als Befreiung empfunden haben.[30] Subjektiv entsteht dadurch das Bewusstsein, dem Druck der schwindenden Wahrscheinlichkeit einer Schwangerschaft auf natürlichem Weg zu entgehen.

Aus medizinethischer Sicht ist die Konservierung von Eizellen an sich unproblematisch. Das Prinzip der Patientenselbstbestimmung legitimiert dieses Vorgehen. Die Frau hat das Recht auf Selbstverfügung über ihren eigenen Körper. Dazu gehört auch der Umgang mit körpereigenem Gewebe. Hinzu kommt der Kontext der Fortpflanzung, in welchem dieses Recht auf Selbstverfügung zu sehen ist. Dieser Bereich ist durch das Prinzip der reproduktiven Autonomie abgedeckt, einer Konkretisierung der Patientenselbstbestimmung.[31] Demnach wird die Konservierung von Eizellen als sichere Methode verstanden, den Wunsch nach Kindern und den Zeitpunkt der Erfüllung dieses Wunsches selbst bestimmen zu können. Ein ethisches Problem tritt dann auf, wenn das Prinzip der reproduktiven Autonomie mit einem anderen medizinethischen Prinzip in Konflikt gerät. Dieser Konfliktfall ergibt sich im Zusammenhang der Eizellkonservierung recht häufig. Die meisten Frauen nehmen eine Konservierung von Eizellen erst bei einer akuten Erkrankung oder in einem höheren Alter vor, wenn ihre Fertilität bereits abnimmt.[32] Damit verbunden ist die Hoffnung auf eine sichere Maßnahme, um Zeit für die Familiengründung zu gewinnen. Richtig ist, dass die Eizellkonservierung in verschiedenen Situationen den Erhalt der Fertilität über deren altersbedingten oder pathologischen Verlust hinaus ermöglicht. Das Bild einer ‚Versicherung' der eigenen Fertilität hingegen ist keineswegs zutreffend. Die Wahrscheinlichkeit einer erfolgreichen Schwangerschaft nimmt bei Eizellen, die nach dem 35. Lebensjahr gewonnen wurden, erheblich ab, während es vermehrt zu Risikoschwangerschaften kommt.[33] Das Prinzip des Nichtschadens verpflichtet

---

29 Eichinger: Entgrenzte Fortpflanzung (Anm. 24), S. 69 f.

30 Sarah Elizabeth Richards: Why I Froze My Eggs (And You Should, Too). In: Wall Street Journal http://www.wsj.com/articles/SB10001424127887323628004578458882165244260 (Stand 15.7.2015).

31 Katharina Beier, Claudia Wiesemann: Reproduktive Autonomie in der liberalen Demokratie. Eine ethische Analyse. In: Claudia Wiesemann, Alfred Simon (Hg.): Patientenautonomie. Theoretische Grundlagen – Praktische Anwendungen. Münster 2013, S. 205–221.

32 Baldwin et al.: Oocyte Cryopreservation (Anm. 4).

33 Frank Nawroth: „Social Freezing" – Pro und Contra. In: Der Gynäkologe 46 (2013), S. 648–652.

den Arzt, unter diesen Voraussetzungen von einer Eizellkonservierung abzuraten. Es liegt in der ärztlichen Verantwortung, falsche Erwartungshaltungen abzubauen, durch die ein Schaden für die Patienten entstehen können. Eine ausführliche Aufklärung ist hierfür Voraussetzung.[34] Diese Aufklärung ist bisher kaum gängige Praxis. Eine Studie von Dominic Stoop et al. mit 64 Frauen, die ohne eine akute medizinische Indikation Eizellen konservieren ließen, belegt diesen Sachverhalt.[35] Demnach gaben 50,5% der befragten Frauen an, von Freunden von der Möglichkeit der Eizellkonservierung erfahren zu haben. Nur 12,1% gaben an, von ihrem Arzt über diese Option informiert worden zu sein. Diese Ergebnisse wurden auch durch eine weitere Studie bestätigt, bei der 973 Frauen in Großbritannien und Dänemark befragt wurden.[36] Hier zeigt sich die geringe Quote an ärztlicher Beratung. Damit erfahren Frauen häufig vor allem aus der öffentlichen Diskussion und dem Freundes- sowie Familienumfeld von der Möglichkeit der Eizellkonservierung. Dies ist ein deutlicher Hinweis darauf, dass zu einem öffentlich intensiv und kontrovers diskutierten Aspekt der Fortpflanzungsmedizin nur geringe erste Aufklärung durch Ärzte erfolgt. Die Kenntnisse der Patientinnen über sowie die Einstellungen zur Eizellkonservierung erweisen sich daher häufig als mangelhaft oder problematisch. Es ist daher nicht verwunderlich, dass in der Studie von Stoop et al. 65% der befragten Frauen angaben, die Eizellkonservierung als „Versicherung“ gegen eine spätere Unfruchtbarkeit zu verstehen. Diese Ergebnisse deuten darauf hin, dass die Chancen auf eine erfolgreiche Befruchtung vitrifizierter Eizellen unter Umständen zu hoch eingeschätzt werden.

Bei einer erhöhten medizinischen Indikation beispielsweise im Fall eines verfrühten Klimakteriums (prämature Ovarialinsuffizienz) in der Familiengeschichte der Patientin sollte eine dezidierte Fertilitätsaufklärung im Rahmen der gynäkologischen Betreuung stattfinden. Auch bei einer familiären Indikation für bestimmte Krebsarten sollte so vorgegangen werden. Im Rahmen dieser Fertilitätsaufklärung ist die Eizellkonservierung als eine Option des Fertilitätserhaltes in Betracht zu ziehen. Zudem werden die Belastungen fortpflanzungsmedizinischer

---

34 Ana Cobo, Juan A. Garcia-Velasco, Javier Domingo, Jose Remohí, Antonio Pellicer: Is Vitrification of Oocytes Useful for Fertility Preservation for Age-Related Fertility Decline and in Cancer Patients? In: Fertility and Sterility 99 (2013), S. 1485–1495, hier: S. 1492.

35 Dominic Stoop, Evelyn Maes, Nicolas P. Polyzos, Greta Verheyen, Herman Tournaye, Julie Nekkebroeck: Does Oocyte Banking for Anticipated Gamete Exhaustion Influence Future Relational and Reproductive Choices? A Follow Up of Bankers and Non-Bankers. In: Human Reproduction 30.2 (2015), S. 338–344.

36 Baldwin et al.: Oocyte Cryopreservation (Anm. 4).

Maßnahmen weitgehend unterschätzt. Von 15–20% aller Paare, die entsprechende Maßnahmen in Anspruch genommen haben, wurde die Behandlung als psychisch belastend beschrieben.[37] Ein Misserfolg der Behandlung wird speziell von Frauen als persönliches Versagen empfunden.[38]

Im Rahmen der Aufklärung muss deutlich werden, dass die Nutzung einer solchen Eizellreserve keine Garantie für eine erfolgreiche spätere Schwangerschaft darstellt. Die Familiengründung zu verschieben, ist daher immer mit hohen Risiken behaftet. Zudem ist eine erfolgreiche Schwangerschaft mit konservierten Eizellen vielen Studien zufolge weniger wahrscheinlich als eine ‚natürliche' Befruchtung in jüngeren Jahren. Den Patientinnen wird enormer Schaden zugefügt, wenn nicht vollständig über die Risiken der Eizellkonservierung aufgeklärt wird. Dies kann aber kein Grund sein, die Technik zu verbieten oder den Zugang zu ihr zu begrenzen.

Im Sinn der Schadensvermeidung und der Selbstbestimmung ist eine frühe umfassende Aufklärung über die Entwicklung der Fertilität, die Technik der Eizellkonservierung (und deren Grenzen) sowie eine möglichst frühe Konservierung grundsätzlich angeraten. Dies gilt unabhängig von den Gründen, derentwegen Eizellen später genutzt werden.

4. Was meint ‚Social Freezing'? Typisierung und Stigmatisierung

Im bisherigen Verlauf wurde gezeigt, dass sich eine ethische Bewertung der Eizellkonservierung auf die Prinzipien Patientenselbstbestimmung und Nichtschaden beziehen sollte. Die öffentliche Debatte fokussiert allerdings auf die Gründe für die Entscheidung zu dieser Maßnahme. In verschiedenen Artikeln[39] und ganzen Themenschwerpunkten[40] wird das Für und Wider des Social Freezing besprochen. Auch im Rahmen fachwissenschaftlicher Beiträge aus der Medizin- und Bioethik zum Thema Eizellkonservierung steht der Begriff des Social Freezing im Vordergrund. Dies zeigen nicht zuletzt die zahlreichen Tagungen, die sich dieser Thematik widmen. Hier ist etwa die Jahrestagung des Deutschen Ethikrates zum Thema

37 Stöbel-Richter et al.: Elternschaft (Anm. 21), S. 308.

38 Stöbel-Richter et al.: Elternschaft (Anm. 21), S. 309.

39 Christoph Cadenbach: Bis später, Baby. In: Süddeutsche Zeitung Magazin 10 (2013), http://sz-magazin.sueddeutsche.de/texte/anzeigen/39645/1/1 (Stand 3.6.2015).

40 http://www.spiegel.de/thema/social_freezing/ (Stand 3.6.2015); http://www.ardmediathek.de/tv/Social-Freezing-ist-Kinderkriegen-Chef/Dossier?documentId=24334486 (Stand 3.6.2015).

„Fortpflanzungsmedizin in Deutschland. Individuelle Lebensentwürfe – Familie – Gesellschaft“ am 22. Mai 2014 in Berlin[41] und die Tagung der Erinnerungs-, Bildungs- und Begegnungsstätte Alt Rhese e.V. zum Thema „Ethische Aspekte der modernen Fortpflanzungsmedizin. Social Freezing – Leihmutterschaft – Embryonenspende: Perspektiven für die Gesellschaft?“ vom 2.-3. Oktober 2015 in Alt Rhese zu nennen. Darüber hinaus gibt es entsprechende Stellungnahmen[42] von einschlägigen Arbeitsgruppen oder Netzwerken hierzu. Auffällig ist, dass der in der deutschen Medienlandschaft so weit verbreitete Begriff Social Freezing international nicht die gleiche Aufmerksamkeit und Gebräuchlichkeit hat wie in Deutschland.[43] Der Begriff des Social Freezing erweist sich dabei als ambivalent und ‚schillernd‘. Einerseits ist er häufig stark pejorativ. Dies führt unter Umständen dazu, dass die individuelle und selbstbestimmte Entscheidung von Frauen durch die Befürchtung, mit Typisierungen[44] und damit einhergehenden Stigmatisierungen[45] konfrontiert zu werden, eingeschränkt wird. Zudem knüpfen sich zahlreiche Hoffnungen und Erwartungen an die Eizellkonservierung, die diese letztlich nicht erfüllen kann. Aktuell findet sich die Technik der Eizellkonservierung also im „Spannungsfeld zwischen Freiheit und Risiko“[46] wieder. Einerseits sollten Frauen selbstbestimmt und informiert über die Anwendung der Technik entscheiden können. Andererseits droht durch eine Überschätzung der Möglichkeiten des Verfahrens und einer mangelnden Aufklärung über deren Grenzen ein Schaden durch das Ausbleiben einer Schwangerschaft oder durch eine Risikoschwangerschaft. In diesem Kontext ist zu prüfen, inwieweit die pejorativen Konnotationen des Begriffes Social Freezing als ein Fall von Stigmatisierung aufzufassen sind. Nach einer weiten, das bedeutet medizinisch-sozialen Definition, lässt sich Stigma

41 Deutscher Ethikrat: Jahresbericht 2014. Berlin 2015, S. 20–26.

42 Netzwerk für fertilitätsprotektive Maßnahmen: Kryokonservierung von unbefruchteten Eizellen bei nicht-medizinischen Indikationen („Social freezing“): Stellungnahme des Netzwerks FertiPROTEKT vom 24.3.2012, abgerufen unter http://www.fertiprotekt.de/index.php?lang=de&id=257 (Stand 3.6.2015); Deutscher Ethikrat: Die Zukunft der Fortpflanzungsmedizin in Deutschland. Pressemitteilung 05/2014, http://www.ethikrat.org/presse/pressemitteilungen/2014/pressemitteilung-05-2014 (Stand 15.7.2015).

43 Carl Djerassi: Unbefleckte Empfängnis. In: SZ.de http://sz.de/1.2218812 (Stand 22.5.2015).

44 Heidi Mertes: The Portrayal of Healthy Women Requesting Oocyte Cryopreservation. In: Facts, Views and Vision in Obstetrics and Gynaecology 5 (2013), S. 141–146.

45 Cadenbach: Bis später, Baby (Anm. 39).

46 Stöbel-Richter et al.: Elternschaft (Anm. 21), S. 295.

als Markierung sozialer Ausgrenzung verstehen.[47] So wird etwa von einer Stigmatisierung von Kranken gesprochen. Hierzu gehören Geschlechtskrankheiten sowie Krankheiten, die sich an der Körperoberfläche zeigen, ebenso psychische Störungen oder Behinderungen.[48] Öffentliche, das heißt medial aufbereitete und vermittelte Debatten, können eine solche Stigmatisierung befördern.[49] Die durch die Medien geförderte Klischeebildung kann darüber hinaus zu einer Selbststigmatisierung der Betroffenen führen und somit zu erheblichen Auswirkungen auf das psychische Wohlbefinden.[50] Nicht nur kranke Menschen können von einer medizinisch-sozialen Stigmatisierung betroffen sein. Diese kann sich ebenso auf sexuelle Orientierungen wie etwa Homosexualität sowie auf sexuelle Verhaltensweisen erstrecken.[51] Eine Anwendung des Konzepts der Stigmatisierung auf das Fortpflanzungsverhalten beziehungsweise auf Fortpflanzungsentscheidungen liegt daher nahe. Die Verwendung des Begriffs Social Freezing kann durchaus als Stigmatisierung aufgefasst werden. Der Begriff verdeutlicht den gesellschaftlichen Kontrast, der den Hintergrund für die Diskussion um die Eizellkonservierung bildet. Werteplurale, offene und komplexe moderne Gesellschaften ermöglichen Frauen individuelle Bildungs- und Berufswege, während weiterhin traditionelle Vorstellungen von Geschlechterrollen und Familienkonstellationen vorherrschen.[52] Gleichzeitig existieren zahlreiche Rollenzuschreibungen und Typisierungen, mit denen Frauen konfrontiert werden, die eine Eizellkonservierung durchführen lassen. Diese Typisierungen beruhen auf den Gründen, konservierte Eizellen anzuwenden, wie beispielsweise dem Wunsch nach einer beruflichen Weiterentwicklung. Medizinethisch stellt sich hier die Frage, ob die Selbstbestimmung von Patientinnen durch den Begriff des Social Freezing eingeschränkt wird. Mit der irreführenden und teils stigmatisierenden öffentlichen Diskussion geht die Gefahr der Verletzung des Prinzips der Selbstbestimmung einher. Wie oben gezeigt, ist aus medizinischer Sicht eine präventive Konservierung einer Konservierung in Akutsituationen vorzuziehen. Der Begriff des Social Freezing verwischt

---

47 Hans-Walter Schmidt-Hannissa, Florian Steger: Stigma. In: Bettina von Jagow und Florian Steger (Hg.): Literatur und Medizin. Ein Lexikon. Göttingen: 2005, Sp. 736–741, hier: Sp. 736 f.

48 Florian Steger: Stigmatisierung –Diskriminierung in Medizin und Psychotherapie. In: Florian Steger (Hg.): Was ist krank? Stigmatisierung und Diskriminierung in Medizin und Psychotherapie. Gießen 2007, S. 11–28, hier: S.15 f.

49 Steger: Stigmatisierung (Anm. 48), S. 17.

50 Steger: Stigmatisierung (Anm. 48), S. 18.

51 Steger: Stigmatisierung (Anm. 48), S. 18 ff.

52 Stöbel-Richter et al.: Elternschaft (Anm. 21), S. 297.

diesen präventiven Charakter der Eizellkonservierung, indem der Zeitpunkt der Konservierung und der Zeitpunkt der Anwendung nicht deutlich getrennt erscheinen. Zudem werden Frauen durch den pejorativen Charakter des Begriffes unter Umständen beeinflusst, keine Eizellkonservierung durchzuführen, obwohl sie es persönlich für eine ethisch vertretbare Möglichkeit erachten.

Wie unter anderem Nicola Abé[53] in ihrem Beitrag ‚Gefrorene Zeit‘ eindrücklich zeigt, ist die normative Implikation des Begriffes Social Freezing dazu geeignet, Frauen vor einer Maßnahme zurückschrecken zu lassen, die sie für sich durchaus in Betracht ziehen würden.[54] Dieser Aspekt ist auch im Rahmen der Jahrestagung des deutschen Ethikrates thematisiert worden.[55] Auch hier wurde die Ambivalenz des Themas deutlich: während einige Teilnehmer vor einer Stigmatisierung der Eizellkonservierung als „Lifestyle-Angebot“[56] warnten, sahen andere die Gefahr vor weiteren sozialen Zwängen für Frauen. Zudem wurde auch in diesem Rahmen die Relevanz von professionellen Beratungen hervorgehoben. Allerdings war die Sektion der Jahrestagung mit ‚Social Freezing‘ betitelt. Indem medizinische Gründe und nicht-medizinische Gründe für eine Eizellkonservierung voneinander getrennt werden, wird der Schein erweckt, dass diese Gründe zur ethischen Beurteilung relevant sind. Dass dem aus medizinischer Sicht nicht so ist, wurde zuvor gezeigt. Im besten Fall werden Eizellen präventiv konserviert, unabhängig von späteren Gründen der Nutzung. Dies betont auch der Ethikrat, wenn er Social Freezing definiert als langfristiges „Einfrieren eigener Eizellen im jungen Alter, um sie Jahre später für eine Schwangerschaft nutzen zu können.“[57] Diese Definition impliziert, dass es eine große zeitliche Differenz gibt zwischen dem Moment der Konservierung und dem Moment der Nutzung von Eizellen. Wie gezeigt, ist dies in der aktuellen Form der Anwendung nicht der Fall, was mit einer Verletzung des Prinzips des Nichtschadens einhergeht. Wenn Frauen ohne eine akute medizinische Indikation, also entweder aus sogenannten ‚sozialen‘ Gründen oder auch rein präventiv ihre Eizellen konservieren lassen, werden sie unter Umständen bestimmten Zuschreibungen ausgesetzt. Dies zeigen nicht nur die angeführten Beispiele von Frauen bei Abé und Cadenbach. Heidi Mertes[58] hat explizit darauf hingewiesen, dass Frauen häufig als „verblendete Egoistinnen oder

53 Nicola Abé: Gefrorene Zeit, http://www.spiegel.de/spiegel/print/d-128101526.html (Stand 25.5.2015).

54 Cadenbach: Bis später, Baby (Anm. 39).

55 Deutscher Ethikrat: Jahresbericht 2014. Berlin 2015, S. 25.

56 Deutscher Ethikrat: Zukunft der Fortpflanzungsmedizin (Anm. 42).

57 Deutscher Ethikrat: Zukunft der Fortpflanzungsmedizin (Anm. 42).

58 Mertes: The Portrayal of Healthy Women (Anm. 44).

verwirrte Opfer“[59] stigmatisiert werden. Die Entscheidung für (aber auch gegen) eine Eizellkonservierung wird durch diese teils polemischen Zuschreibungen erschwert. Die Gründe für eine Konservierung sind individuell und komplex. Eine einfache Kategorisierung in soziale und ex negativo auch medizinische Gründe verfehlt diese Komplexität. Diese Typisierungen und damit verbundene Stigmatisierungen können unter Umständen als eine Verletzung der Reproduktionsautonomie aufgefasst werden.

Einige Autoren[60] schlagen deshalb vor, auf die Bezeichnung Social Freezing für nicht-medizinisch indizierte Eizellkonservierung zu verzichten. Als Alternative wird der Begriff des ‚anticipated gamete exhaustion‘ (AGE) ins Spiel gebracht. Damit wird das hier besprochene Problem aber nicht grundsätzlich gelöst, da nach wie vor auf die Gründe der späteren Anwendung fokussiert wird. Diese Gründe sollten, wie oben ausgeführt, für den zeitlich differenten Moment der Konservierung keine Relevanz haben.

5. Schluss

Die Diskussion um die ethische Bewertung der Eizellkonservierung wird aus guten Gründen kontrovers geführt. Die medizinische Technik ermöglicht einen tiefen Eingriff in die Reproduktionsfähigkeit des Menschen, der gravierende gesellschaftliche Veränderungen nach sich ziehen könnte. Dabei gilt es aber, grundlegende Prinzipien nicht aus dem Blick zu verlieren: Auf Grundlage des Prinzips des Nichtschadens ist eine möglichst frühzeitige Aufklärung über die Möglichkeiten der Eizellkonservierung zu fordern. Eine präventive Konservierung ist einer Konservierung in der akuten Situation einer Krebserkrankung oder einer altersbedingt verminderten Fertilität vorzuziehen. Der in Bezug auf eine möglichst hohe Lebendgeburtrate und ein möglichst geringes Risiko für Mutter und Kind optimale Zeitpunkt einer Entnahme und Konservierung von Eizellen ist vor dem 34. Lebensjahr. Zu diesem Zeitpunkt ist häufig unklar, weshalb die Eizellen später gebraucht werden könnten und ob dies überhaupt notwendig sein wird. Damit steht die Option der Eizellkonservierung im Kontext einer möglichst früh zu erfolgenden Aufklärung über die begrenzte Fertilität von Frauen. Diese ist häufig noch völlig unzureichend,[61] muss aber im Sinn des Informed Consent auch über

59 Abé: Gefrorene Zeit (Anm. 53).

60 Wybo J. Dondorp, Guido de Wert, Guido Pennings, Françoise Shenfield, Paul Devroey, Basil C. Tarlatzis, Pedro N. Barri, Klaus Diedrich: Oocyte Cryopreservation for Age-Related Fertility Loss. In: Human Reproduction 27 (2012), S. 1231–1237.

61 Seifer, Minkoff, Merhi: Putting ‘Family’ Back (Anm. 18).

die Möglichkeiten informieren, einer ungewollten Infertilität vorzusorgen. Um Schaden zu vermeiden, muss im Rahmen einer professionellen und umfassenden Aufklärung deutlich werden, dass die Eizellkonservierung keine Garantie oder Absicherung darstellen kann, da einige Studien zeigen, dass viele Frauen über die Abnahme ihrer Fertilität im Alter kaum informiert sind.[62]

Zudem hat sich gezeigt, dass der in der öffentlichen und wissenschaftlichen Diskussion sehr präsente Begriff des Social Freezing unter Umständen negativ auf die Selbstbestimmung von Frauen einwirkt. Der Begriff ist häufig mit einer normativen Wertung verbunden, die Angst vor Stigmatisierung erzeugt und einer differenzierten und sachlichen Diskussion im Wege steht. Die hier verdeutlichte Differenz zwischen der Konservierung und der Nutzung von Eizellen zeigt, dass die begriffliche Kategorisierung des Social Freezing nicht zielführend ist, da die hier angesprochenen Gründe auf die Anwendung zielen, nicht auf den Aspekt der Konservierung (Freezing). Dieser Begriff verwischt die Momente der Konservierung und der Nutzung, was daran liegt, dass nach wie vor häufig erst in einer akuten Situation über die Möglichkeit der Eizellkonservierung gesprochen wird. Wie gezeigt, widerspricht diese akute Anwendung latent den Prinzipien der Selbstbestimmung und des Nichtschadens.

Der bereits früher aus medizinischer Sicht[63] geäußerte Vorschlag, die Eizellkonservierung als Möglichkeit der Behandlung von Infertilität explizit in die Aufklärung und Präventionsmöglichkeiten zu integrieren, ist also aus medizinethischer Sicht durchaus zu unterstützen. Nicht zuletzt dadurch könnte dem aus vielen Gründen als problematisch anzusehenden und die Selbstbestimmung unter Umständen gefährdenden Vorstoß von Unternehmen wie Apple und Facebook die Brisanz und gesellschaftliche Wirkung genommen werden. Der Zugang zu medizinisch sinnvollen und ethisch gerechtfertigten Maßnahmen sollte nicht durch Unternehmenspolitik, sondern durch das öffentliche Gesundheitssystem reguliert werden.

---

62 Brennan D. Peterson, Matthew Pirritano, Laura Tucker, Claudia Lampic: Fertility Awareness and Parenting Attitudes among American Male and Female Undergraduate University Students. In: Human Reproduction 27 (2012), S. 1375–1382; Lisbet S. Lundsberg, Lubna Pal, Aileen M. Gariepy, Micheline C. Chu, Xiao Xu, Jessica L. Illuzzi: Knowledge, Attitudes, and Practices Regarding Conception and Fertility: A Population-Based Survey among Reproductive-Age United States Women. In: Fertility and Sterility 101.3 (2014), S. 767–774.

63 Pelin, Bang, Oktay: Age-Specific Probability (Anm. 10).

The Abortion Debate in Ethics School Textbooks in Poland

Joanna Miksa

Zusammenfassung
Mit diesem Beitrag beabsichtige ich die Art und Weise zu analysieren, wie sich die Abtreibungsdebatte in ethischen Textbüchern in Polen präsentiert. Die Diskussion über das Abtreibungsgesetz war eine der ersten öffentlichen Debatten in Polen nach dem Systemwechsel von 1989. Es war auch das erste bioethische Thema welches die öffentliche Meinung in dem neuen politischen System integrierte. Im Jahr 1992 wurden zwei neue fakultative Schulfächer in den Schulen eingeführt: Religion und Ethik. In diesem Beitrag präsentiere ich sowohl die offiziellen Dokumente, die den Inhalt für den Ethik-Unterricht einführten, als auch die Anregungen der Textbuchautoren sofern sie sich auf die Thematik der Abtreibung beziehen. Im letzten Teil des Beitrags reflektiere ich über die Beeinflussung der Öffentlichkeitsentwicklung durch die erste bioethische Debatte in Polen nach 1989.

Abstract
In this paper, I aim to analyze the way in which the abortion debate has been presented in ethics textbooks in Poland. The discussion on the law regulating abortion was one of the first public debates in Poland after the change of the system that occurred in 1989, and was the first bioethical issue that engaged the public opinion in the new political system. In 1992, two new optional school subjects, religion and ethics, were introduced to the schools. In the article, I present the official documents which established the content of the ethics classes and the textbook author's proposals, as far as they concern abortion. In the last part of the article, I reflect on the ways in which the first bioethical debate in Poland after 1989 influenced the evolution of the public sphere.

1. Introduction

In this paper, I propose to analyze the discourse on abortion as it appears in Polish textbooks in ethics. Ethics as a school subject came into existence in 1992, yet the creation of that new course was only a side effect of the more important occurrence of introducing classes in religion into Polish schools, which was almost tantamount to introducing Catholic religion as a subject. The communist regime fell with the 1989 parliamentary elections which were not completely free, the first fully free elections took place in 1991. The decision the parliament made that year was that Catholic religion would be taught in public schools, which was one of of the milestones of a new era. Ethics was introduced as an alternative for children who would not opt for religion classes. Abortion was the subject of the first bioethical debate that took place under a democratic regime. Until now, it is relevant in any bioethical discussion concerning the beginning of human life, like the status of the in vitro or prenatal diagnosis. Analyzing the discourse on abortion contained in the ethics textbooks shows one of the aspects of the process of shaping the public opinion in a democratic state, but what is more important, it demonstrates how the ethicists in Poland understand the place that the ethical reflection should have in the public sphere. At the same time, it must be said that abortion is one of the few bioethical issues taken into consideration by the authors of these books, the other being first of all euthanasia. Apart from that, it must be remembered that the public schools host another discourse on the bioethical issues, which is the stance of the Catholic Church that is presented during the classes in religion. This way, school as an institution participates in ethically relevant public debates and that process is reflected in the textbooks, which to some extent should supposedly condition its future shape.

2. Ethics as a School Subject in Poland

Ethics classes have been present in Polish schools for the last 22 years. Interestingly enough, a regulation issued by the Ministry of National Education that stipulated the details on how classes in religion and ethics should be organized had the following title: "Delegated legislation of the minister of the national education, issued on the 12th of April 1992, on the conditions and rules according to which the religion classes are to be organized in the public schools".[1] Obviously, the word "ethics" is not even mentioned in the title of the document. The control of the contents to be conveyed during the religion classes has been left to the churches in Poland, namely the Catholic Church and the Polish Orthodox Church. Apart from that, members of any other church have the right to organize religious education in school if at least seven students in one school or three students from various schools belonging to the same denomination are willing to attend religion classes. The content of the religious education has been left to the respective churches. Defining contents and choosing the textbooks is not the role of the Ministry of National Education, article 4 of the delegated legislation in question says that the

1 Rozporządzenie Ministra Edukacji Narodowej z dnia 14 kwietnia 1992 r. w sprawie warunków i sposobu organizowania nauki religii w szkołach publicznych. http://isap.sejm.gov.pl/DetailsServlet?id=WDU19920360155 (state 28.10.2014).

Catholic Church and the Polish Orthodox Church are only obliged to inform the Ministry of the program they choose on their own.[2]

It is not obligatory to choose either of those courses. Ethics classes can be organized if the students and their parents openly ask for them, but the school does not have a duty to organize the classes on its own initiative. The fact that a student does not participate in the religious education does not imply that ethics classes are being organized by a particular school. The regulations on ethics classes were altered in the beginning of 2014 as a consequence of a case that Poland lost in the European Court of Human Rights in 2010. In 2002, the Grzelak family sued the Polish state for victimizing children by law who do not participate in the religious education. The claimants won the case eight years later.[3] It has been stipulated in a delegated legislation of the Minister of National Education issued on the 25th of March 2014 that ethics classes must be organized even if only one student is willing to participate in the course, whereas earlier the limit used to be seven individuals from one school or three students from different schools.[4] Unfortunately, the Ministry does not provide the data on how many children have had access to ethics classes in the country over the last 22 years, we only know how many teachers teach ethics, respectively religion at the moment.[5]

---

2 Rozporządzenie Ministra Edukacji (cit. 1).

3 Wyrok Europejskiego Trybunału Praw Człowieka z dnia 15 czerwca 2010 r. w sprawie Grzelak p. Polsce. http://www.msz.gov.pl/pl/aktualnosci/wiadomosci/aktualnosc_36511?printMode=true (state 28.10.2014). The direct reason for which Urszula and Czesłąw Grzelak recurred to the ECHR was the situation that their son Mateusz Grzelak, born in 1991, went through in his primary school. He was the only student of the school who chose not to attend the religion classes and the school did not organize ethics classes for him – which was correct as the minimal number of students to open the course was stipulated by the Ministry of National Education as seven in one school and three if they were from more than one school. He was bullied by his classmates as a consequence of that decision and the family that the school has failed to guarantee equal treatment for their child.

4 Informacja w sprawie zasad organizowania nauki religii i etyki w roku szkolnym 2014/2015. http://www.men.gov.pl/index.php/aktualnosci/wizyty-krajowe-i-zagraniczne-ministra/1181-informacja-w-sprawie-zasad-organizowania-nauki-religii-i-etyki-w-roku-szkolnym-2014–2015 (state 28.10.2014).

5 http://samorzad.pap.pl/depesze/redakcyjne.edukacja.fundusze/136180/Lekcje-etyki--Trzeba-je-bedzie-organizowac-nawet-dla-jednego-ucznia- (state 28.10.2014). The Ministry of National Education informed that there are no data on the number of children in Poland attending ethics classes on the national level. Nevertheless, it was announced that in the school year 2012/2013 religion was taught in 26.391 schools and ethics in 1.276 schools, 1.381 schools did not offer any of those courses. Apart from

3. General Information about the Textbooks in Ethics since 1999

The Polish school comprises four educational levels: primary school has two stages which as such form two educational levels, gymnasium or junior high school is the third level. The fourth educational level is high school and the vocational schools. Up to 1999, the schooling system was divided into primary schools and schools for students who have finished the primary education: high schools and institutes of vocational education. Up to the present moment, the only existing textbooks in ethics are those for the fourth educational level. In the beginning of the existence of ethics as a school subject, the Ministry did not specify textbooks for ethics, but in 1994, it provided a list of books to be used during classes[6]. When the system of education changed in 1999, no new list was issued. The first time when the Ministry announced a list of textbooks for ethics was in June 2008 and it comprised of one book only: *Pogadanki z etyki* (*Talks on Ethics*). It was originally written in 1993[7] by a Catholic priest from the Congregation of Marian Fathers and a Professor of the Catholic University of Lublin (KUL). Since 2011, when the last list of books was announced, the Ministry of National Education has recognized two books as official textbook for ethics.[8] The first one, *Etyka* (*Ethics*), by Paweł Kołodziński and Jakub Kapiszewski has been published as late as 2008.[9] Kołodziński works in Szczecin as a teacher of philosophy and ethics. Co-author Kapiszewski studied philosophy at the University of Szczecin and currently works as a journalist. The interesting thing about the book is the fact that it was consulted by two academics who are priests of the Catholic Church, namely the above-mentioned Professors Szostek and Świeżyński of the University of Cardinal Stefan Wyszyński (UKSW), which is a Catholic university in Warsaw. The second textbook in ethics accepted by the Ministry of National Education is a book entitled *Etyka dla myślących* (*Ethics for those*

---

that, in the school year 2012/2013 29.449 religion teachers and 1.173 ethics teachers have been active.

6 Among the list comprised of various books, there was one chosen by the Ministry as the official textbook in 2008: Andrzej Szostek: Pogadanki z etyki. http://www.plat.wste.edu.pl/wykladowcy/Pogadanki%20z%20etyki.pdf. (state 28.10.2014).

7 Szostek: Pogadanki (cit. 6).

8 http://www.men.gov.pl/podreczniki/wykaz_dopuszczone_lista1.php (state 28.10.2014).

9 Jakub Kapiszewski, Paweł Kołodziński: Etyka. Zakres podstawowy. Podręcznik dla liceum ogólnokształcącego, liceum profilowanego i technikum. 1st edition Gdynia 2008.

who think) by Magdalena Środa published in 2011.[10] Professor Środa, who teaches at the University of Warsaw, has been engaged in public life for many years, the most relevant fact in this context is that she was a plenipotentiary for the equal status of women and men in the government of Marek Belka of the leftist party Democratic Left Alliance (2004–2005). Apart from that, she is one of the most important representatives of the Polish feminists movements nowadays and an unquestionable authority in the field.

As the list of textbooks in ethics accepted by the Ministry of National Education are very scarce, for most of the time the ethics teachers were left empty-handed and had to propose syllabuses on their own, without resorting to the textbooks. I decided to include one more book, that was written as a proposal of a textbook in ethics but finally was not included on the list by the Ministry. The title of the book is *Wiedza o etyce (Knowledge on Ethics),* its authors are two philosophers from the Jagiellonian University, Professor Jan Woleński and Jan Hartman. It was published in 2008,[11] which is a time when an public opinion started showing interest in the ethical education and its accessibility. The lack of textbooks in ethics for school education became a matter of concern and the situation was ripe to propose the necessary publications. The book of Hartman and Woleński reflects those changes and as such is worth including in the analysis, especially in the light of the fact that Professor Jan Hartman specializes in bioethics and is active in the public sphere. In 2011, he was a candidate for the MP of the Left Democratic Alliance, but with no success. Professor Jan Woleński is a recognized authority in epistemology and logics at the Jagiellonian University.

4. The Textbook by Szostek (Pogadanki o etyce)

The better part of the book consists of an analysis of the basic ethical notions within the limits defined by Catholic ethics. There is an analysis of the concept of natural law and an exposition of the doctrine of personalism. The abortion dilemma is considered as consisting of three subproblems: the question whether the embryo is a human person, whether every human being has a right to live and whether the law issued by the state should protect the life of every person. As far as the status of the embryo is concerned, Szostek admits that its development until the implantation is a mystery to us, especially given our knowledge on the phenomenon of monozygotic twins that complicates the discussion on when

10 Magdalena Środa: Etyka dla myślących. Poręcznik dla szkół ponadgimnazjalnych. 3rd edition Warszawa 2011.

11 Jan Hartman, Jan Woleński: Wiedza o etyce. 1st edition Toruń 2008.

life of an individual starts.[12] Even taking into account those difficulties, says the author, the abortion concerns embryos whose status is free from such doubts and that can be called human beings. Therefore the answer to the question whether an embryo is a human being should be a positive one.[13] To the question whether every person has a right to live, Szostek gives a firm and positive answer. Now, given the fact that the embryo is considered a human being, the condemnation of killing implies a moral condemnation of abortion. Szostek says: "If we say that a human person is endowed with dignity and that consideration for that person and its well-being is the fundamental criterion according to which we measure the merit of human deeds, then abortion, which is an act of direct killing, is tantamount to doing harm to a person".[14] The last stage of the analysis of the abortion issue consists of saying that the state has the duty to protect the life of the unborn. The text terminates with the following statement: "It is then a tragic lack of consistency – that runs against our supposedly humanitarian approach – that we refuse the protection of that law (the state law) to the unborn. Just think of the following: in many countries, capital punishment is being abolished as a result of the conviction that even the worst criminals should not be deprived of life, but instead given an opportunity to change their minds, hearts, and lives. In this case, the killing of innocent beings is legalized, and even worse, of the helpless and the tiniest, of those whom the state should protect most because of their condition".[15] That point of view is hardly surprising, as it reflects a well-known stance on abortion that the Catholic Church has been defending in its modern form since the 1870s. It is important to recall as well that the book was first published in 1993, the year abortion on demand became illegal in Poland after a vivid and emotion-stricken public debate. Although the book became officially recognized by the Ministry of National Education as a textbook for ethics classes, it does not seem to have had much influence on the actual educational process. The book recognized by the Ministry as the textbook is not obligatory,[16] it is a possible interpretation of the program of teaching stipulated by the Ministry, and as ethics classes is an option for those who do not attend the religion courses, the book written by Professor Szostek was not interpreted as a credible proposal. It did not reappear on the ministerial list of textbooks for ethics announced in 2011.

---

12 Szostek: Pogadanki (cit. 6), p. 91.

13 Szostek: Pogadanki (cit. 6), p. 91.

14 Szostek: Pogadanki (cit. 6), p. 92.

15 Szostek: Pogadanki (cit. 6), p. 92.

16 This holds true in the case of ethics for pragmatic reasons – since the textbook exists for the last educational level only.

5. The Textbook by Kołodziński and Kapiszewski (Etyka)

The most striking fact as far as the oldest and probably the most used ethics textbook[17] is the exclusion of the abortion debate. It is even more important given the fact that the book written by Kołodziński and Kapiszewski stands out for the amount of space devoted to applied ethics and scarceness of the exposition of the history of ethical thought that is of the greatest importance in the textbooks written by Środa, Hartman and Woleński. The only bioethical issue commented on in the book is euthanasia, which is done in a chapter titled with a phrase taken form the Aristotle's *Nicomachean Ethics, To live well.*[18] In the same segment of the book, there appears a following list of issues: the question whether university education should be free of charge, ethics applied to the reality of school life, reflection on the nature of happiness in the contemporary world, reflection on special days like Christmas Eve or the anniversary of the Warsaw Rising.[19] Abortion is not mentioned in the chapter devoted to love and the sex-life of a couple.[20] Although the book remains silent as far as the abortion debate is concerned, it still is important even from the point of view of this paper. The first textbooks or candidates for the textbooks in ethics shared one characteristic, which was a tendency to teach ethics in the same way a history of philosophical doctrines is taught. The book by Kołodziński and Kapiszewski, even though its structure is orientated at introducing the most important ethical doctrines and explaining the main notions present in the history of the philosophical ethics, is different concerning the method of presenting its contents. It is not an academic discourse simplified in order to become understandable for teenagers, but a book written with the constant use of practical examples where ethical concepts are introduced in the context of everyday ethical dilemmas. Apart from that, the volume takes into consideration questions present in applied ethics, even if it circumnavigates the first great ethical debate that deeply divided the public opinion in Poland after 1989 which was the abortion issue.

---

17 The book is the cheapest one and is not dominated by the purely philosophical approach, it is presented in such a way that it is accessible to all, the language it uses is simplest and less technical than in all the other cases.

18 Kapiszewski, Kołodziński: Etyka (cit. 9), pp. 267–269.

19 Kapiszewski, Kołodziński: Etyka (cit. 9), pp. 269–291.

20 Kapiszewski, Kołodziński: Etyka (cit. 9), pp. 247–261.

6. Abortion in the Textbook written by Jan Hartman and Jan Woleński (Wiedza o etyce)

The segment on abortion in the book by Hartman and Woleński is divided into two parts: in the first one, there is a presentation of arguments relevant form the point of view of the abortion debate. After that part, it continues with the conclusion that the debate can be reduced to a conflict between those who opt for the human dignity as the fundamental ethical value versus those who opt for the autonomy understood as freedom, which is a reason for discussing those notions separately in the context of abortion.[21] The first thing that should be commented upon is the context in which the issue of abortion is discussed here. The authors of the book start by saying that are two parties that can be identified as participants of the discussion on the moral status of abortion, namely "the radical politicians and authors" on the one hand and the bioethicists on the other one. The latter are introduced as a group capable of producing a specialized discourse on the problem in question[22]. The members of the first group are according to Hartman and Woleński the partisans of the view that women should be entitled to legal access to an abortion on demand, the bioethicists are presented as the opponents of such a claim. The text presents a list of arguments against the legal access to the abortion on demand as follows. First of all, there appears the statement that the embryo is a moral person, because from the moment of conception, it constantly is in the process of becoming an organism capable of self-subsistence. The usual name of this argument, the "argument out of potentiality", is not mentioned and apart from that, it is suggested that it is a viewpoint shared by all ethicists.[23] There is no mention to the philosophical background or tradition to which that argument is linked, which is that of Aristotelian concept of nature. The second argument points to the fact that the embryo has a part of the genes from the father, which is the reason why a woman cannot take decisions on her own as far as the existence of the embryo is concerned. The third point mentioned is what the authors call "our arbitrary metaphysical convictions", for example the belief that a fetus is endowed with a soul, and which may serve as an argument to prove that a fetus is already a human being and as such deserves a normative protection.[24]

The next step of the analysis may be understood as a discussion of arguments that proceed from taking into consideration the legislation on abortion, although

21 Hartman, Woleński: Wiedza o etyce (cit. 11), p. 331.
22 Hartman, Woleński: Wiedza o etyce (cit. 11), pp. 328–329.
23 Hartman, Woleński: Wiedza o etyce (cit. 11), p. 329.
24 Hartman, Woleński: Wiedza o etyce (cit. 11).

the question is not defined in this way. There is no discussion on the legal situation as such, instead the cases in which abortion is allowed in Poland and elsewhere are commented upon. I think it can be seen from the following quotation how clearly the analysis of the legal state of affairs is avoided: "The dominant opinion on abortion says that it is acceptable if the fetus is seriously damaged and therefore unable to live after birth or condemned to considerable malformations and suffering. Apart from that abortion of a pregnancy resulting from rape is widely accepted and that is because of the psychical suffering of the mother; apart from that, as it has been mentioned, [abortion is accepted] if the pregnancy supposes a danger for the health (and even life) of the mother".[25] It is not explained if by saying "the dominant opinion" the authors mean the opinion of the public at large or of moral philosophers, and, which should be stressed in this place, there is no information that that "opinion" is reflected in Polish law among many others. As a further element of the abortion debate the authors introduce the question on abortion on demand as a phenomenon typical of "rich countries".[26] It is said that the main reason for accepting abortion is of purely pragmatic character, namely, it is a result of consciousness that illegalizing abortion on demand leads unavoidably to encouraging a black market where abortion is offered for women who decide to have it even if it entails breaking the law. That part of the text draws the following conclusion: "If abortion happens to be allowed in the boundaries of our civilization it is because of the general pressure of the liberal part of the public opinion and simply because forbidding abortion is futile".[27]

The second part of the text devoted to abortion in the textbook by Hartman and Woleński concentrates on the notion of dignity as opposed to the notion of autonomy or freedom. The problem of autonomy or freedom of the woman is treated without going into much detail, it is simply said that respecting it is a postulate of Western liberals, particularly widespread in the United States as different from Europe where bioethical thought and legislation, according to the authors, is influenced by the conservative tradition that is based on the notion of human dignity.[28] The notion of dignity is interpreted as typically Christian and as such theologically founded, whereas "the secular understanding of the notion of dignity is incomplete and not fully convincing".[29] The main problem with including the

25 Hartman, Woleński: Wiedza o etyce (cit. 11), p. 330.
26 Hartman, Woleński: Wiedza o etyce (cit. 11).
27 Hartman, Woleński: Wiedza o etyce (cit. 11).
28 Hartman, Woleński: Wiedza o etyce (cit. 11), p. 331.
29 Hartman, Woleński: Wiedza o etyce (cit. 11).

notion of dignity into the law as a justification of the prohibition of abortion on demand would be that it is in contradiction to the principle of the secular state.

7. Abortion in the Textbook Środa (Etyka dla myślących)

The context set by Magdalena Środa for the discussion on abortion is the debate between the representatives of the pro-choice and pro-life movements that started in the 1970s. The essence of the problem is defined as a conflict between the woman's freedom of choice and the embryo's right to life. The text devoted to the abortion issue contains the analysis of four dimensions of the problem: it is seen first of all as a conflict of a world view that people happen to have, secondly, there appears a discussion on the definition of human person. After that, the legal perspective is introduced and the text concludes with a discussion on which rights women and embryos respectively have. The analysis of these four points is preceded by a short exposition of ancient and medieval considerations on the subject, in which the presence of abortion in antiquity as a means of regulating the number of births is contrasted with the Christian rejection of that attitude.[30]

The point of departure is a quotation from the book on applied ethics written by Jacek Hołówka,[31] in which the abortion debate is depicted as a discussion on the problem that comes down to axiological choices taken by the moral subjects which cannot be rationally solved. Everything boils down to the moral intuitions of the individual with which it is impossible to argue, says Hołówka. Środa responds with an attempt at putting forward a rational solution to the question whether a woman has a moral right to claim access to legal abortion on demand.[32] It is important to emphasize that the crucial question here is only the abortion on demand, as a result of a woman's decision, that is without attempt at categorizing or analyzing the reasons for which a woman may opt for terminating pregnancy. The problem is defined as embryo's against woman's rights. It should be noted at this point that the dilemma of whose rights should prevail according to Magdalena Środa has a solution, the text closes with a claim that, after taking all arguments into consideration, a woman has a moral right to decide whether she will or will not give birth, which means that an abortion on demand is morally justified.

30 Środa: Etyka (cit. 10), pp. 313–314.

31 Jacek Hołówka: Etyka w działaniu. 1st edition Warszawa 2000. The book is a textbook in applied ethics for students and a priceless aid for ethics teachers, as it includes a very complete and accessibly written analysis of the most important issues of the applied ethics, including some of the bioethical questions.

32 Środa, Etyka (cit. 10), p. 314.

This conclusion has been reached after showing the impossibility of defining in a universally binding way the moral status of abortion, if the starting point are the axiological choices defended by the moral subjects or an attempt at answering the question if an embryo already is a human being.

Środa starts from presenting two conflicting points of view, which she understands as a conflict of what she calls traditional ethics, which stands for the sanctity of life, versus the liberal ethics which stands for the quality of life.[33] The first one would be closely related to religion, which resorting to the revealed truth claims that life and fertility regulated by nature only deserve normative protection as desired by God.[34] After naming the possible points of view, a partial conclusion is drawn according to which the conflict between the two above-mentioned options with all probability cannot be overcome – either you believe that life as such is the most important moral value or you believe that the decisive morally relevant factor is the responsibility for the quality of life that may or may not come into being.[35] As a second set of problems difficulties of defining from which point on a physically existing entity can be called a human being and as a consequence have a right to the normative protection are evoked. Various proposals of a definition when human life starts are presented without naming which one can be accepted as the valid one.

At this point, it is worth commenting on the fact that both Środa/Hartman and Woleński recur to the argument that science cannot answer the question at which point a given organism may be called a human person. The interpretations turn out completely different in the two cases. Środa says that it is difficult to claim that we can speak of a human person from the moment of conception, given the fact that there is no "moment" of conception but rather a process that is up to 24 hours long, and as a consequence it is hard to claim that an embryo can be under a normative protection from the moment it comes into being. In other words, the argument consisting of the uncertainty about the onset of human life from the biological perspective is used against the Catholic dogma, which in turn says that an embryo receives the soul the moment when a spermatozoid and an egg cell form a new entity which already is a human person.[36] On the other hand, Hartman and Woleński state that because the evolution of the embryo is a continuous process, there is no reason why it should not be normatively protected at any of the stages of its development. It is clearly said that that argument is enough to claim that

33 Środa, Etyka (cit. 10), p. 314.
34 Środa, Etyka (cit. 10), p. 314.
35 Środa, Etyka (cit. 10), pp. 314–315.
36 Środa, Etyka (cit. 10), pp. 314–315.

abortion on demand is morally wrong.[37] This discrepancy is highly interesting, given the fact that two of the three philosophers in question collaborated closely with the same political party of the left. And not only is it a party of the left but a party that has always been making open efforts to gain the support of feminist circles. This factor makes it very difficult to explain why in the textbook designed for students precisely these authors ended up defending quite contrary stances on the abortion issue.

The analysis of the abortion dilemma's legal dimension lets Środa come to the conclusion that abortion on demand should be legalized. She evokes the figure of Simon Veil and the introduction of the law from 1975 that legalized abortion on demand in France. The argument to which Środa resorts to, which is a quotation from Veil's discourse, consists of emphasizing that abortion is a phenomenon that is too widespread to be penalized without ridiculing the state. Consequently, the argument for legalizing abortion is a pragmatic one. Apart from that, in a historical comment the author points to the fact that in the 20th century those were the undemocratic regimes that penalized abortion with the greatest vigour.[38] Finally, the rights of a woman and an embryo are weighted, thereby, a conflict between the right to life and the right to freedom is defined. The solution Środa proposes is the following: "The embryo needs the woman's body, but that does not mean that the embryo has a right to it and that women's freedom of choice should as a consequence be subject to restrictions. A woman has a right to dispose of her body even if another person exists in her body which in turn has a right to life. By nesting in the woman's body, the embryo does not deprive her of the right to dispose of her body. Therefore, a woman has a right to abortion".[39]

The author advocates the opinion that an embryo, that has a right to life, is a human being only potentially and for that reason, its claim to life is of lesser importance than the basic right to physical integrity that a woman has as an actual human being. The text concludes with evoking a saint canonized by John Paul II, Joanna Beretta Molla, who decided not to abort, even though her life was put at risk by the pregnancy. Already a mother of five children, Molla died giving birth to her last child. Środa concludes by saying that what was morally relevant in the life of Molla was the fact that she was given a choice and not forced to gestate the baby with no regard to the consequences.[40]

---

37 Hartman, Woleński: Wiedza o etyce (cit. 11), p. 329.
38 Środa: Etyka (cit. 10), pp. 317–318.
39 Środa: Etyka (cit. 10), p. 318.
40 Środa: Etyka (cit. 10), p. 319.

What is missing in the Polish textbooks in ethics regarding the abortion dilemma? I believe that the one aspect not treated carefully enough in the Polish textbooks in ethics is the legal dimension of the abortion issue. It may be said that it is not only a problem that is relevant in the case of the abortion debate but in any subject concerning applied ethics. Furthermore, it has to be stressed that abortion is not singled out as an issue worth commenting on at all in one of the two ethics textbooks accepted by the Ministry of National Education, which is an interesting decision, given the fact that the abortion issue is an important and recurring theme of public debates. It does not have to be directly so, it may appear as a collateral subject when it comes to discuss the legislation on in vitro or prenatal diagnosis. The bioethical debates present an opportunity for a discussion on how morality relates to legislation and how to translate our moral intuitions or axiological choices into laws. An open public debate of this kind is a novel experience for a society that regained the freedom of expression only 25 years ago. The tendency to teach ethics as a history of moral ideas probably reflects the doubts and hesitations on how to save that discipline from becoming involved into political conflicts. Yet the ethics course, even if so far it has only played a marginal role in Polish schools, provides the students as future citizens with an important opportunity to exercise the skill of participating in debates on moral issues that occur constantly in pluralistic societies. For that reason, the responsibility to prepare the future citizens for that task lies with the authors of the textbooks. The textbook that comes closest to that postulate is the one by Professor Środa, the important novelty she introduces is the discussion in terms of the conflict of rights of the woman and the embryo. Still, it is important to propose as a subject of discussion between current and future authors of ethics textbooks, the academics and the politicians who finally have the power of decision regarding what will be taught in school as a public institution, what the objective of that course should be. If the objective of the ethics classes were conveying knowledge only, the approach consisting of reading the texts in moral philosophy in the historical perspective would resolve all the problems. Yet, ethics is a rational means of reflecting upon practical issues present in the lives of individual and society and it is hard to justify why ethics classes should not reflect that fundamental characteristic of the practical thinking. Within the period of three years, the Ministry of National Education went a long way, from choosing the book by Andrzej Szostek, that involves the point of view of the Catholic Church only, to choosing the book of Magdalena Środa in which the accent lies on reflecting as many reasonable opinions as possible on the subjects that happen to be relevant in modern pluralistic societies, and with all probability, it is an irreversible process.

Another aspect of the problem that needs to be commented on is scarceness of reflection on the relation between morality and the law. When it comes to assessing different forms of legislation, three of the authors, Środa, Hartman and Woleński stress the pragmatic character of the law – when it comes to the legal question they all take into account the argument that as it is impossible to make the prohibition of the abortion on demand effective, it has to be allowed.[41] No author quotes the recommendations of the World Health Organisation on the subject on abortion, which is an omission of important consequences. The justification that the WHO gives in the case of abortion is not the freedom of the woman to dispose of her body but a right to therapy, which is the right to health. That opens a completely new perspective in the abortion debate which is the one defined by the human rights, as the right to health care appears in the International Covenant on Civil and Political Rights (1966/1976). The omission of that claim is even more surprising if we take into consideration the fact that abortion for therapeutic reasons is legal in Poland. The choice to present the abortion debate as a problem that comes down to allowing a woman access to a legal abortion, on demand or not, and as a consequence to present the underlying moral dilemma in that case as a conflict of the women's freedom to plan their lives and dispose of their bodies without constraints versus the dignity of the human person and the right of the embryo to the normative protection is a misleading one.

8. Conclusion

The abortion issue looms large over any public debate on bioethics in Poland every time that debate touches upon the problem of the beginning of human life. It conditions a debate on in vitro and is probably one of the reasons why Poland so far does not have legislation on the subject. It also influences how prenatal diagnosis is perceived. It is important to note the reluctance of the Catholic Church to accept that type of diagnosis because of the threat that a woman might make the decision to abort if she knows that her child suffers from a malformation, and which is an option that is guaranteed to her by Polish law. One of the points of reference in the discussion on prenatal diagnosis lies in the opinions of an ethicist of the Pontifical University of John Paul II, Tadeusz Biesaga, who links the prenatal diagnosis with selective eugenics and, accepting the fact that it may be of use for the curing of the congenital diseases and disabilities, claims that prenatal diagnosis poses a threat to the life of the embryo, whose right to live cannot depend

41 Środa: Etyka (cit. 10), pp. 317–318.

on his being healthy or disabled.[42] We will understand that this is not an opinion cherished within the ivory tower of academia, when we think of the scandal that broke out in Poland in June 2014 when a patient was not informed by her physician about the fact that the baby she carried was anencephalic. The doctor's name is Professor Bogdan Chazan who participated in many public debates on abortion and prenatal medicine advocating the point of view of the Catholic Church in the bioethical matters.

The task that the textbooks in ethics should deal with in the bioethical debates that occur in the public sphere obviously does not consist of proposing moral solutions that should be accepted by everyone, quite the contrary. The author of the textbook in ethics cannot be equaled to the solutions presented in the sections devoted to the exposition of the points of view on issues from the applied ethics. However, I believe that, given the fact that ethics is a course imparted in the public schools run by the state, an understandable option would be to prepare the students to participate in bioethical discussions in a pluralistic society that lives under the law that is shaped by the citizens who make divergent moral choices, but who in one moment or the other have to resort to the law in order to organize their common life within the state. The respect for the institution of law is an ethical choice itself and is probably the only one which the author of the textbook is entitled to express in that kind of publication. Additionally, the fact that we live in a globalized world in which the nation states belong to various international organisms and sign documents which oblige them to include certain values in their respective systems of law provides the ethicists with an opportunity to present the institution of law in all its complexity, including a plethora of moral dilemmas that underlie the final solutions. Adopting such a perspective could probably help to create a context in which various ethical solutions to the chosen moral dilemmas would be presented in the schools for the sake of fostering a pluralistic dialog on ethical issues in the public sphere.

42 Tadeusz Biesaga: Diagnostyka prenatalna a selekcja eugeniczna. In: Życie i płodność 2 (2008), kw. 4., nr 5, pp. 71–76. http://biesaga.info/wp-content/uploads/2009/12/5.-Biesaga-T.-Diagnostyka-prenatalna-a-selekcja-eugeniczna-dla-%C5%BBiP.pdf#page=5&zoom=auto,-82,477 (state 28.10.2014).

Ethik der Präimplantationsdiagnostik und die Rolle des Retterkindes am Beispiel von Jodi Picoults fiktionalem Roman „Beim Leben meiner Schwester“

Christiane Vogel

Zusammenfassung

In der belletristischen Literatur präsentieren sich vermehrt medizinische Themen, die aus ethischer Sicht umstritten sind. Die US-amerikanische Bestseller-Autorin Jodi Picoult thematisiert in ihrem Roman „Beim Leben meiner Schwester“ (2005, *My Sister's Keeper* 2004) die Rolle der Präimplantationsdiagnostik (PID) im Zusammenhang mit der Erzeugung eines Retterkindes. Vor dem Hintergrund internationaler Pro- und Kontra-Argumentationen aus der Wissenschaft bezüglich der PID, Gewebetypisierung und der Erzeugung eines Retterkindes wird mit Hilfe eines close reading des Romans ein Bezug zwischen Fakt und Fiktion hergestellt und anschließend ausgewertet. Es zeigt sich eine erstaunliche Konkordanz zwischen Literatur und Wissenschaft. Dies legitimiert die Arbeit im Bereich der Wechselbeziehungen von Literatur und Biowissenschaft und führt das außerordentliche Potenzial dieses Forschungsfeldes vor Augen.

Abstract

Medical topics that are ethically controversial are increasingly considered within belletristic literature. American bestselling author Jodi Picoult is a prominent representative to this effect. Her novel “My Sister's Keeper” (2004) discusses the role of preimplantation genetic diagnosis (PGD) for the purpose of creating a “savior sibling”. The novel is going to be analyzed against the background of international and scientific pro and contra argumentations in terms of PGD, tissue typing and the creation of a “savior sibling”. The connection between fact and fiction will be established and evaluated by means of a close reading. A remarkable concordance becomes apparent in reference to literature and science. This not only legitimizes the involvement in the interrelated fields of literature and life science, it also visualizes the exceptional potential of this research area.

1. Einleitung

Mit wachsendem Interesse werden biowissenschaftliche Themen in der Belletristik der letzten Jahrzehnte bearbeitet. Dabei muss Fiktion nicht heißen, dass bestehende Naturgesetze ihre Legitimität verlieren. Ganz im Gegenteil handelt es sich – wie auch beispielsweise in der filmischen Bearbeitung – um die Auseinandersetzung mit dem aktuellen Stand der Forschung und Technik, die darüber hinaus über die szientifischen Fakten spekuliert.[1] Dementsprechend wird der Plot „über die Gegenwart und die Realität hinaus“[2] um diesen aktuellen Wissenschaftsstand mit seinem mehr oder weniger erkennbaren Auswirkungen konstruiert. Grundlegende Fragen und Problematiken einer Gesellschaft werden so sukzessive mit den Entwicklungen in Verbindung gesetzt und „fiktionale Möglichkeitsräume des ‚Was wäre wenn‘ (eröffnen sich), die tatsächlich mehr über die Gegenwart aussagen, als über mögliche Zukunftsverläufe“.[3] Laut der Literaturwissenschaftlerin Corina Caduff artikulieren sich „auch die traditionellen Künste, so sie die neuen Technologien thematisch aufnehmen, vorwiegend aus der Position des Nachträglichen: Sie antworten und kommentieren und weisen dabei im Wesentlichen ähnliche Denkprozesse wie Bioethik und Politik auf: Reflexion, Kritik, Warnung“.[4] Diese Aspekte verdeutlichen das Potenzial, welches sich aus der Wechselbeziehung von Literatur und Biowissenschaft ergibt.

In diesem Artikel liegen die Schwerpunkte auf den Entwicklungen der Reproduktionsmedizin und die entsprechende Verarbeitung in der Literatur. Insbesondere der Bezug zur Ethik der Präimplantationsdiagnostik (PID)[5] am Beispiel von Jodi Picoults fiktionalem Roman „Beim Leben meiner Schwester“ (2005, *My Sister's Keeper* 2004)[6] und die umstrittene Rolle des Retterkindes werden

---

1 Katja Kailer: Science Fiction. Gen- und Reproduktionstechnologie in populären Spielfilmen. Berlin 2011, S. 18–19.

2 Kailer: Science Fiction (Anm. 1), S. 19.

3 Kailer: Science Fiction (Anm. 1), S. 21–22.

4 Corina Caduff: Die Literatur und das Problem der Zweiten Schöpfung. In: Corina Caduff, Ulrike Vedder (Hg.): Chiffre 2000 – Neue Paradigmen der Gegenwartsliteratur. München 2005, S. 27–42, hier: S. 30.

5 Vgl. zur PID: Jan C. Joerden, Carola Uhlig: Vorgeburtliches Leben – rechtliche Überlegungen zur genetischen Pränataldiagnostik. In: Florian Steger, Simon Ehm, Michael Tchirikov (Hg.): Pränatale Diagnostik und Therapie in Ethik, Medizin und Recht. Berlin, Heidelberg 2014, S. 93–110, hier: S. 94; Julia Diekämper: Reproduziertes Leben. Biomacht in Zeiten der Präimplantationsdiagnostik. Bielefeld 2011, S. 163. Mehr zur Geschichte und Ethik der PID siehe Katja Weiske: Geschichte und Ethik der PID. Fredersdorf 2013.

6 Im Folgenden wird aus der deutschen Ausgabe zitiert: Jodi Picoult: Beim Leben meiner Schwester. Aus dem Amerikanischen von Ulrike Wasel und Klaus Timmermann. 20. Aufl. München 2012. Auch die Romane „Das Herz ihrer Tochter“ (2009, *Change of Heart* 2008), „Zerbrechlich“ (2010, *Handle with Care* 2009) und „Solange du da bist“ (2014, *Lone Wolf* 2012) von Jodi Picoult thematisieren medizinische Themen – beispielsweise die Organspende.

thematisiert. Ist es moralisch vertretbar einen Menschen zu zeugen, um die Krankheit eines anderen zu behandeln? Sollte man die Potenziale der Reproduktionsmedizin ausschöpfen, um das Leben des eigenen Kindes zu retten? Was spricht dafür und was dagegen? Zunächst erfolgt ein Überblick über die Thematik des Retterkindes in Wissenschaft und Gesellschaft. Anschließend wird Picoult und ihr Werk vorgestellt. Dabei stehen ihre Beweggründe, die Thematik fiktional zu bearbeiten, der Aufbau des Plots sowie die Vorstellung der relevanten Romanfiguren im Vordergrund. In der internationalen Wissenschaft werden bezüglich der PID, der Gewebetypisierung[7] und der Erzeugung von Retterkindern Pro- und Kontra-Debatten geführt,[8] die hier im Zusammenhang mit Picoults fiktionaler Auseinandersetzung näher betrachtet werden. Anhand eines close reading von „Beim Leben meiner Schwester“ werden bezüglich dieser Entwicklungen in der Reproduktionsmedizin verschiedene Fragen gestellt. An erster Stelle werden die Pro- und Kontra-Standpunkte einer Instrumentalisierung, die hinter der Zeugung eines Retterkindes diskutiert werden, erarbeitet. Im darauffolgenden Kapitel wird die Frage thematisiert, inwiefern mit Auswirkungen auf das physische Wohlergehen eines Retterkindes zu rechnen ist. Die Spende von Nabelschnurblut, Knochenmark und Organen wird genauer ausgeführt. Im Mittelpunkt stehen auch die psychischen Auswirkungen für die Betroffenen, die durch Drucksituationen, medizinische Eingriffe und gescheiterte Transplantationen entstehen können. Der Verweis auf passende Textstellen ermöglicht eine genaue Betrachtung, inwiefern belletristische Literatur ein biowissenschaftliches Thema für seine Leserschaft präsentiert. Konkret kann so geholfen werden, die Potenziale der Reproduktionsmedizin einzuschätzen. Für die Leserschaft kann die Abwägung – was ethisch vertretbar ist und was nicht – leichter fallen.

---

7 Alena M. Buyx: Tissue typing und saviour siblings. Überlegungen zu einer besonderen Anwendung der Präimplantationsdiagnostik. In: Carl Friedrich Gethmann, Stefan Huster (Hg.): Recht und Ethik in der Präimplantationsdiagnostik. München 2010, S. 211–229, hier: S. 213.

8 Tim Henning: Retter-Kinder, Instrumentalisierung und Kants Zweckformel. In: Ethik in der Medizin 26 (2014), S. 195–209; Amy T. Y. Lai: To be or not to be My Sister's Keeper? A Revised Legal Framework Safeguarding Savior Siblings' Welfare. In: The Journal of Legal Medicine 32 (2011), S. 261–293; Buyx: Tissue typing (Anm. 7); Katrien Devolder: Preimplantation HLA Typing. Having Children to Save Our Loved Ones. In: Journal of Medical Ethics 31 (2005), S. 582–586; Lindsey Anne Vacco: Preimplantation Genetic Diagnosis. From Preventing Genetic Disease to Customizing Children. Can the Technology be Regulated Based on the Parents' Intent? In: Saint Louis University Law Journal 49 (2005), S. 1181–1228; Sally Sheldon, Stephen Wilkinson: Should Selecting Saviour Siblings be Banned? In: Journal of Medical Ethics 30 (2004), S. 533–537.

2. Das Retterkind in Wissenschaft und Gesellschaft

Der Roman „Beim Leben meiner Schwester" ist ein gutes Beispiel dafür, wie sich die Öffentlichkeit mit neuen Entwicklungen der Reproduktionsmedizin bewusst auseinandersetzt. Auch dem Laien* wird nicht entgangen sein, dass es sich dabei längst nicht mehr um reine Fiktion handelt, sondern eine gängige Praxis darstellt. Die Präimplantationsdiagnostik stellt eine genetische Untersuchung „an einem in vitro erzeugten und (noch) außerhalb des Mutterleibs befindlichen Embryo"[9] dar, mit dem Ziel zu entscheiden, „welche der vorhandenen Embryonen in Abhängigkeit von ihrem genetischen Status in die Gebärmutter eingepflanzt werden sollen"[10]. Kombiniert man diese PID-Technologie mit einer HLA (humanes Leukozyten Antigen)-Typisierung, können Eltern eines kranken Kindes, welches von einer Gewebespende profitieren könnte, einen Embryo auswählen, der sich zu einem gewebekompatiblen Spender entwickelt.[11] Die Erzeugung solcher Retterkinder ist in Ländern wie den USA, Großbritannien oder Belgien erlaubt.[12] In Deutschland ist die Präimplantationsdiagnostik und damit auch diese besondere Form der PID (Erzeugung von Retterkindern) laut § 3a I Embryonenschutzgesetz (EschG) grundsätzlich verboten. Laut Gesetzgeber ist die PID nur in zwei Ausnahmefällen zulässig (§ 3a II ESchG). Diese beziehen sich auf das erhöhte Risiko einer schwerwiegenden Erbkrankheit sowie auf die hohe Wahrscheinlichkeit einer Tot- oder Fehlgeburt.[13] Darüber hinaus ist im jeweiligen Einzelfall die vorherige Bewilligung einer interdisziplinär-besetzten Ethikkommission Voraussetzung für

* Wo im Folgenden zur besseren Übersichtlichkeit die maskuline Formulierung verwendet wird, sind selbstverständlich Frauen wie Männer gleichermaßen gemeint.

9 Joerden, Uhlig: Vorgeburtliches Leben (Anm. 5), S. 94.

10 Joerden, Uhlig: Vorgeburtliches Leben (Anm. 5), S. 94.

11 Richard F. Storrow: Therapeutic Reproduction and Human Dignity. In: Law & Literature 21.2 (2009), S. 257–274, hier: S. 260.

12 Henning: Retter-Kinder (Anm. 8), S 197. Auch in anderen Ländern ist das Prozedere erlaubt – siehe dazu Buyx: Tissue typing (Anm. 7); Christoph Rehmann-Sutter: Wie weit reicht die öffentliche Verantwortung für Gesundheit? In: Schweizerische Ärztezeitung 90/34 (2009), S. 1300–1303; Devolder: Preimplantation HLA Typing. (Anm. 8); Sheldon, Wilkinson: Selecting Saviour Siblings (Anm. 8) und David Wasserman: Having One Child to Save Another. A Tale of Two Families. In: Philosophy & Public Policy Quarterly 23. 1/2 (2003), S. 21–27.

13 Joerden, Uhlig: Vorgeburtliches Leben (Anm. 5), S. 94–95. Näheres dazu siehe: Markus Montag, Bettina Toth, Thomas Strowitzki: Polkörper- und Präimplantationsdiagnostik. In: Klaus Diedrich, Michael Ludwig, Georg Griesinger (Hg.): Reproduktionsmedizin. Berlin, Heidelberg 2013, S. 269–286.

eine Durchführung der PID.[14] Laut der Medizinethikerin Alena M. Buyx kann davon ausgegangen werden, dass deutsche Eltern ins Ausland gehen, um sich dort der nötigen Maßnahmen zu unterziehen, wenn sie das wünschen.[15] Das technisch Machbare wird von der Gesellschaft als Möglichkeit in Erwägung gezogen, wobei gesetzliche Grenzen überschritten werden. In der Öffentlichkeit wird eine intensive Debatte über die möglichen Folgen einer Legalisierung der PID als Diagnosemöglichkeit geführt. Dabei stehen vor allem Fragen bezüglich der Selbstbestimmung, des Kindeswohles, der Schutzwürdigkeit, der gesellschaftlichen Diskriminierungspotenziale sowie der Veränderung von Elternschaftskonzepten im Mittelpunkt.[16] Solche Debatten zeigen, dass neue Handlungsspielräume – wie sie die Reproduktionsmedizin heute zur Verfügung stellt – immer auch mit neuen Verantwortlichkeiten einhergehen. Normen und Werte müssen diesbezüglich überdacht, angepasst, revidiert und fortentwickelt werden.[17]

3. „Beim Leben meiner Schwester" – Jodi Picoult

Im Alter von sechs Jahren diagnostiziert man bei Picoults mittleren Sohn Jale ein gutartiges Cholesteatom – eine chronisch eitrige Knochenentzündung im Mittelohr.[18] Hilflos steht sie vor der entscheidenden Frage, welche Behandlung die bessere für ihren Sohn ist – die weniger invasive oder die riskantere Variante mit besserem Resultat. Sie selbst findet sich wieder in einem Dilemma, wie sie es nur von ihren Romanfiguren kennt.[19] Jahre nach der Diagnose verarbeitet Picoult, die sich besonders für eines ihrer Kinder aufopfern musste und dabei die anderen zwei ungewollt vernachlässigt hat, diese Erfahrungen in ihrem Roman „Beim Leben meiner Schwester". Darin berührt sie ein höchst sensibles medizinethisches sowie -rechtliches Thema, welches sich aus dem Umgang mit einer Leukämieerkrankung

---

14 Karl-Heinz Möller: Rechtliche Regelung der Reproduktionsmedizin in Deutschland. In: Diedrich, Ludwig, Griesinger (Hg.): Reproduktionsmedizin (Anm. 13), S. 583–606, hier: S. 587. Siehe dazu auch die Verordnung zur Regelung der Präimplantationsdiagnostik (PIDV).

15 Buyx: Tissue typing (Anm. 7), S. 211.

16 Vgl. dazu D. Methoden. In: Stephan Schleissing: Ethik und Recht in der Fortpflanzungsmedizin. Herausforderungen, Diskussionen, Perspektiven. Baden-Baden 2014, S. 57–100, hier: S. 83–90.

17 Hartmut Kreß: Ethik. Reproduktionsmedizin im Licht von Verantwortungsethik und Grundrechten. In: Diedrich, Ludwig, Griesinger (Hg.): Reproduktionsmedizin (Anm.13), S. 651–670, hier: S. 654.

18 https://soundcloud.com/jodi-picoult/my-sisters-keeper (Stand 9.5.2015).

19 https://soundcloud.com (Anm. 18).

im familiären Umfeld ergibt. Die Autorin erzählt die Geschichte aus den verschiedenen Ich-Perspektiven der Familienmitglieder: Anna, das Retterkind, Sara, die Mutter, Brian, der Vater und Jesse, der Sohn der Familie. Die an promyelozytärer Leukämie[20] erkrankte sechzehnjährige Kate erhält keine eigene Stimme.

Zu Beginn des Romans ist Anna dreizehn Jahre alt und ambitionierte Eishockey-Torfrau. Sie ist ein Retterkind, welches mit Hilfe von In-vitro-Fertilisation (IVF) und PID gezeugt wurde, um ihrer Schwester Kate als allogener Lieferant zu dienen und Kate so am Leben zu halten.

> „Ich (Anna) war gerade geboren, da habe ich meiner Schwester *Nabelschnurblut* gespendet. (Meine) Zellen haben sie in Remission gebracht. Bei ihrem nächsten Rückfall war ich fünf, und mir wurden *Lymphozyten* entnommen, dreimal, weil die Ärzte einfach nicht genug kriegen konnten. Als das nicht mehr funktionierte, haben sie mir *Knochenmark* für eine Transplantation entnommen. Wenn Kate eine Infektion hatte, mußte ich *Granulozyten* spenden. Als sie wieder einen Rückfall hatte, brauchte sie von mir *periphere Blutstammzellen*."[21]

Nachdem bei Kate alle gängigen Therapien nach Jahren medizinischer Behandlung ausgeschöpft sind (Chemotherapie, Bestrahlung, allogene Transplantation, Nabelschnurblut, ATRA, Arsentrioxid), beginnen ihre Nieren zu versagen, was sie dialysepflichtig werden lässt. Obwohl Kates Prognose auf Grund ihres schlechten Allgemeinzustands nicht vielversprechend ist, wird an diesem Punkt Annas Nierenspende praktisch vorausgesetzt. „Meine Schwester ist todkrank, und meine Mutter *will*, daß ich (Anna) für sie eine Niere spende."[22] Die selbstsichere Anna begibt sich daraufhin zu dem Anwalt Campbell Alexander, der in den Medien mit seinem hohen Anteil an gewonnenen Verfahren wirbt. Campbell entscheidet sich dafür, den Fall unentgeltlich zu übernehmen und die Entlassung aus der elterlichen Gewalt in medizinischen Fragen für Anna zu erwirken. Er wittert eine gewisse Medienpräsenz. Die genauen Umstände warum Anna den Weg über den Anwalt sucht, werden erst an späterer Stelle aufgeklärt.

Vor diesem Hintergrund werden in dem 476-Seiten-umfassenden Roman grundsätzliche Fragen gestellt und unentwegt ethische Dilemmata diskutiert. Welchen Wert hat die Würde des Einzelnen, die Selbstbestimmung des Patienten, der Altruismus, das Vertrauen gegenüber Dritten, die Gerechtigkeit oder die Selbstlosigkeit im Umgang mit anderen Menschen.

---

20 Vgl. dazu Hartmut Link: Akute Promyelozytenleukämie. In: Gerhard Ehninger, Hartmut Link, Wolfgang E. Berdel: Akute myeloische Leukämie. Pathophysiologie, Diagnostik, Therapie, Prognose. Köln 2008, S. 192–213.

21 Picoult: Beim Leben meiner Schwester (Anm. 6), S. 28 (eigene Hervorhebung).

22 Picoult: Beim Leben meiner Schwester (Anm. 6), S. 27 (eigene Hervorhebung).

4. Wunschkind wider seiner selbst willen – Fragen der Instrumentalisierung[23]

Die Zeugung eines Kindes kann vielerlei Motivationen haben.[24] Die Frage, ob ein Kind für bestimmte Zwecke instrumentalisiert wird, lässt sich nur schwer beantworten. Bei näherer Betrachtung muss vor allem gefragt werden, ob das Kind seiner selbst willen geliebt wird. Die Medizinrechtlerin Sally Sheldon und der Politologe Stephen Wilkinson plädieren dafür, dass die Beweislast bei den Gegnern des Verfahrens liege. Diese müssten demonstrieren, dass der Tod der kranken Kinder weniger schrecklich wäre verglichen mit den Konsequenzen, die sich aus einer Erlaubnis dieses bestimmten Verfahrens zur Erzeugung von Retterkinden ergeben würden.[25] Die Debatte rund um diese Fragen ist durch folgende Argumentation bestimmt:

4.1 Pro-Instrumentalisierung

Die Gefahr einer Instrumentalisierung wird vom Deutschen Ethikrat aufgegriffen, der zur begrenzten Anwendung der Präimplantationsdiagnostik eine Stellungnahme im Jahr 2011 herausgibt. Darin wollen sie ausgeschlossen sehen, dass die PID das Ziel verfolgt, „einen nach seiner Geburt als Spender von Zellen, Gewebe oder Organen für einen anderen Menschen geeigneten Embryo auszuwählen".[26] Die Intention, mit diesem Verfahren ein Leben zu retten, ist laut Deutschem Ethikrat sehr ehrenwert.[27] Nichtsdestotrotz sehen sie eine solche Embryonenauswahl mit einer zu hohen Gefahr „der Instrumentalisierung eines Menschen für Zwecke eines anderen (verbunden)".[28] Der Philosoph Tim Henning verweist in seinem Artikel über die Instrumentalisierung und Kants Zweckformel auf einige Vertreter, welche die Erzeugung von Rettergeschwistern als verwerflich in Bezug auf die Instrumentalisierungsabsichten sehen. Es wird argumentiert, dass der zukünftige Nachkomme nach persönlichen Festsetzungen in einer Art benutzt wird, „in der

23 Zum moralischen Instrumentalisierungsverbot in der Angewandten Ethik siehe: Peter Schaber: Instrumentalisierung und Würde. Paderborn 2010.

24 Siehe dazu Buyx: Tissue typing (Anm. 7), S. 220–221 und Sheldon, Wilkinson: Selecting Saviour Siblings (Anm. 8), S. 534.

25 Sheldon, Wilkinson: Selecting Saviour Siblings (Anm. 8), S. 533.

26 Deutscher Ethikrat (Hg.): Präimplantationsdiagnostik. Stellungnahme. Berlin 2011, S. 95.

27 Deutscher Ethikrat (Hg.): Präimplantationsdiagnostik (Anm. 26), S. 95.

28 Deutscher Ethikrat (Hg.): Präimplantationsdiagnostik (Anm. 26), S. 95.

man Personen nicht benutzen darf: als ‚(menschliche) Ersatzteillager' oder gar als ‚Sklaven'".[29]

Ein ähnlicher Standpunkt spiegelt sich in einer Vielzahl von „Beim Leben meiner Schwester"-Textstellen wider, welche die Tatsache unterstreichen, dass Kates Zwecke der Maßstab dafür sind, ob Anna existieren soll oder nicht. Als Kates behandelnder Arzt Dr. Chance mit den Eltern über die Option des Retterkindes spricht, wird Sara klar, dass der Arzt von einer Familie spricht, die noch gar nicht existiert, „von Kindern, die (sie) *gar nicht wollte*".[30] Bezogen auf Saras Gedankengang wird deutlich, dass ein drittes Kind (nach Sohn Jesse und Tochter Kate) für Familie Fitzgerald demzufolge nicht in Planung war. Allein um Kates willen wurde die IVF und PID in Erwägung gezogen und schließlich auch erfolgreich durchgeführt. Dieser Umstand zeigt sich auch in den Eindrücken Saras während ihrer Schwangerschaft mit Anna, die eine gewisse Instrumentalisierungstendenz erkennen lassen:

> „Ich weiß alles über dieses Baby, von seinem *Geschlecht* bis hin zu den *Chromosomen* und den *Genen*, die es zu einem *perfekten Spender für Kate* machen. (...) Obwohl ich im neunten Monat bin (...) habe ich mir über dieses Kind noch keine besonderen Gedanken gemacht. Wenn ich an diese Tochter denke, dann nur daran, *was sie für die Tochter tun kann, die ich bereits habe.*"[31]

Auch der folgende Textausschnitt – diesmal aus Annas Perspektive – zeigt diese Tendenz, die unter anderen anhand eindeutiger Verben hervorsticht:

> „(Mein) Blut, das in die Venen meiner Schwester fließt; die Krankenschwestern, die mich festhalten, um mir Blut *abzuzapfen*, weil meine Schwester weiße Blutkörperchen braucht; der Arzt, der sagt, beim ersten Mal hätte es nicht gereicht. Die blauen Flecke und die Schmerzen im Knochen, nachdem ich Knochenmark gespendet habe; die Spritzen, die meine Stammzellen vermehren sollen, damit für meine Schwester welche übrig sind. Die Tatsache, daß ich nur geboren wurde, damit ich für Kate *abgeerntet* werden kann."[32]

Die Tätigkeitswörter „abzapfen" und „abernten" unterstreichen Annas Einstellung bezüglich ihrer vielfachen Spendertätigkeit. Ein letztes Beispiel, welches Annas Instrumentalisierung thematisiert, verwendet das Wort „Ersatzteillager" und macht ihre Verzweiflung anhand der Wiederholung deutlich: „*Ich bin es satt*, als *Ersatzteillager* herhalten zu müssen. *Ich bin es satt*, daß keiner mich fragt, wie

29 Henning: Retter-Kinder (Anm. 8), S. 198–199.
30 Picoult: Beim Leben meiner Schwester (Anm. 6), S. 80 (eigene Hervorhebung).
31 Picoult: Beim Leben meiner Schwester (Anm. 6), S. 118 (eigene Hervorhebung).
32 Picoult: Beim Leben meiner Schwester (Anm. 6), S. 25–26 (eigene Hervorhebung).

es mir dabei geht. Es macht mich krank, aber eben nie krank genug für diese Familie."[33]

4.2 Kontra-Instrumentalisierung

Laut der Juristin Amy T. Y. Lai ist das Argument, dass ein Retterkind eher als Verbrauchsartikel denn als Person anzusehen ist, unberechtigt. Dies begründet sie mit der Aussage von Sheldon und Wilkinson,[34] die die Fehldeutung von Kants Selbstzweckformel[35] verantwortlich dafür machen. Denn Kant hat nicht davor gewarnt, Menschen als Zweck zu behandeln, sondern eher sie *ausschließlich* als Zweck zu behandeln.[36] – "Hence, the deliberate creation of a savior sibling is morally acceptable if the parents' motive is not merely to save the sick child, but also to love and care for this new child for its own sake and to the same extent as they do for the sick child."[37] Die Rechtsanwältin Lindsey Anne Vacco vertritt einen ähnlichen Standpunkt indem sie die Unwahrscheinlichkeit betont, dass Eltern "(...) who take such steps to save the recipient child will not treat the donor child as an equal to the existing child".[38] Dementsprechend würde das Kind mit großer Sicherheit auch seiner selbst willen geliebt. Buyx verweist gleichermaßen darauf, dass das Verbot der Instrumentalisierung sich lediglich auf solche Fälle bezieht, „in denen eine Person gleichzeitig nicht auch *um ihrer selbst willen* respektiert wird".[39] Hier schließt sie die Frage an, „ob es denn denkbar wäre, dass ein Kind ausschließlich aufgrund seiner Spendereigenschaften in die Welt gebracht – und als Ausdruck mangelnden Respekts seiner selbst – anschließend verstoßen würde".[40] Auch sie hält es für unwahrscheinlich, „dass ausgerechnet Eltern, die sich um ihr geborenes Kind so außerordentlich sorgen wie jene, bei denen tissues typing zur Diskussion steht, ihr nächstes Kind anschließend nicht um seiner selbst willen schätzen und lieben würden".[41]

In „Beim Leben meiner Schwester" findet sich die folgende Textstelle, mit der Picoult verdeutlicht, dass Mutter Sara beide Kinder gleichermaßen liebt, auch wenn sie die Gesundheit des einen Kindes für die Heilung des zweiten – kranken

33 Picoult: Beim Leben meiner Schwester (Anm. 6), S. 257 (eigene Hervorhebung).
34 Sheldon, Wilkinson: Selecting Saviour Siblings (Anm. 8), S. 534.
35 Henning: Retter-Kinder (Anm. 8), S. 199, 206.
36 Lai: My Sister's Keeper (Anm. 8), S. 265–266.
37 Lai: My Sister's Keeper (Anm. 8), S. 266.
38 Vacco: Preimplantation Genetic Diagnosis (Anm. 8), S. 1191–1192.
39 Buyx: Tissue typing (Anm. 7), S. 220.
40 Buyx: Tissue typing (Anm. 7), S. 220.
41 Buyx: Tissue typing (Anm. 7), S. 220.

– Kindes aufs Spiel setzt. Diese Aussage spräche für eine Kontra-Instrumentalisierung, da sie Anna genauso liebt wie Kate. „Sie glauben, Sie können alles in Worte fassen, klipp und klar, aber so einfach ist das nicht. Sie vertreten nur eine meiner Töchter, Mr. Alexander, und nur in diesem Gerichtssaal. Ich (Sara) vertrete beide gleich, immer, überall. Ich liebe beide gleich, immer, überall."[42]

Die Ausführungen zu den Pro-Argumenten einer Instrumentalisierung von Retterkindern werden in der Wissenschaft mit Aspekten der Versklavung, menschlicher Ersatzteillager sowie der Verwerflichkeit in Verbindung gebracht. Diese Vertreter sehen kritisch, dass Menschen wie eine Maschine behandelt werden, deren Einzelteile dafür bestimmt sind, einen anderen Menschen zu retten. Solche Aspekte zeigen sich gleichermaßen in „Beim Leben meiner Schwester" – diese bestechen mit einer eindeutigen Wortwahl, welche die Charakteristik des Menschen als Maschine der Leserschaft deutlich vor Augen führt. Die Kontra-Argumente einer Instrumentalisierung werden in der Wissenschaft vor allem vor dem Hintergrund einer Fehldeutung von Kants Selbstzweckformel gesehen. Die Retterkinder werden um ihrer selbst willen geliebt – denn das ist zu erwarten von Eltern, die solche Schritte einleiten, um ihrem erkrankten Kind zu helfen. Es wird ferner davon ausgegangen, dass das Retterkind nach der *Rettungsaktion* schließlich nicht wieder verstoßen wird, nur weil es seinen *eigentlichen* Zweck erfüllt hat. Im Roman zeigt sich die Kontra-Argumentation lediglich in der Aussage der Mutter Sara, die im Gericht darauf verweist, dass beide Kinder gleich von ihr geliebt werden.

5. Auswirkungen auf das physische Wohlergehen

Physische Nachteile ergeben sich laut Lai schon allein aus der Möglichkeit der wiederholten Spendertätigkeit im Lebenslauf eines Retterkindes. Angefangen bei harmlosen, schmerzfreien Prozeduren (Nabelschnurblutspende) über risikobehaftete Knochenmarkspenden bis hin zu großen Eingriffen wie die der Organspende, die keinen Seltenheitswert hat, bedenkt man die toxischen Bestandteile einer Chemotherapie, Bestrahlung und Immunsuppression beim Geschwisterkind – wäre es falsch anzunehmen, dass Retterkinder nicht schlechter gestellt wären verglichen zu anderen Kindern, die mit Hilfe von PID erzeugt wurden.[43]

---

42 Picoult: Beim Leben meiner Schwester (Anm. 6), S. 346.

43 Lai: My Sister's Keeper (Anm. 8), S. 267.

5.1 Nabelschnurblutspende

In den meisten Fällen, bei denen es um die Zeugung eines Retterkindes geht, besteht das Ziel in der Gewinnung von kompatiblem Nabelschnurblut. Diese Art der Gewinnung kann laut Buyx durchaus als unkompliziert angesehen werden, da hier „das Kind gar nicht betroffen (ist), sondern die Zellen werden aus Gewebe entnommen, das bei jeder Geburt entfernt wird".[44] Somit ist diese Prozedur mit keinem unmittelbaren Schaden oder mit Schmerzen für den Spender verbunden. Die Frage ist nur, bleibt es bei der Spende von Nabelschnurblut, welches für die Gewinnung von Stammzellen genutzt wird?

Im Roman wird die Nabelschnurblutspende in keinerlei Verbindung mit einer negativen Auswirkung auf das physische Wohlergehen von Anna gebracht. Eher der letztere Aspekt, dass auf diese Spende weitere Spenden folgen, wird von Picoult aufgegriffen. Die folgende Textstelle ermöglicht – dank der Perspektive von Sara – eine Einschätzung, welchen Wert die Nabelschnur des Retterkindes für die Mutter haben kann.

> „Der Kopf des Babys schlüpft durch das Siegel meiner Haut. Der Arzt hält sie mit einer Hand fest, löst die *wunderbare* Nabelschnur, die um ihren Hals liegt (...). Ich hieve mich auf die Ellenbogen, um genau mitzubekommen, was da unten vor sich geht. *„Die Nabelschnur"*, ermahne ich ihn. *„Seien Sie vorsichtig."* Er durchtrennt sie, *herrliches* Blut, und bringt sie eilig aus dem Zimmer zu der Stelle, wo sie kryogenisch aufbewahrt wird, bis Kate bereit für sie ist."[45]

Als Anna geboren wird, scheint es Sara vordergründig darum zu gehen, das Nabelschnurblut komplikationslos und zeitnah für Kate zu gewinnen, was durch die Adjektive „wunderbar" und „herrlich" impliziert wird. Attribute, die eine werdende Mutter *normalerweise* dem zu erwartenden Kind zukommen lassen würde.

5.2 Knochenmarkspende

Die Knochenmarkspende geht aufgrund einer Vollnarkose mit einem gewissen Risiko einher und stellt eine vorübergehende Belastung für den Spender dar. Laut der Wissenschaftshistorikerin Christina Schües und dem Ethiker Christoph Rehmann-Sutter werden während einer ein bis eineinhalb Stunden dauernden Operation „max. 20ml/kg Körpergewicht Knochenmark-Blut-Gemisch aus den

---

44 Buyx: Tissue typing (Anm. 7), S. 222.

45 Picoult: Beim Leben meiner Schwester (Anm. 6), S. 123 (eigene Hervorhebung).

hinteren Beckenkämmen des auf dem Bauch liegenden Spenders entnommen".[46] Bei diesem Eingriff ist mit Nebenwirkungen zu rechnen, die „leichte Schmerzen und Bewegungseinschränkungen, Hämatome im Bereich der Einstichstellen (sowie) die üblichen Risiken einer Vollnarkose" einschließen.[47] Buyx vergleicht den Eingriff mit einer Sportverletzung oder einer Verletzung, die sich ein Kind beim Spielen zuziehen kann (Platzwunde, unkomplizierter Bruch). Sie stuft die körperliche Belastung hervorgerufen durch eine Knochenmarkspende als relativ gering ein.[48] Laut Schües und Rehmann-Sutter ist der fremdnützige Eingriff in den Körper eines Menschen nur gerechtfertigt, wenn er auf einer freien Entscheidung beruht. Die Situation stellt sich anders dar, wenn es um minderjährige Kinder wie Anna geht, die histokompatibel sind und so ihrem Geschwister das Leben mit einer Spende retten können.[49]

Bei Picoult stehen die physischen Auswirkungen insbesondere bei der Knochenmarkspende im Vordergrund. Im Roman wird wiederholt – aufgrund der Perspektivenvielfalt – auf die Prozedur der Knochenmarkspende eingegangen, wobei beispielsweise auch auf die Praktiken eingegangen wird, die vor einer solchen Spende nötig sind. Das folgende Beispiel zeigt aus Sicht der Mutter Sara, dass bereits das Verabreichen der Wachstumsfaktorspritzen mit erheblichen Schwierigkeiten verbunden ist. Besonders der letzte Satz hebt hervor, unter welcher psychischen Belastung die Mutter in dieser Situation steht.

> „Zur Vorbereitung auf die Knochenmarkentnahme muß ich (Sara) Anna laufend Wachstumsfaktorspritzen geben (...). Wir benutzen EMLA-Creme, ein lokales Anästhetikum. Die Creme soll verhindern, daß Anna den Einstich mit der Nadel spürt, aber sie schreit trotzdem. Ich frage mich, ob es genauso weh tut, wenn die eigene sechsjährige Tochter dir in die Augen blickt und sagt, daß sie dich haßt."[50]

---

46 Christina Schües, Christoph Rehmann-Sutter: Hat ein Kind eine Pflicht, Blutstammzellen für ein krankes Geschwisterkind zu spenden? In: Ethik in der Medizin 25 (2013), S. 89–102, hier: S. 90. Ausführlicher dazu siehe Christina Schües, Christoph Rehmann-Sutter (Hg.): Rettende Geschwister. Ethische Aspekte der Einwilligung in der Pädiatrischen Stammzelltransplantation. Münster 2015.

47 Schües, Rehmann-Sutter: Blutstammzellen (Anm. 46), S. 90.

48 Buyx: Tissue typing (Anm. 7), S. 222.

49 Schües, Rehmann-Sutter: Blutstammzellen (Anm. 46), S. 90–91.

50 Picoult: Beim Leben meiner Schwester (Anm. 6), S. 265.

5.3 Organspende

Eine Organspende kann enorme physische Beeinträchtigungen für das Retterkind nach sich ziehen. Demzufolge sollten auch zwei Standards auferlegt werden zwischen der regenerativen Gewebespende und der Organspende, die meist nicht regenerativ ist.[51] "Harvesting vital organs from children is not acceptable in view of the risks involved for the donor child. The donation of a kidney constitutes a difficult borderline case, since one can live a healthy life with one kidney, but, of course, such a life is never without risks."[52] Auch wenn die Philosophin Katrien Devolder die Nierenspende als Grenzfall einstuft, sind die Risiken diesbezüglich nicht von der Hand zu weisen, was auch von Picoult (aus der Sicht von Anna) aufgegriffen wird:

> „Eine Nierenspende gilt als relativ ungefährliche Operation, aber wenn ihr mich (Anna) fragt, muß der Verfasser (einer Broschüre) sie mit einer Herz-Lungen-Transplantation oder der Entfernung eines Gehirntumors verglichen haben. (Wenn) du eine Niere spendest, mußt du am Abend vor der Operation fasten und ein Abführmittel nehmen. Du kriegst eine Vollnarkose, was solche Risiken wie Schlaganfall, Herzinfarkt und Lungenprobleme mit sich bringt. (…) Wenn du nicht stirbst, mußt du vier bis sechs Tage im Krankenhaus bleiben, bis zur vollständigen Genesung dauert es allerdings vier bis sechs Wochen. Ganz zu schweigen von den langfristigen Folgen: Das Bluthochdruckrisiko ist erhöht, bei einer Schwangerschaft kann es eher zu Komplikationen kommen, und du solltest möglichst auf Aktivitäten verzichten, bei denen die einzige Niere, die du noch hast, Schaden nehmen könnte."[53]

Picoult hat für die Romanfigur Anna nicht ohne Grund das Eishockey-Hobby gewählt. In diesem Fall würde eine Nierenspende mit einem enormen Lebenswandel – in erster Linie der Verzicht auf das sportliche Hobby – für die junge Anna einhergehen. Dies ist ein Aspekt, der nicht verharmlost werden darf. Überhaupt zeigt die intensive Auseinandersetzung mit der Organspende, dass Anna mit ihren erst dreizehn Jahren in der Lage ist, die Reichweite eines solchen Eingriffs zu erfassen. Somit wird auch die umstrittene Frage der Einwilligungsfähigkeit diskret angesprochen.

Das physische Wohlergehen des Retterkindes wird mit Verweis auf die Knochenmarkspende und die Organspende deutlich beeinträchtigt, was sich auch in den wissenschaftlichen Ausführungen widerspiegelt. Die Nabelschnurblutspende wird sowohl in der Wissenschaft als auch im Roman als ungefährlich gehandelt,

---

51 Lai: My Sister's Keeper (Anm. 8), S. 286.

52 Devolder: Preimplantation HLA Typing (Anm. 8), S. 584.

53 Picoult: Beim Leben meiner Schwester (Anm. 6), S. 60–61.

da es zu keinem unmittelbaren Schaden des Spenders kommt. Es muss in Betracht gezogen werden, dass auf diese Spende oft weitere Spenden folgen, die dann durchaus physische Auswirkungen für das Retterkind nach sich ziehen können. Genau dieser Fall wird in Picoults Roman detailgetreu beschrieben. Anna durchläuft alle möglichen Spenden für Kate – was bis hin zur Nierenspende fortgeführt wird. Diesbezüglich wird deutlich auf die Nebenwirkungen einer solchen Organspende verwiesen – auch wenn man mit nur einer Niere leben kann.

6. Auswirkungen auf das psychische Wohlergehen

Die psychologischen Auswirkungen auf ein Retterkind lassen sich nur schwer einordnen. Es kann ein großer Schock beziehungsweise eine seelische Belastung für das Retterkind sein, zu erfahren, für welchen Zweck es gezeugt wurde. Es kann genauso gut sein, dass das Retterkind Stolz und Genügsamkeit in seiner altruistischen Lage empfindet.[54] Im Folgenden werden einige Aspekte angeführt, die einen psychologischen Schaden beim Spender hervorrufen können.

6.1 Druck/Zwang

Laut Vacco kann es durchaus passieren, dass Kinder einen psychologischen Schaden erleiden, wenn sie erfahren, dass sie "designed and manufactured" wurden. Eine große Problematik ist dabei, dass die Kinder einen enormen Druck verspüren könnten "in trying to meet their parents' expectations," was sie wiederum einschränken würde, ihre eigenen Präferenzen zu entwickeln – "(this) could result in 'conditional parenting,' in which children live out the possible self-serving preferences of their parents".[55]

Die folgenden Beispiele aus dem Roman sollen den Aspekt des Druck-Aufbaus von Seiten der Eltern verdeutlichen. Anna äußert sich bezüglich der Knochenmarkspende, die bevorsteht: „Und wenn ich nicht will?" Sara: „Du mußt nicht, wenn du nicht willst, aber ich weiß, daß Kate sich auf dich verläßt. Und Daddy und ich auch."[56] Diese Textstelle macht deutlich, wie von Mutter Sara Druck aufgebaut wird, indem sie praktisch voraussetzt, dass Anna der Knochenmarkspende zustimmt.

> „Meine Mutter brachte den Wunschknochen des Truthahns an den Tisch, und alle rissen wir uns darum, ihn knacken zu dürfen. Kate und ich (Anna) waren die Glücklichen. Bevor

54 Lai: My Sister's Keeper (Anm. 8), S. 268.
55 Vacco: Preimplantation Genetic Diagnosis (Anm. 8), S. 1224–1225.
56 Picoult: Beim Leben meiner Schwester (Anm. 6), S. 272.

> ich meine Seite des Gabelknochens richtig packen konnte, beugte sich meine Mutter zu mir vor und flüsterte mir ins Ohr: „Du weißt ja, was du dir wünschen mußt." Also schloß ich die Augen und dachte ganz fest an eine Remission für Kate, obwohl ich mir eigentlich einen CD-Player hätte wünschen wollen".[57]

Selbst die ganz alltäglichen Begebenheiten wie hier am Essenstisch bekommen den Beigeschmack einer Manipulation von Seiten der Mutter. Annas Aufgabe als Retterin für Kate wird ihr so noch bewusster gemacht. Vor der dritten Lymphozytenspende sagt Anna zu ihrer Mutter: „Nur falls ich's hinterher vergesse, es war gar nicht so schlimm, wie ich gedacht hab.[58] Dieses Textbeispiel verweist auf das oben angesprochene „conditional parenting" und zeigt, dass es Situationen gibt, in denen sich Anna ihrem Schicksal fügt und somit die Wünsche ihrer Eltern erfüllt.

6.2 Angst vor einem medizinischen Eingriff

Was für einen Chirurgen oder Anästhesisten zum alltäglichen Betrieb gehört, kann bei dem Patienten – ist die operative Intervention auch noch so klein – eine erhebliche psychische Reaktion hervorrufen.[59] Das Gefühl des Ausgeliefertseins und der Aspekt auf die Hilfe anderer angewiesen zu sein, wirft nicht wenige Patienten aus ihrem bisherigen Leben. Dieser Umstand potenziert sich bei bestimmten Patientengruppen – worunter auch Kinder fallen. Hier kann vor allem die Trennung von den Eltern als Kardinalproblem angesehen werden und der Aspekt, dass das Verständnis für die Erkrankung noch nicht ausreichend vorhanden ist.[60]

Picoult legt besonderen Wert darauf, Annas Ängste bezüglich eines medizinischen Eingriffs – angefangen bei einer Spritze bis hin zu einer Operation – in den Mittelpunkt zu stellen. Diese Ausführungen beziehen sich besonders auf solche Eingriffe, bei denen sie noch sehr jung ist und sich nicht hätte wehren können, selbst wenn sie gewollt hätte.

> „Es ist nur ein kleiner Piekser", verspricht die Ärztin, und Anna fängt an, um sich zu schlagen. Ihre Arme treffen mich (Sara) im Gesicht, im Bauch. Brian kann sie nicht bändigen. Über ihr Gekreische hinweg schreit Brian: „Ich dachte, du hättest sie vorgewarnt!"[61]

---

57 Picoult: Beim Leben meiner Schwester (Anm. 6), S. 163.

58 Picoult: Beim Leben meiner Schwester (Anm. 6), S. 207.

59 Hans Peter Bruch, Oliver Schwandner: Die Angst des Menschen vor der Operation. In: Anästhesiologie, Intensivmedizin, Notfallmedizin und Schmerztherapie 32.3 (1997), S. 315–317, hier: S. 316.

60 Bruch, Schwandner: Angst vor der Operation (Anm. 59), S. 316–317.

61 Picoult: Beim Leben meiner Schwester (Anm. 6) S. 203.

Die Textstelle macht Annas Angst vor dem medizinischen Eingriff – in diesem Beispiel eine Spritze – deutlich. Sie wehrt sich vehement, schlägt um sich und schreit – ist offensichtlich mit der Prozedur nicht einverstanden. Solche Szenen mögen sich täglich in Kinderarztpraxen abspielen, doch kommt die Spritze dort in erster Linie zum Wohl des Kindes zum Einsatz. Das ist im Fall eines Retterkindes nicht grundsätzlich so und kann dementsprechend auch nicht gleichgesetzt werden.

6.3 Gescheiterte Transplantation

Die gescheiterte Transplantation, bei der ein Geschwister ums Leben kommt oder beispielsweise ein Organ abgestoßen wird, widerlegt für Lai die Botschaft, dass sich starke, gesunde, psychologische Beziehungen zwischen Spender und Empfänger entwickeln können.[62]

Die Kinderpsychologin Dr. Neaux, die während der Gerichtsverhandlung im Roman aussagt, kehrt die Frage nach dem psychologischen Schaden für Anna um und erläutert den positiven Outcome einer gelungenen Transplantation für alle Beteiligten:

> „Anna und Kate stehen sich sehr nahe und das nicht nur genetisch. Sie leben zusammen. Sie verbringen ihre Freizeit miteinander. Sie haben buchstäblich ihr ganzes Leben miteinander verbracht. Wenn Anna eine Niere spendet, die ihrer Schwester das Leben rettet, dann ist das ein wunderbares Geschenk – nicht nur für Kate. Weil Anna dann weiterhin zu der intakten Familie gehören wird, durch die sie sich selbst definiert, und nicht zu einer Familie, die eines ihrer Mitglieder verloren hat. (…) Zudem geht es aus etlichen Studien hervor, daß Kinder, die als Spender fungiert haben, eine höhere Selbstachtung besitzen und sich innerhalb des Familiengefüges wichtiger fühlen."[63]

So wie bei der Kinderpsychologin im Beispiel von „Beim Leben meiner Schwester" stehen auch für Buyx die positiven psychologischen Auswirkungen im Vordergrund: „Vie (sic) wahrscheinlicher ist beim spendenden Kind das Gefühl des Stolzes und der Freude, in einer Familie mit einem geheilten und gesunden Geschwisterkind aufzuwachsen, zu dessen Heilung es selbst beigetragen hat."[64] Nicht minder wichtig sind die positiven Auswirkungen in Bezug auf die gesamte Familienstruktur; denn die belastende Situation, die durch die Krankheit hervorgerufen

62 Lai: My Sister's Keeper (Anm. 8), S. 269.
63 Picoult: Beim Leben meiner Schwester (Anm. 6), S. 415.
64 Buyx: Tissue typing (Anm. 7), S. 222.

wird, alternativ auch der Tod des kranken Kindes, kann aufgehoben beziehungsweise abgewendet werden.[65]

Durch die Erwartungen der Eltern kann sich für das Retterkind eine enorme Drucksituation aufbauen, da es den Wunschvorstellungen der Eltern in den meisten Fällen auch entsprechen möchte. Im Roman übernimmt Mutter Sara größtenteils die Rolle, Anna bezüglich medizinischer Eingriffe für Kate unter Druck zu setzen. Die Angst vor medizinischen Eingriffen ist in der Wissenschaft bereits lange untersucht und beschrieben. Besonders wird auf die Situation der Kinder verwiesen, bei denen sich aufgrund der Umstände (Alter, Abwesenheit der Eltern, Unwissenheit bezüglich der Vorgänge im Körper), die Angst vor einer Spritze oder Operation potenziert. Auf dieses Detail legt Picoult besonderen Wert indem sie Annas Ängste (aus eigener Sicht aber auch aus Sicht der Eltern) besonders hervorhebt. Die Möglichkeit der gescheiterten Transplantation und die damit verbundenen Auswirkungen auf das psychische Wohlergehen werden in der Wissenschaft als Indikator einer gescheiterten Beziehung zwischen Spender und Empfänger gesehen. In diesem Maße spiegelt sich der Aspekt in dem Roman nicht wieder. Trotzdem wird die Option in der fiktionalen Auseinandersetzung angesprochen. Gefragt wird nicht bezüglich des Schadens nach einer missglückten Transplantation sondern nach den positiven psychologischem Zugewinn nach geglückter Transplantation – für die gesamte Familie.

7. Schlussbemerkungen

Nachdem internationale Pro- und Kontra-Argumente aus der Wissenschaft (Fakt) bezüglich der Präimplantationsdiagnostik, Gewebetypisierung sowie der Erzeugung von Retterkindern mit Hilfe eines close reading des Romans „Beim Leben meiner Schwester" (Fiktion) zusammengeführt wurden, lassen sich folgende Ergebnisse festhalten: Was die Fragen der Instrumentalisierung von Retterkindern betrifft, zeigen sich erstaunlich viele Übereinstimmungen bezüglich der Ausarbeitungen von Fakt und Fiktion. Die Ausführungen zu den Pro-Argumenten einer Instrumentalisierung von Retterkindern werden in der Wissenschaft mit Aspekten der Versklavung, des menschlichen Ersatzteillagers sowie der Verwerflichkeit in Verbindung gebracht. Diese Aspekte zeigen sich gleichermaßen im Roman „Beim Leben meiner Schwester". Sie bestechen mit einer eindeutigen Wortwahl, welche die Charakteristik des Menschen als Maschine der Leserschaft deutlich vor Augen führt. Die Kontra-Argumente einer Instrumentalisierung werden in

65 Buyx: Tissue typing (Anm. 7), S. 225.

der Wissenschaft vor allem vor dem Hintergrund einer Fehldeutung von Kants Selbstzweckformel gesehen. Es wird erwartet, dass Eltern, die solche Schritte einleiten, um ihrem erkrankten Kind zu helfen, das Retterkind auch um seiner selbst willen lieben. Im Roman zeigt sich die Kontra-Argumentation lediglich in der Aussage der Mutter Sara, die im Gericht darauf verweist, dass beide Kinder gleich von ihr geliebt werden. Physische Auswirkungen werden in der Wissenschaft mit Ausnahme der Organspende als sehr gering für das Retterkind eingeschätzt. Bei Picoult stehen die negativen Aspekte für den Spender insbesondere bei der Knochenmark- und Organspende im Vordergrund. Die Nabelschnurblutspende wird sowohl in der Wissenschaft als auch im Roman als ungefährlich gehandelt, da es zu keinem unmittelbaren Schaden für den Spender kommt. Es muss in Betracht gezogen werden, dass auf diese Spende oft weitere Spenden folgen, die dann durchaus physische Auswirkungen für das Retterkind haben können. Genau dieser Fall wird in Picoults Roman detailgetreu beschrieben. Anna durchläuft alle möglichen Spenden für Kate – was bis hin zur Nierenspende fortgeführt wird. Diesbezüglich wird deutlich auf die Nebenwirkungen einer solchen Organspende verwiesen. Bezüglich der Auswirkungen auf das psychische Wohlergehen des Spenders wurde auf die Drucksituation verwiesen, die sich für das Retterkind besonders durch die Erwartungshaltung der Eltern ergeben kann. Deren Wunschvorstellungen wird in den meisten Fällen entsprochen. Im Roman spiegelt sich dieser Aspekt in der Figur von Mutter Sara wider, die Anna in Bezug auf medizinische Eingriffe für Kates Zwecke unter Druck setzt. Angst vor medizinischen Eingriffen ist in der Wissenschaft kein neuer Untersuchungsgegenstand. Besonders Kinder leiden darunter, was nicht verwundert, denn ihnen fehlen in erster Linie die elterliche Nähe sowie das Wissen über die eigene Erkrankung. Auf diese Umstände geht Picoult deutlich ein und rückt Annas Ängste in Bezug auf medizinische Eingriffe in den Mittelpunkt. Auf den psychologischen Schaden, den das erkrankte Kind erleiden kann, wurde in diesem Artikel nicht näher eingegangen, da Kate im Roman nur indirekt eine Stimme erhält. In der Wissenschaft wird diesbezüglich auf eine nichtgegebene Reziprozität des Geschenks (der Spende) verwiesen.[66] Psychologischer Schaden beim erkrankten Kind kann entstehen, wenn das Gefühl zu nehmen, aber nichts zurückgeben zu können, überhand nimmt. Der Aspekt der gescheiterten Transplantation und die damit verbundenen Auswirkungen auf das psychische Wohlergehen für die Betroffenen, werden in der Wissenschaft als Indikator einer gescheiterten Beziehung zwischen Spender und Empfänger empfunden. In diesem Maße spiegelt sich der Aspekt im Roman nicht wieder. Es wird nicht nach

66 Lai: My Sister's Keeper (Anm. 8), S. 269.

dem Schaden bezüglich einer missglückten Transplantation sondern nach den positiven psychologischem Zugewinn nach geglückter Transplantation gefragt. Diese Konstellation zeigt die optimistische Herangehensweise seitens des Romans, der den aussichtsvollen Ausgang für die gesamte Familienstruktur im Blick hat.

Erst gegen Ende des Romans zeigt sich, dass die Gerichtsverhandlung nicht von Anna initiiert wurde, weil sie sich etwa ausgenutzt oder benachteiligt behandelt fühlte, sondern von Kate, die keine Kraft mehr hat, weiter zu kämpfen. Dieser Umstand lässt einen ganz anderen Blick auf die Situation zu. Anna gewinnt letztendlich das Verfahren, obwohl sie – trotz ihrer Ängste – von Anfang an bereit gewesen wäre, ihrer Schwester die Niere zu spenden. Für den Ausgang des Romans wählt Picoult einen Twist, der in der Verfilmung so nicht übernommen wurde.[67] Auf dem Weg vom Gericht zum Krankenhaus haben Campbell Alexander und Anna einen Verkehrsunfall, bei dem sich Anna eine schwere Kopfverletzung zuzieht. In der Klinik angekommen, kann nur noch der Hirntod diagnostiziert werden. Ihre Organe werden zur Spende freigegeben woraufhin Kate eine Niere von ihr bekommt. Kate überlebt, während Anna, noch immer in der Rolle der Retterin, stirbt.

Es lassen sich erstaunlich viele Überschneidungen von Fakt und Fiktion finden, was die Arbeit im Bereich der Wechselbeziehungen von Literatur und Biowissenschaft nicht nur legitimiert, sondern auch das Potenzial dieses Forschungsfeldes für eine wissbegierige Gesellschaft vor Augen führt, die auch die Auseinandersetzung mit ethisch-rechtlichen Dilemmata – die sich beispielsweise aus der „Kombination von Reproduktionsmedizin und Genetik“[68] ergibt, nicht scheut. Ein Roman wie „Beim Leben meiner Schwester“, der unkonventionelle Wege geht (beispielsweise durch den Einsatz der verschiedenen Perspektiven) um sich mit einer solch brisanten Thematik zu beschäftigen, zeigt laut Storrow, dass man auch durchaus die Annahme in Frage stellen darf beziehungsweise soll, Eltern und Familien müsse Hochachtung entgegengebracht werden, wenn sie sich für ein Retterkind entscheiden um ein anderes zu heilen.[69]

Picoults „Beim Leben meiner Schwester“ reiht sich thematisch zwischen dem Roman „Schöne neue Welt“ (*Brave New World*, 1932) von Aldous Huxley (1894–1963) und „Alles, was wir geben mussten“ (*Never Let Me Go*, 2005) von Kazuo Ishiguro ein. Auch sie thematisieren die Möglichkeiten der Reproduktionsmedizin – mit

67 Bezüglich der Bestseller-Verfilmung von „Beim Leben meiner Schwester“ (Drama, USA 2009, 109 Minuten, Warner Bros. Pictures) wird auf Isabella Michl-Eitel und ihre Diplomarbeit verwiesen: „Beim Leben meiner Schwester“ ethikdidaktische Überlegung zur Präimplantationsdiagnostik anhand des Spielfilms. Wien 2012.

68 Diekämper: Reproduziertes Leben (Anm. 5), S. 163.

69 Storrow: Therapeutic Reproduction (Anm. 11), S. 270.

dem Unterschied, dass sie diese in einem dystopischen Setting verarbeiten, welches die Zukunft in einem sehr düsteren Licht erscheinen lässt. Wie wenig entfernt diese beiden fiktiven Szenarien von der heutigen Realität sind, ist bemerkenswert und beängstigend zugleich. Besonders trifft dies bei Huxley zu, da der genetische Code zu seiner Zeit noch nicht entschlüsselt war. Das Eingreifen oder Einwirken in pränatale Abläufe war zu dieser Zeit praktisch noch undenkbar.

Korrespondenzadressen der Autorinnen und Autoren

Dr. Tobias Eichinger
Universität Zürich
Institut für Biomedizinische Ethik und Medizingeschichte
Winterthurerstrasse 30
8006 Zürich
Switzerland
eichinger@ethik.uzh.ch

Dipl.-Soz. Christian Haag
Goethe-Universität Frankfurt am Main
Fachbereich Gesellschaftswissenschaften
Institut für Soziologie
Theodor-W.-Adorno-Platz 6
60629 Frankfurt am Main
Germany
haag@soz.uni-frankfurt.de

Clemens Heyder, M.A., M.mel.
Universität Bielefeld
Abteilung Philosophie
Postfach 100131
33501 Bielefeld
Germany
clemens.heyder@uni-bielefeld.de

Prof. Dr. Jan C. Joerden
Europa-Universität Viadrina Frankfurt (Oder)
Lehrstuhl für Strafrecht, insbesondere Internationales Strafrecht und Strafrechtsvergleichung, Rechtsphilosophie
Große Scharrnstraße 59
15230 Frankfurt (Oder)
Germany
joerden@europa-uni.de

Prof. Dr. Andrzej M. Kaniowski
Uniwersytet Łódzki
Instytut Filozofii
ul. Kopcińskiego 16/18
90–232 Łódź
Poland
maciek@filozof.uni.lodz.pl

Dr. Joanna Miksa
Uniwersytet Łódzki
Instytut Filozofii
ul. Kopcińskiego 16/18
90–232 Łódź
Poland
jmalaxer@wp.pl

Prof. em. Dr. med. Josef N. Neumann
Am Bleichacker 2b
79183 Waldkirch
Germany
cmjn.neumann@t-online.de

Dr. Giovanni Rubeis
Martin-Luther-Universität Halle-Wittenberg
Medizinische Fakultät
Institut für Geschichte und Ethik der Medizin
Magdeburger Straße 8
06112 Halle (Saale)
Germany
giovanni.rubeis@medizin.uni-halle.de

Prof. Dr. Florian Steger
Martin-Luther-Universität Halle-Wittenberg
Medizinische Fakultät
Institut für Geschichte und Ethik der Medizin
Magdeburger Straße 8
06112 Halle (Saale)
Germany
florian.steger@medizin.uni-halle.de

Christiane Vogel, M.A., M.mel.
Martin-Luther-Universität Halle-Wittenberg
Medizinische Fakultät
Institut für Geschichte und Ethik der Medizin
Magdeburger Straße 8
06112 Halle (Saale)
Germany
christiane.vogel@medizin.uni-halle.de

Manuel Willer, M.A.
Martin-Luther-Universität Halle-Wittenberg
Medizinische Fakultät
Institut für Geschichte und Ethik der Medizin
Magdeburger Straße 8
06112 Halle (Saale)
Germany
manuel.willer@medizin.uni-halle.de

Studien zur Ethik in Ostmitteleuropa

Herausgegeben von Jan C. Joerden

Band 1 Jan C. Joerden / Josef N. Neumann (Hrsg.): Medizinethik 1. 2000.

Band 2 Jan C. Joerden / Josef N. Neumann (Hrsg.): Medizinethik 2. 2001.

Band 3 Jan C. Joerden / Josef N. Neumann (Hrsg.): Medizinethik 3. 2002.

Band 4 Jan C. Joerden (Hrsg.): Über Tugend und Werte. Beiträge von Andrzej Szczypiorski, Bożena Chołuj und Heinrich Olschowsky. 2002.

Band 5 Michael S. Aßländer / Jan C. Joerden (Hrsg.): Markt ohne Moral? Transformationsökonomien aus ethischer Perspektive. 2002.

Band 6 Matthias Rothe / Hartmut Schröder (Hrsg.): Ritualisierte Tabuverletzung, Lachkultur und das Karnevaleske. Beiträge des Finnisch-Ungarischen Kultursemiotischen Symposiums 9. bis 11. November 2000, Berlin – Frankfurt (Oder). 2002.

Band 7 Jan C. Joerden / Josef N. Neumann (Hrsg.): Medizinethik 4. 2003.

Band 8 Jan C. Joerden / Josef N. Neumann (Hrsg.): Medizinethik 5. 2005.

Band 9 Michael S. Aßländer / Robert Kamiński (Hrsg.): Globalisierung. Risiko oder Chance für Osteuropa? 2005.

Band 10 Gangolf Hübinger / Andrzej Przyłębski (Hrsg./red.): Europäische Umwertungen / Europejskie przewartościowania. Nietzsches Wirkung in Deutschland, Polen und Frankreich / Recepcja Nietzschego w Niemczech, Polsce i Francji. 2007.

Band 11 Bożena Chołuj / Jan C. Joerden (Hrsg.): Von der wissenschaftlichen Tatsache zur Wissensproduktion. Ludwik Fleck und seine Bedeutung für die Wissenschaft und Praxis. 2007.

Band 12 Krzysztof Wojciechowski / Jan C. Joerden (eds.): Ethical Liberalism in Contemporary Societies. 2009.

Band 13 Jan C. Joerden / Thorsten Moos / Christa Wewetzer (Hrsg.): Stammzellforschung in Europa. Religiöse, ethische und rechtliche Probleme. 2009.

Band 14 Dariusz Aleksandrowicz (ed./Hrsg./red.): Religion, Ethics and Public Education. Religion, Ethik und öffentliche Bildung. Religia, etyka i edukacja publiczna. 2012.

Band 15 Florian Steger / Jan C. Joerden / Maximilian Schochow (Hrsg.): 1926 – Die Geburt der Bioethik in Halle (Saale) durch den protestantischen Theologen Fritz Jahr (1895–1953). 2014.

Band 16 Florian Steger / Jan C. Joerden / Andrzej M. Kaniowski (Hrsg.): Ethik in der Psychatrie und Psychotherapie. 2015.

Band 17 Florian Steger / Jan C. Joerden / Andrzej M. Kaniowski (Hrsg.): Ethik in der Pränatalen Medizin. 2016.

www.peterlang.com

www.ingramcontent.com/pod-product-compliance
Ingram Content Group UK Ltd.
Pitfield, Milton Keynes, MK11 3LW, UK
UKHW041119041026
8980IPUK00024B/13

9 783631 669143